U0189807

理解
·
 现实
·
困惑

整合心理治疗书系

体验式伴侣治疗

正念、非暴力与身心整合

Experiential Psychotherapy with Couples
A Guide for the Creative Pragmatist

[美] 费若朴（Rob Fisher） **著**

吴于勤　严雪梅 **译**

中国纺织出版社有限公司

内 容 提 要

在以往的伴侣心理治疗中，谈话是常用的方法，但它的效果较为有限。本书介绍的体验式伴侣治疗代表了一种新方法：治疗师请来访者在一种"正念"的特殊意识状态下探索和体验他们的经历。通过非语言的情绪表达，来访者的身心进入无意识领域，重新认识自我以及无意识如何影响了他们的关系，从而把抽象问题具象化。本书中介绍了伴侣双方常用的性格策略，以及如何在正念的状态下更好地使用其他流派的咨询技术，如家庭治疗、叙事疗法等。本书还包含了丰富的案例和练习，是家庭婚姻治疗领域的经典教材。

图书在版编目（CIP）数据

体验式伴侣治疗：正念、非暴力与身心整合 /（美）费若朴（Rob Fisher）著；吴于勤，严雪梅译 . -- 北京：中国纺织出版社有限公司，2024.8

（整合心理治疗书系）

书名原文：Experiential Psychotherapy with Couples：A Guide for the Creative Pragmatist

ISBN 978-7-5229-0380-4

Ⅰ. ①体…　Ⅱ. ①费…　②吴…　③严…　Ⅲ. ①精神疗法　Ⅳ. ①R749.055

中国国家版本馆CIP 数据核字（2023）第039695 号

责任编辑：关雪菁　宋 贺　　　责任校对：高 涵
责任印制：王艳丽

中国纺织出版社有限公司出版发行
地址：北京市朝阳区百子湾东里 A407 号楼　邮政编码：100124
销售电话：010—67004422　传真：010—87155801
http://www.c-textilep.com
中国纺织出版社天猫旗舰店
官方微博 http://weibo.com/2119887771
北京华联印刷有限公司印刷　各地新华书店经销
2024 年 8 月第 1 版第 1 次印刷
开本：787×1092　1/16　印张：22.75
字数：305 千字　定价：98.00 元

/ 推荐序 1

罗恩·库尔茨（Ron Kurtz）

心理治疗师，哈科米疗法创始人

体验式伴侣治疗（Experiential Psychotherapy with Couples）代表了一种全新的伴侣心理治疗方法。与其他传统方法相比，本书描述的方法和原则有很大的区别，心理治疗方法的一个最基本的层面在此受到质疑：治疗师的角色。

通常，治疗师和来访者基于一个模式（有时被称为医疗模式）开始工作，来访者的主要任务是向治疗师展示自己或提供关于自己的资料，治疗师则帮助来访者理解他们的世界。治疗师提示并鼓励来访者展示症状、历史、梦境、关于当前事件的报告以及对这些事件的感受等。有了这些资料，治疗师的任务便是据此诊断问题并提供治疗。治疗方法多种多样，包含了从洞察到使用精神药物等。这种模式需要来访者找到专家，展示自己，并接受治疗。这类心理治疗就像一次谈话——严肃的谈话——没错，但仅仅是一次谈话。

本书描述的方法是完全不同的。费若朴邀请来访者在正念的特殊意识状态下进行实验，并就他们的体验进行探索。结果充满惊喜。正如本书所言，治疗师的部分作用是找到合适的唤醒实验，让伴侣们在自我观察的状态下参与其中。许多实验都是基于伴侣们的非言语行为的，即他们都有所反应但通常没有意识到的行为，比如轻微的转头、冷漠的眼神、说话断断续续或慢节奏。通过这类实验与正念的结合，来访者可以发现大量信息，比如，他们是谁以及他们如何无意识地影响彼此的关系。费若朴从自身的临床实践出发，提供了许多案例来说明如何做到这一点，非常详细地描述了他使用的技术。

在体验式治疗的过程中，人们将正念作为自我观察的方法，得以接触深层次的无意识素材；情绪和记忆以完全非暴力的方式被很快唤醒。这种方法很大程度上依赖于治疗师的观察技能。本书有一个章节专门讲述如何学习和磨炼这种特殊的技能。这些实验基于简单、可观察的现象，如手势、姿势、语调和伴侣互动关系中的其他躯体信号。这些都是个体内部构建的外显迹象。因为这种方法具体且即时，治疗进行得很快，并且有切实的效果。当治疗师知道寻找什么以及如何在正念中创设实验时，很快便会有重大的发现。当来访者的发现是基于真实的体验时，几乎就不需要解释、讲述和长时间的对话。有效的实验得出的体验结果，有时被称为无可争辩的事实。体验是可以被谈论的，这一点不可否认。体验式心理治疗涉及丰富的体验。来访者不参与对话。他们并不是被动接受治疗师的解析，而是由治疗师邀请进行主动的自我探索。

费若朴认为，来访者的主要任务是自我研究，而治疗师的主要任务是协助他们。在伴侣治疗中，来访者不仅要自我发现，他们还会发现对方以及彼此之间的关系。这里有一个微妙的责任转移。治疗师仍然在努力地理解来访者，但更多则是扮演助力者的角色，而非专家和顾问。治疗师的技能是帮助来访者获得极具意义的体验。来访伴侣在他们的自我发现过程中起着主要作用。这样的工作需要勇气，因为正念是一种自发、脆弱的意识状态。鉴于这种脆弱性，治疗工作必须是非暴力的。任何暴力，即使是以最不易察觉的形式出现，都会严重损害来访者与其潜意识的合作。

在这种方法中，治疗师致力于赢得信任。费若朴在本书中描述了如何有意识地、深思熟虑地实现这一点：没有欺骗或操纵，没有交易的把戏，只有对来访者真正的倾听、理解和尊重。

本书讨论的原则和方法，有一部分是基于我自己的工作。因此，针对费若朴所写的东西，我来谈谈自己的感受，或许是比较合适的。就我个人而言，我无比激动并心存感激。费若朴对体验式心理治疗进行了非常实用的延伸和拓展。以上内容在本书中得到了很好的阐释。我很自豪也很高兴地跟大家分享：这本书内容清楚易懂、全面透彻，框架组织得很好，对心理治疗领域有很大的贡献。

/ 推荐序 2

胡婷婷

哈科米研究院机构理事

哈科米中国研究院总运营，认证老师及疗愈师

哥伦比亚大学心理学硕士，清华大学硕士

记得七八年前，我和美国加利福尼亚州湾区的一位婚姻家庭治疗师朋友聊天时，聊到了我的先生费若朴，我说："哦，他也是一位婚姻家庭治疗师，曾写过一本书，叫《体验式伴侣治疗：正念、非暴力与身心整合》。"朋友当时反应很强烈，瞪大了眼睛说："那本书是你先生写的？那是我们学伴侣治疗时的必修教材啊。"

那时候，我还没通读过这本书。后来我听若朴说，他在和中国的一家出版社谈这本书的翻译出版事宜。几年后，译者吴于勤联系了我，带着这本已经被翻译好了的书稿，给了我一个大大的惊喜。当我打开译稿，看到顺畅准确的文字，忍不住半夜给于勤发去微信，感谢她和另一位译者严雪梅的精彩翻译。后来我才知道，为了

翻译这本书，于勤做了好多准备，其中包括参加了我和若朴联合教学的哈科米正念躯体心理治疗的核心八周培训。于勤和雪梅沿用了我们在教学中对相关术语的翻译，既保证了和培训教学的一致，也保证了其含义的清晰传递。看到书本中这些哈科米词汇，让我想起早年那些字斟句酌，为哈科米术语找中文译称的岁月。

《体验式伴侣治疗》一书，是若朴在教授哈科米多年后，将其精髓在伴侣家庭关系治疗上的延展和深化。这种治疗技术基于当下，注重身心直接体验，有着佛的心、道的骨，且融合了诸多现代脑神经科学研究的成果，在运用到伴侣及家庭关系中时，格外有力道。它要求治疗师从传统的分析、解读、建议、提问的席位上抽身而出，真实、温暖且临在地坐在伴侣对面，做他们心灵的朋友。就像若朴在前言中所描述的："哪件事更可能改变你的生活？通过《国家地理》电视节目饱览世界美景，还是来一场说走就走的环球之旅？"置身绝好风光之中，和在朋友圈中欣赏美图，有着天壤之别。

一个人当下时刻的呈现，往往体现着他的全部过往和历史。在伴侣治疗中，无论伴侣是带着滴血的伤口之痛而来，还是带着渴望延展的甜蜜而来，治疗师基于治疗室里伴侣之间当下的真实互动生成的干预，能够让伴侣真实深入地体验到这伤口或蜜糖，也让伴侣能够在放缓的节奏下，看清楚伤口或蜜糖背后的故事和历史。对治疗师而言，这意味着对于有机自发原则的深深信任，信任每一个个体都渴望着自愈和通往完整。

在生活中，若朴爱写东西，除了心理学教材外，他爱写诗，还爱写小说。最近，他正全身投入第四本小说的创作中。在他的心理学文章和书籍里，也能看到诗的灵动、小说故事的鲜活。无论是口头表达，还是文字表达，若朴都很注重沟通的重要性，他总说：表达，不是用来故弄玄虚，制造更多费解和困惑的，而是用来建构更多心与心联结的可能性的。他的文字像他的人，没有架子，也没有心眼子。中国的学生们称他"萝卜老师"，他也乐得其所，他把本可做成正襟危坐、高深莫测的学问，魔术般变成了像和老友坐在海棠花下喝茶聊天一般的惬意。

和若朴新婚那两年，我和若朴一起面向中国听众讲授过"正念亲密关系"的课程，当时我是有担心的。若朴探索多年的这些帮助伴侣关系走向更加亲密、真实、平等、支持的方法，在中国适用吗？如果伴侣间的结合不是基于亲密，而是更多基于经济或地位的考虑，或者责任的分工合作，这些贴近心灵的温和深入的探索方法，奏效吗？

结婚多年，我也开始有了自己的答案。无论在哪，人们都渴望心有归所，情绪感受能有个安全的家。不过，前提是需要有机会亲见和体会，这种亲密且深入的伴侣关系，是真实存在的。

谢谢我的教学伙伴若朴，在一次次体验式工作坊的教学中，他的松弛和临在，也在消融着我的严肃和对犯错的恐惧；谢谢我的生活伙伴若朴，在寻常的日子里，用他的亲切、真实和温暖，让我在无法复刻的当下，融化心里的冰，有机会见证并意识到，这种亲密且深入的伴侣关系，是真实存在的。

/ 推荐序 3

童慧琦

斯坦福大学医学院精神与行为科学系临床教授

得到 APP 大师课《童慧琦正念冥想》主理人

不知你是否有过这样的体验：明明拿到了某种心理治疗的培训证书，觉得理论和想法都很棒，但真地进入治疗室，和来访者面对面，依然会觉得紧张，不知如何把那些美妙的理论应用在眼前的治疗场景中。这种现象在心理治疗中特别常见，这是所谓的"魅力效应"：理论令人信服，老师教得很好，但概念和理论在实践中都难以应用。

而费若朴的《体验式伴侣治疗：正念、非暴力与身心整合》一书，不仅描述了体验式伴侣疗法的整合性理论框架，还逐步解释了将其付诸实践的方法。这本书的用语简洁与深度兼具，丰富的案例材料和创意大胆的干预性练习清晰地阐明了体验性技术及其基本原理，具有强大的实用性。

　　我十分喜欢并敬佩费若朴对治疗师角色的重新解读，即治疗师作为协助者。这样的一份姿态既可以解除治疗师在治疗室中"无所不知""无所不能"的角色焦虑，去更加本真地存在和陪伴来访伴侣，也可以赋能于来访伴侣，他们不需要聆听治疗师按照某个治疗理论的套读，在确认解读是否准确的来来回回中，错失眼前的鲜活呈现。他们得以在当下获得直接体验，并从体验中获得对自己、对方和关系的觉察和洞见，这是一种来自此时此刻的、鲜活的全然体验。来访者一旦在治疗师的协助下获得这种能力——其实也就是正念之力，去觉察到冲突之下的人类生存最深厚的动机——爱和联结，并学习和强化自我调节和互相调节的能力。治疗师作为协助者为来访的伴侣们提供了一个疗愈性的空间，得以去建设一份更加满意和平衡的关系。

　　在治疗室内有意识地隐去权威角色，全然投入丰富、不僵化、整合性的理论框架，以娴熟的、有时是不露痕迹的、有时又是极为大胆的干预技术，观照伴侣关系中问题的多个维度，同时又看到最深厚的需求——爱和联结，这所有的一切，需要一颗勇猛与谦逊、敏锐与慈悲整合的心。

　　我正好认识被费若朴治疗过的朋友，夸赞他是整个硅谷最难得的好治疗师。而在个人生活中，若朴是我朋友的伴侣。我就是在费若朴和胡婷婷家里开始读吴于勤、严雪梅翻译的《体验式伴侣治疗：正念、非暴力与身心整合》的。这本书的翻译水平也令我赞叹不已，源于译者们对文字的爱，以及对心理治疗领域的深耕和探索。

　　读《体验式伴侣治疗：正念、非暴力与身心整合》于我如同一场相见恨晚的初遇。而此刻，祝贺你也遇见了它！

/ 译者序

吴于勤

中南财经政法大学教师，资深心理学译者

与其说是我找到了这本书，不如说是这本书找到了我。翻译完这本《体验式伴侣治疗：正念、非暴力与身心整合》，我不由得发出这样的感慨。在系统学习心理学的第 15 年，我开始了这本书的翻译工作。翻译这本书的过程，也是我自我整合的过程。我体验到正念觉知、身心一体、爱的同在是疗愈的良药；我还体验到西方心理学和东方智慧的结合，带来的润物细无声的整体转化。

能够顺利完成这本书的翻译工作，我首先要感谢编辑老师们的信任和支持，两位老师在翻译过程中不断给我和雪梅以鼓励和支持，给了我们很多指导和帮助；其次，要感谢我的合作者，研究生同学严雪梅。我们共同讨论，砥砺前行。我们分工明确，由我负责本书第一部分的翻译和全书的统稿工作，雪梅负责前言、第二部分和第三部分的翻译工作（共计约 13 万字）。此外，我的老师、家人、同事和朋友们都一直支持着我。这本书是我勤勤恳恳 10 年心理学翻译工作的代表性成果。

2021 年 10 月，在加州整合大学的任月学姐介绍下，我认识了关雪菁老师。关老师将费若朴的书发给了我。试译的时候，我了解到了费若朴的哈科米 (Hakomi) 治疗。于是为了更好地翻译这本的书，我马上报名了为期 8 周的哈科米治疗入门课程，课程的老师正好是本书的作者费若朴和他的爱人胡婷婷老师。在课程中，我们亲切地称费若朴为"萝卜"老师。自此，我开始一边遨游在翻译的海洋中，一边翱翔在哈科米治疗实践的天空中，感觉自己在哈科米治疗的殿堂中上天入地。

哈科米治疗和与之相关的书，让我把 15 年心理学习和 10 年的翻译工作整合在一起。从 2007 年开始，我学习了 4 年精神分析、7 年人本主义和超个人心理学、7 年积极心理学、10 年各种模式的表达艺术治疗和 4 年正念，对 40 余位国际心理学专家的作品进行了翻译，我也接受了超过 300 小时的督导和个人体验。2023 年 5 月，我将获得加州整合大学授予的应用心理学硕士学位。

在翻译哈科米伴侣治疗的过程中，我一直以来非常认同的身体一体、正念觉知、爱的同在都在哈科米的原则中有所体现。哈科米治疗方法也融合了精神分析、行为疗法、格式塔、人本主义和超个人心理学的治疗理念和哲学。哈科米可以称得上兼容并蓄，为我所用。翻译哈科米的过程，让我想到中国武侠小说中的武功集大成者，就是学百家功、吃百家饭，最后达到"无招胜有招"，哈科米的治疗哲学和治疗师也是这样。在哈科米伴侣治疗中，我们可以看到家庭和伴侣治疗的不同流派和理念，更可以看到哈科米对它们的融合和发展。

哈科米治疗在前人的基础上，发展出自己独特的魅力和风韵。哈科米治疗工作会将来访者带入正念觉知，并邀请来访者进行实验。治疗师会给出触探句（滋养句）或者滋养的行为并触探来访者的反应。来访者在正念觉知中去体验自己和伴侣，并进行深潜和处理，疗愈彼此内在的儿童，补全重要的缺失体验，带来积极的滋养和转化。在治疗过程中，治疗师不仅重视言语，也着重于非言语内容。治疗师给予来访者全然的信任，相信每个人有机自发的生命的智慧会带来积极的转化。治疗师不去对抗来访者的防御，而是给予支持和涵容，永远和来访者一起，并在合适的时间接管来访者的防御，让来访者体验新的选择和潜在的可能。治疗师也会用积极的视角让来访者看到自己的资源和能力，来访者在正念觉知下体验过去的创伤和缺失，找到自己的力量，突破核心限制信念，进行转化和疗愈。这样的治疗过程不仅有西方心理学的理论和技术支持，更蕴含古老的东方智慧——治疗需要无为而治、大体同悲、与爱同在、上善若水、仁者无敌。一切都是资源，一切都可以转化，一切都可以整合，一切都需要爱。人在天地间，应顺其自然，顺道流行。

　　翻译哈科米的过程，也是我进行自我整合和疗愈的过程。《体验式伴侣治疗：正念、非暴力与身心整合》这本书，让我看见伴侣和家庭的重要性以及伴侣治疗的可能性。在正念觉知下，我们可以突破代际传承的限制，转化自身限制性的核心信念。因为有爱和慈悲，我们彼此看见和理解，彼此见证和支持，变成更好的我们。

/ 推荐语

张宝蕊

美国私立加州大学心理学院院长

超个人心理研究院创办人

当译者于勤老师将这本书交到我手上的时候，我以为又是一本典型的西方心理治疗的书，因此并没有抱多少期待。但一翻开这本书我就很开心，因为它的内容很有超个人心理治疗导向的风格。超个人治疗主张将一个人"分裂的身心灵走向整合"，以及推崇"天、地、人"整体净化的一体关系。所以，我们的心理咨询及治疗之道，就是以天，以地，以人的有机性、波动性、根源性为依据，倾听来访者限制性的思想、信念、生存法则以及其压抑在内心深处的情绪。很多时候，我们会随着来访者的"道"，回到他（她）的过去，去再经验，并解锁封存的记忆，得到新的领悟与认知。从而使其意识得到开放、提升与深化，看待世界的眼光也从焦点视野提高到高维视野。

　　本书将伴侣治疗因着正念、有机自发、非暴力、身心整合及平等的五大原则，将不同流派的伴侣治疗方式突破了好大的一个口子，让新鲜的空气得以流通。这种开放的、实验性的治疗关系，给了我很大的希望，因为在伴侣治疗方面，我也颠颠簸簸地走过很多的年头，常常觉得力不从心。直到我将"真实"融入其中，才稍有心得。但这本书却给我带来更宽阔的视野，因为伴侣与治疗师是联盟者，是相互尊重的彼此，是要全然敞开的合作者。阅读此书，我受益匪浅，使我借用其中的很多好方法来精进我的治疗。在此，我再次表达我的谢意与敬意，我相信因着作者大胆而有创意的尝试，能使更多的伴侣活得更加亲密与真实，从而体验真正的"爱"。

朱彩方

北京明向文化中心创始人

美国索菲亚大学超个人心理学院核心教授

　　体验式伴侣治疗是一种新颖的整合疗法。它以人本主义心理治疗的来访者中心、共情地倾听为底蕴，并吸纳正念觉察及躯体导向的哈科米疗法、行为疗法、精神动力学、家庭治疗、叙事疗法等取向。追踪和触探是这一整合疗法的两大支柱技术。追踪要求治疗师正念觉察来访者的语言和非语言的各种表达，触探是试探性去猜测来访者的话外之音。我认为触探有点像罗杰斯的共性推测，但作者认为二者并不一样，这是本书的一大亮点和看点。2016年国庆节期间，我带了一个游学团去北加利福尼亚州参观游学，其中一站就是在费若朴家中学习了两天哈科米疗法。2017年初，我又邀请他来上海开展了工作坊。故友重逢，我相信作者深耕细作的这本创造性的实用著作，将给中国的伴侣咨询与治疗从业者们带来许多启迪和滋养。

刘兴华

北京大学心理与认知科学学院研究员，博士生导师

情绪困扰正念干预（MIED）创始人

本书将正念与经典的心理流派结合起来，用于伴侣的心理治疗，强调体验的重要价值，尤其采用了丰富的临床案例来解释相关概念，既增加了可读性，也有助于读者的理解。相信对于心理咨询与治疗的实践者来说，会是一本很棒的参考书！

/ 前言

// 基本原理

在脑海中问一下自己：哪件事更令人愉悦？是谈论上周吃过的巧克力蛋糕，还是咬下浓郁、入口即化的奶油巧克力糖霜蛋糕那一刻？哪件事更有趣？是谈论你上次的约会经历，还是和心爱之人待在一处的瞬间？哪件事更可能改变你的生活？通过《国家地理》电视节目饱览世界美景，还是来一场说走就走的环球之旅？

讲述做过的事情和亲身体验某件事，给人带来的感受是截然不同的。同理，礼貌客气的心理访谈与体验式心理治疗也是如此，然而，当代心理治疗大多依赖前者，忽视了亲身体验的力量和生命力。通过转变治疗方式，将治疗的关注点从来访者讲述的、生活中已经发生的事情转向关注当下的亲身体验，治疗师的治疗能力和深度会得到极大的提升。本书将向你展示，伴侣治疗师如何从关注来访者的外在讲述走向关注其内在体验。

以下是在伴侣心理治疗中，基于对当下约见中的素材进行评估后，开展体验式干预的例子。

安妮快步走进我的办公室，她的先生杰克紧随其后，显得有几分不情愿。杰克和我一起聆听安妮倾诉他们之间许多问题的点点滴滴。她的语速很快，丝毫没有放慢的迹象，话语之间没有任何停顿。在经历了 20 分钟毫无保留的倾诉之后，她喘了口气。我断定这是干预的最佳时机。我对她讲述的内容并没有太深刻的印象，但是她讲话时内在的状态，以及他们伴侣之间交流的机制——妻子一个人说个不停，而丈夫则以一种不堪重负的状态倾听——这些都让我印象深刻。妻子竭力想让别人倾听自己的想法，同时排除阻碍倾听的各种因素。但是，杰克试图以某种方式保持自我意识，这使安妮进一步加快了语速。

我对安妮说："你有没有觉察到自己的语速实在是太快了？"她停顿了一下，惊讶地发现，竟然有人真的在关注她。"是的。"她回答道。"让我们尝试一下，"我接着说，"我在纸上写几句话，让杰克说给你听，你留意一下自己内心的变化——感受、记忆、想法、画面、冲动或者毫无波澜。可以吗？""可以。"她回答说。于是，我在纸上写了些内容，我示意杰克在安妮准备好时说给她听。当她抬头看着杰克时，他说："安妮，我在认真地听你讲，我听懂了。"她哭了，激动得说不出一句话。最后，她说："我一直在等你这句话。"

此刻，这看起来似乎有些不可思议，而这只是一个简单的干预。你将在接下来的内容中看到相关的干预原则和干预方式。

了解问题产生的原因是有益的，但很少有人仅凭心理解析就从性格的桎梏中挣脱出来。多少心理治疗师曾听到来访者说"嗯，这肯定是因为我的母亲令人讨厌"抑或"我想这是因为关注的焦点总是在我兄弟身上"。毫无疑问，以上都是有趣而深刻的洞察，但来访者不会发生任何改变。心理解析的作用毕竟是有限的。它依赖于我们的认知功能（通常带有防御性），而忽略了通过其他更真实、生动的体验方式获取大量的信息。围绕谈话进行的心理治疗就忽略了这一点。通过礼貌的交谈，我们不会产生心理和情绪问题；但通过有效的体验，我们将暴露性格的优点与不足。

这其实并不是一个新的观点。弗洛伊德刚开始分析移情时，便探究了治疗室内的来访者和心理治疗师之间的体验式活动；家庭治疗师，如弗吉尼亚·萨提亚（Virginia Satir），通过建造家庭雕像来帮助来访者自发地意识到他们的关系动力；萨尔瓦多·米纽庆（Salvador Minuchin）会要求来访伴侣在他的治疗室里重演最近一周内发生的冲突和纠纷，这样他就能更好地对现场情形进行有效的干预。追踪来访者体验的大师，如米尔顿·艾瑞克森（Milton Erickson）；聚焦体内能量流动的治疗师，如威廉·赖希（Wilhelm Reich）和亚历山大·罗文（Alexander Lowen）；还有那些推崇当下觉知的治疗师，像弗雷德里克·皮尔斯（Friedrich Salomon Perls），以及一些其他的心理学家，都促进了个人、伴侣和家庭治疗的体验式疗法的发展。本书以他们的研究成果为基石，试图研究、拓展和深化伴侣体验式治疗的可能性。

伴侣心理治疗是在理想的环境（真实的互动就发生在治疗室内）中实施体验式干预的方法。来访者可以进行内在的自我觉察，觉察伴侣之间的、内在和外在的相处模式。在具有安全感的治疗室内，他们开始尝试以新的方式，在情感、认知和行为上彼此联结，面对面复盘真实的生活场景，而不仅仅是复述和讨论已经发生的生活事件。他们可以在当下亲身体验吃巧克力蛋糕，或赴缅甸亲眼参观寺庙。

本书提出治疗师可以通过以下两种方式，显著深化和提升伴侣心理治疗的效果：（1）在评估过程中采用当下体验式疗法；（2）在当下体验中融入恰当的干预。书中将详细阐述如何实施这种疗法、如何运用各种各样的体验式方法、如何进行干预，以便治疗师能够在下一次约见中学以致用。本书展示的对来访者的治疗，不是谈论他们的生活或分析他们陷入困境的模式，而是对其丰富和动态的内在体验世界进行观照。

如果你做过伴侣心理治疗，在面对治疗室内一对伴侣大吵大闹的失控现场时，有时候肯定会觉得招架不住。在混乱之中，你想知道发生了什么。虽然你隐约知觉到这对伴侣将从治疗中有所收获，一时却想不起有哪些好的治疗师可以推荐。突然间，你被带回到当下，意识到自己才是他们的治疗师，可是你还没能弄明白他们所说的内容。此时此刻，你可能暂时忘记了自己的治疗师身份，然而，全面且整合的理解是应对当下情形的一个十分有力的评估工具。

任何针对特定取向的评估过程都存在一个问题，那就是它试图将所有伴侣都纳入它的特定模式中。事实上，伴侣关系的可塑性远不如你信服的理论所认为的那么强。这本书将为你提供一个评估框架，这个框架整合了精神分析取向家庭治疗、结构派家庭治疗、鲍恩系统家庭治疗、叙事疗法、客体关系治疗、策略派家庭治疗、认知行为家庭治疗和行为理论等传统疗法。通过阅读本书，你将了解这些不同的流派是如何开展体验式治疗的。评估在这项工作中显得尤为重要，因为体验式干预影响深远，必须以准确的评估为基础。本书将帮你厘清不同流派治疗方法的基本概念，并提供相关临床案例。我希望你能发自肺腑地感受到，你不仅能从来访者讲述的内容，更能从他们的整个陈述方式（说话的语气、语速、他们彼此之间以及在你面前构建肢体语言的特殊方式）中识别这些抽象的内容，譬如，投射性认同、融合、分裂、独特结果、维持问题的解决方法以及不同性格间的互动和防御。

治疗师展现评估能力的一个重要方面是观察伴侣当下的互动。我们大多数人都曾受训，能够追踪来访者讲述的内容，但这只是来访者交流内容中的一小部分。本书旨在教你如何"追踪"交流内容之外的更广阔、更深层次的东西，包括姿势、节奏、音调、肤色、呼吸频率、情绪波动、态度、能量、**临在**（presence）、手势、动作、言语、潜在信念、当下的儿童状态、紧张和放松的程度等。这些信号是来访者的无意识和内在状态的强有力的证明。作为来访者的伴侣也能够敏锐地觉察到这些信号。如果你想了解伴侣之间的动力，你也必须能够追踪这些信号。

　　这项评估的工作以很多不同的原则和假设为基础，并以它们为指导。我们将详细讨论这些问题。这项评估工作有诸多益处。它将引导你安全地穿越体验式治疗的世界，帮助你承担一项异常艰巨的任务——唤起来访伴侣的**观察者自我**（observing ego），连接来访者的潜意识，提升你的敏锐度，认识到当下的体验是通往潜意识内容的大门。

　　然而，还有一个问题，那就是我们特意放在你的叉子上的巧克力蛋糕。你会说："当然，吃巧克力蛋糕感觉好极了！"但你也会收到提醒——你可能会变胖！"性生活让人感到非常愉悦、满足。"你若有所思地说。但一不小心，你可能又会染上艾滋病！环游世界可能会改变你的生活，但也要知道，缅甸那些廉价的酒店住宿环境有多让人不舒服。

　　于是我们坐在舒适的椅子上，与潜意识仅一步之遥。我们发展出一种对来访者的心灵进行消毒、净化的（如果说不是扼杀活力的）心理疗法。在这种疗法中，我们可以听到来访者的二手经历，运用我们（并非无关紧要的）的分析能力来解决他们的问题，并保持一定的距离。这本书不仅与原则和技巧有关，也与治疗师的存在状态有关。虽然策略性地应用体验式方法可能会充满戏剧性，并可能搅动沸腾的精神大锅，但如果治疗师不带着真实的人性投入治疗过程，这些方法就会变得十分机械。你内在的临在状态，以及你愿意参与来访者的体验世界的意愿，都是十分关键的，这能让你知行合一地践行书中的内容。要是没有联结治疗师的自我，治疗技术会变得枯燥而机械。

不要误以为你的来访者是中立的。他们像鹰一样追踪你——有意识或无意识地。他们会注意到非常微小的变化：当他们表露情绪的时候，你的身体如何向前倾；当他们谈论自己的一周生活时，你感到无聊之际的分析语气；你手指上的戒指、你萎靡不振的姿势、你对他们性生活的感兴趣程度、你握手时的柔软度、你的语言节奏、你解决他们问题的倾向，以及你不让自己的面部流露出情感的僵硬。美国的广告产业早就意识到了这些非言语信号的威力。1961年，卡蒂威士忌的销售额增长了60%，原因是他们在广告中使用了嵌入冰块的女性裸体照片。这个图像被认为是"肉眼可见的必杀技"。好消息是，你注意到正在发生的事情的能力比你认为的要大得多。这本书将帮助你意识到这一点。

体验式伴侣治疗不适合胆小的治疗师。这种方法需要你带着人性全情投入，而不仅仅是投入你的心智或分析能力。它要求你从权威的保护伞下走出来，与你的来访者携手，进入一场冒险——真正地展现自我。我邀请你和我一起开启旅程，不是去遥远的外部世界，而是去体验内在世界的奇妙和美丽。祝你胃口好，在离开银行之前签好旅行支票……永远记住，在你的治疗过程中带着你的人性。

// 理论发展史及致谢

在心理治疗中运用体验的方法由来已久，这并非一个新概念。当弗洛伊德发现移情时，他注意到来访者与治疗师之间发生了一起体验事件，它以一种任何语言都无法实现的方式提供了关于来访者过去和现在的情绪构建的内心信息。如前文所述，其他理论家和实践者延续了这一传统。维吉尼亚·萨提亚通过让家庭成员雕塑家庭动力关系的方式进行家庭治疗；格式塔疗法采用了许多体验技术，如与一把空椅子对话，这把椅子代表着被自己否认的自我的一部分；米尔顿·艾瑞克森是通过追踪来访者的言语叙述，对其进行无意识评论的大师；聚焦疗法关注人们的体会，这种体会源于他们对所有事物的探索。

本书的许多想法、实操和方法是与罗恩·库尔茨等人合作产生的，包括理查德·赫克勒（Richard Heckler）、迪瑞安·本茨·查特兰德（Dyrian Benz Chartrand）、乔恩·艾斯曼、格雷格·约翰逊（Greg Johanson）、帕特·奥格登（Pat Ogden）、菲尔·戴尔·普林斯（Phil del Prince）、德维·雷科兹（Devi Records）和哈尔科·韦斯（Halko Weiss），以及后期的合作者锡达·巴斯托（Cedar Barstow）、理查德·赫克勒（Richard Heckler）、摩根·霍尔福德（Morgan Holford）和阿米娜·诺兰（Amina Knowlan）。尤其是德维·雷科兹，他发展并促进了体验式治疗在伴侣治疗中的应用。同样要感谢杰西·赫尔（Jaci Hull），在教学和闲聊的过程中，她帮助我提炼和拓展了这些想法。

本书中描述的许多技术和原则源于罗恩·库尔茨，在此深表感激。他是一位才华横溢、富有创造力和同情心的治疗师、治疗课程导师，也是《哈科米疗法：以身体为中心的心理治疗》（*Body Centered Psychotherapy: The Hakomi Method*）一书的作者，同时他还与人合著了《身体揭示，优雅绽放》（*The Body Reveals and Grace Unfolding*）一书。后文描述了由他开发、汇编或合成的技术、原则和心理地图，并主要面向个体心理治疗。在此，我将它们专门应用于伴侣治疗的实践。除了自身独特的技术，罗恩·库尔茨还从佛教和道教、格式塔疗法、心理剧疗法、聚焦疗法、生物能疗法、神经语言程序学（NLP）、米尔顿·艾瑞克森、摩谢·费登奎斯（Moshe Feldenkrais）、罗尔夫（Rolf）按摩治疗法和内在家庭系统疗法（IFS）等方面吸收了一些理念。在《哈科米疗法：以身体为中心的心理治疗》一书中，他概述了前文提到的被应用于个体治疗的许多技术和原则。

// 临床案例说明

本书中的临床案例多数都来自本人真实的治疗实践，为了保护来访者的隐私，本人对他们的名字、职业和具有辨识度的素材都做了改动。如果他们不愿意信任我，不愿意让我进入他们的世界，我就不可能做这些工作。这些精华的馈赠是一笔财富，促使我继续从事这项艰难的工作。有时我会编造一些虚构的案例，在这种情况下，我用的措辞是治疗师，而不是使用人称代词"我"，且通常会将许多来访者合并到一个案例中。

在写这类素材时，人总是有自恋倾向（我也有自恋的时候），我重点阐述了在实践中成功应用原则和技术的小片段，而不是失败的小片段。当然，这为读者提供了一个不切实际的美好图景，以至于让他们认为方法总是有效的。事实相反，这种美好图景会导致不相信或气馁。尽管我发现，我所描述的干预措施非常成功，但它们并非总是如此。有段日子我处于相对困惑和混沌之中，智商下降了 50 分，与他人交往的能力也退化了。作为一个人，我发现自身的能力比任何其他因素都更能影响工作效率。尽管你可能会有惊人的成果，治疗对于你和来访者而言也许会变得生动有趣，你可能还会感受到滋养，但不要因此便误认为你、我或任何人将知识运用于临床治疗的每一次都能轻易成功。

/ 目录

//Part 01　与伴侣一起，开展体验式工作//

01

与伴侣一起，开展体验式工作

第 **1** 章

基本原则

罗斯和辛西娅在为他们刚买的新房子争吵。辛西娅抱怨罗斯没有合理地分担家务，以致太多的家务落到了她的肩上。她只能靠自己承担所有。她说话的时候，我注意到她高昂着头，肩膀僵硬。她看起来十分坚强、独立，却让人难以亲近。我对她说："你很难依靠他，是吧？"她停顿了一下，然后看着我。"是啊，"她说，"如果家里有什么事情需要做，只有我一个人去做。"我开始好奇，如果她能得到支持的话，她在多大程度上愿意接受它们。"我们来试试？"我提议道。"让我们给你一个机会去依靠他（罗斯），看看会发生什么。"

我提议创造一个身体隐喻来呈现困扰他们的心理动力。我也很好奇，作为一个支持者，他（罗斯）会怎么做。对他来说，会不会因为自身的心理议题而难以支持他人，或是她的自我依赖让丈夫难以扮演给予者的角色。他俩协商了一会儿，他靠近了她，并示意她也靠近他。她显得有些恶心。我说："你不希望他这么做，是吧？"她回答说："我希望他能更老练自如。"他更靠近她，用胳膊搂住她，紧紧地搂着她。虽然不易察觉，但依然可以看出，她想甩开他。我说："还是很难依靠他，是吧？"她有点惊讶和尴尬地说："是的，我得到了我想要的支持，可我却受不了这样的支持。现在问题越来越清晰了，问题不仅在于他勉勉强强地给予支持，还在于她勉勉强强地接受。

我邀请她进入内在，此刻她能够得到支持，我请她注意此刻是什么让她这么不舒服。最后，她说："我害怕在他身上迷失自我。我的前男友和我的父母都让我迷失了自我，我再也不想这样了，我宁愿自己照顾自己。……非常感谢你让我看到这一点。"我说："也许我能帮你，确保你不会迷失自我。你可以继续依靠他，我会阻止你，我会拉住你。这样可以吗？"辛西娅回答："可以。"

我坐在她旁边，轻柔地拉她的手臂，把她从他身边拉开。我试图找到合适的力量拉住她，这样她就不会有沦陷在罗斯那里的危险。一开始，我得使劲拉。矛盾的是，因为我提供了抽离的能量，她开始放松下来，更多地靠在他（罗斯）身上。我不断地询问她，我拉她的力量是否足够。逐渐地，她对我拉她的力量需求越来越小了。最后，只要我把手放在她的手臂上，她就能够放松地靠着她的丈夫。我和罗斯核对，我们发现，当妻子变得更加随和、温顺时，他能够体验到力量和胜任的感觉。这为他们创造了一种崭新的、可参考的模式。我们也从中明晰了，让她放弃自我依赖、孑然的立场有多么不容易，以及在这样的情况下，丈夫罗斯无法将胜任力注入关系之中。我们仍然需要探索，为什么他不愿意全然地表现出他的权力和力量。我们也需要帮助这对伴侣整合这些变化，这样在治疗之外的生活中，他们会更容易接受这些变化。

这个故事阐明了伴侣体验性心理治疗的一些原则：非暴力、正念觉知、有机自发、身心合一和平等。❶下面是在治疗中如何应用这些原则的简要总结。

非暴力（non-violence）：她不愿依靠他，我非但没有反对，反而支持她。这种方法跟随她的心灵路径，让她卸下防御，起到外在接管的作用。

正念觉知（mindful awareness）：我没有解释她不情愿依靠他的原因，而是让她深入自己的内心，注意她此时此刻的真实体验。

有机自发（organicity）：我相信，随着这个过程的展开，会出现新的选择。

---

❶ KURTZ R. Body centered psychotherapy: The Hakomi method[M].Mendocino, CA: Life Rhythms, 1990.

身心合一（body/mind holism）：我们在躯体上呈现出心理动力，而不是仅仅谈论它。

平等（unity）：这个练习帮助她整合了心灵的不同部分，将害怕依赖他人和愿意接受他人支持的部分进行了整合。

无论是明示还是暗示，每一种治疗方法都有其内在的基本原则和假设。这些原则和假设构成了治疗的基础，如治疗师的角色、心理痛苦的成因、治愈的奥秘、自我的本质。它们有助于广泛治疗技术和具体干预措施的产生，它们是塑造治疗师和治疗的容器。下面是一组指导体验式治疗的原则和假设——和其他疗法一样，它无法被证明，但也许在临床上是有用且重要的。

把这些看作是可行的假设，它们可以作为一种潜在的治疗互动模式。若你喜欢，可以试一试。它们会深深地影响你和你的来访者。它们将塑造和渲染你的治疗互动以及你与伴侣合作治疗的过程和深度。真诚希望你发现它们有用且富有成效。

这些原则将指导以体验为导向的治疗师的内在运作，与来访者互动的质量将由它们决定。这些原则是一套理想标准，有时很难达到。但无论有怎样的治疗目标，它们对心理治疗的成效都至关重要。当你读到这些原则的时候，你会发现有些原则很容易理解，有些却难以琢磨；有些原则引人入胜，有些却十分陌生；有些会激发热情，有些却会引发抵抗。对这些原则保持特别关注。你的人格逻辑组成将决定哪些原则会吸引你，哪些会让你反感，哪些会被你在治疗中使用。治疗师的性格是容器，塑造和影响着治疗情境下的每一次互动。例如，若你受目标驱动，觉得必须解决来访者的痛苦，对你来说，实践"有机自发"原则会比较困难。"有机自发"——意味着将安全和关注带到来访者当下的体验中，疗愈的过程将会在来访者的内在自发地展开。你觉得需要去修复来访者，产出结果，促成一些事情发生，这会干扰治疗的深化，使人们更倾向于直接治疗、解决问题，而不是寻求深层次的人格改变。

又或者，你羞于接触和连接，可能不愿意放弃"隐身"的哲学。对你来说遵循平等的原则去连接来访者充满困难，在治疗师角色中寻求庇护要比展现你的人性容易得多。

这些原则也衍生出了体验式治疗的方法和技术。正念觉知的原则衍生出了一种技术，帮助来访者伴侣建立"观察者自我"；有机自发原则的本质是假设存在一种展开和治愈我们内在心灵的自然感知，这个原则衍生出了获取来访者核心内容的技术，这一技术依赖于自然展开的过程；身心合一的原则衍生出了多种多样的技术，包括通过身体以及身体的姿势、身体的姿态、身体的能量、身体的临在、身体的紧张和放松程度进入心理事件和构建、运作的技术。

这些原则也可以被用来评估一段关系。在一段关系中有的原则作用显现得比较强烈，有的原则作用显现得比较微弱。举个例子，一方面，非暴力原则在容易互相责备的伴侣关系中，作用得比较微弱；正念觉知原则在陷入循环模式的伴侣关系中，可能显得比较微弱，这样的关系中很少有"伴侣观察者自我"的感知出现。另一方面，平等原则在能够相互共情倾听的伴侣中，显现得很强烈。平等原则即我们在深层次上全然地互相连接。

请记住，这些原则并非一种铁律，你不必将这些原则中的任何一条当作真理。然而，你可能想要尝试使用它们，并注意它们如何影响你的治疗，注意你与来访者互动的感受如何，以及你在治疗中的满意程度。

比起发展本书中提及的技术专长，理解这些原则并将它们整合到你的实践中，这才更有助益。事实上，若技术没有体现原则中的根本品质，你和你的来访者都会觉得这些原则是机械的。这些原则可以大大加深你与来访者的连接及你作为心理治疗师的满意度。接下来，让我们详细了解这些原则和概述。

/ 原则 1：正念觉知

"正念"（mindfulness）是从佛教术语中借用而来的。正念的意识状态是对当下内在的事件保持觉察、不评判。正念觉知包含将个人的注意力转向内部，不带评判或者偏好。从心理学的视角来看，这个时候，观察者自我正在运作。这是体验式心理治疗以及任何有效的伴侣治疗的基石。伴侣治疗面临的主要阻碍是，一方面，伴侣都不愿意进行自我反思；而另一方面，他们把自己的不舒服归咎于对方。正念觉知是"对症"这种情况的灵丹妙药。

在我们的日常生活中，有很多事情刺激着我们，占据着我们的注意力。你需要照顾你的孩子，关注你的伴侣或爱人。你需要面对他们的需求和抱怨。你需要支付账单、去上班、给车加油、关好炉灶、开教师会议、承担各种费用以及去买烹饪印度料理的大蒜。我们的社会和文化都很聚焦于外在。这样的外在导向和纷至沓来的信息淹没了我们的生活，让我们远离自己的内在和自身丰富的心灵。正念觉知让人们慢下来，注意到比外在事件精微很多的内在事件。如果在吃巧克力蛋糕的时候，你还在一边打电话、一边读邮件，就很难享受蛋糕的味道。可如果你细细品味巧克力，关注自己内在的体验，就可以感受到蛋糕的材质，蛋糕的湿滑以及糖、黄油和可可粉的味道；你会感受到你的唾液腺开始工作。若一边吃、一边打电话，你将会错过这一切。

在练习中，相较于通常的意识状态，练习者处于**自我觉察**（self-perception）的状态，能够更多地觉察自己。那些由我们对自身、对世界所作出的最深刻的、发乎本心的决定，往往并非出于寻常交谈下的意识状态。在通常的交谈中，我们可以讨论或理解自己和世界，但在这样的实际情况中，我们难以做出源自本心的决定。在正念觉知的状态下，人们构建、决定的能力则显著提升。举个例子，在通常情况下，杰克逊会注意到汉娜离她太近，他感觉有一点不舒服；在正念觉知下，他会注意到自己收紧呼吸，压抑向后退的冲动。他首选不去伤害她的感受，而不是设置自己的界限。他会注意到愤恨和危险的感受开始在内在升起，会注意到他决定和汉娜这样的人相处需要小心，因为这样的人看上去会从他那里索取什么。有关专制型母亲的记忆也开始浮现。他的信念开始变得清晰。他一直认为他需要设置隐形的界限，公开的界限对他来说过于奢侈。在这个觉知的时刻，他决定尊重内在，与汉娜或者其他人保持一定的距离。治疗师并没有告诉他这一切。这一切都在他当下发生的体验中呈现。通过恰当地使用正念觉知原则，来访者越来越能够发自本心地进入内在的领域，而不是否认自己的内在需求。对于来访者的内在，治疗师也卸下了专家和解释者的角色，成为来访者探索独一无二自我的"助产士"。

正念觉知不仅仅是一项基础的治疗技术，更是治疗师的重要立场。这意味着治疗师要超越意识层面，更全面地关注来访者。在实践中，正念觉知意味着当治疗慢慢展开的时候，治疗师有责任对来访者和治疗师本人正在发生的体验保持觉知。这也意味着，治疗师不仅要关注来访者的叙述，还要关注来访者的感受、信念、节奏、冲动、知觉、肌肉张力的变化、肌肉的抽动、能量水平等。这意味着治疗师也要用心关注自己的反移情：你觉得自己被什么吸引？与来访者一起工作，你有什么样的感受涌起？当你和他们坐在一起时，脑海中会浮现什么样的**形象**（image）？对于治疗师来说，这些信息显露了来访者和治疗师本人的哪些内在议题？

一对伴侣对彼此间互动的觉知程度可以预测他们的关系是否成功。比起"向外行动"，那些有能力退一步说"亲爱的，我（或我们）肯定是被什么刺激了。我想知道发生了什么？"伴侣正在发展一种"向内行动"的能力，这能够打断互动中消极的自我强化循环，让伴侣更能够为自己的行为反应负责，而不是掉进责怪伴侣的恶性循环里面。

// 正念练习

花一点时间把注意力转向内在。你可能比较熟悉一些可以借以冷静下来或集中精力的技巧。此刻，暂停这些活动，只去注意内在真正的体验，去注意许多不同类别的体验。我们的内在就如同一家百货公司。没有香水柜台、内衣和家具，却存在着思想、感受、知觉、肌肉的张力、记忆、意象、信念和冲动。每一种类别都是你构建生活、活出自己的丰富写照。在正念练习结束之前，注意你的内在的每一种体验类别中有什么具体的体验发生。在这些类别中，有一些会很活跃，而另一些相对安静。请你不带评断或者偏好地全然体验，欢迎每一种体验的出现。

/ 原则 2：有机自发

有机自发是一种信念，即心灵内在存有健康和疗愈的自然动力。在生活中，也有这样的有机过程。如果你割破手指，只要环境干净、干燥，细胞自身就会重建。如果有一个安全、慈悲和专注的环境，人类的心灵自然会走向健康。这意味着治疗师可以依靠来访者内在过程的展开被其引导。有机自发就是来访者通过密切关注每时每刻的体验，使内在世界开始以一种有意义的方式展开，从而走向健康，走向他或她更完整的独特自我。

这对治疗师的工作有着广泛的影响。治疗师不仅需要成为理论和解释方面的专家，还要能够创造环境，让有机自发的过程自然发生。人们不需要知道接下来会发生什么。事实上，对不确定性的容忍是有效治疗师的标志。治疗不是对已知事物的讨论，而是要发展出对意识边缘的探索。对于需要理解和控制的治疗师来说，这可能会令人兴奋，也可能会引发焦虑。

**对不确定性的容忍
是有效治疗师的标志。**

例如，如果一位男性来访者对他的妻子说："我厌倦了你来回使唤我。"有机自发意味着，他可能想花一些时间来体验，当他以这样的方式看待妻子时，自己的感受、觉知、信念、意象和束缚。随着他对这种体验有了更深的感受，它将开始自然展开并疗愈。回忆可能会浮现，他可能会注意到，自己是怎样绷紧脸颊，准备对抗她的。妻子可以注意到，他脸上的这种轻微紧绷，在她心中唤起了过去没有被关照到的愤怒。当她继续体验时，感受也将开始自动展开。很快，伴侣双方就会意识到，他们的情感敏感性是如何影响和唤起彼此的记忆的。他们也可以开始看到过去的阴影投射到现在的伴侣身上。这份看见能够让彼此的态度软化，面对伴侣的防御，他们能够放下自己，更少卷入。同样地，治疗师的工作是引导一个人走向他或她自己的体验，帮助他或她加深对知觉的觉知，然后在这个基础上开始展开体验，进入到更宽阔的意识层面。

有机自发的治疗与解决问题的治疗处于对立的两端。有机自发建立在这样的理念上——在安全、敏感的环境中，探索个人的体验。如此深度的工作将带来内在的智慧、性格结构的重组以及更多真我的出现。由此可见，对于治疗师来说，治疗的过程不用着急。事实上，过分勤于治疗会干扰有机自发的过程。体验的展开有其自身的生命和节奏。毕竟，把花瓣从花朵上撕下来并不能使其开花，揠苗并不助长！

在伴侣治疗中，这也意味着治疗师不需要太快地介入，以解决伴侣的问题。困难中固有的感受和性格组成是一处入口，通过它，每个人都可以更深入地体验自己。来访者的问题可能会发生变化，但性格结构往往保持相对稳定。一对伴侣可能因金钱、性或房屋清洁问题而争吵，但争吵背后的议题，如谁领导、谁跟随，抛弃和入侵的重复性伤害——除非在性格层面上加以解决，否则会一如既往地保持不变。

/ 原则 3：非暴力

非暴力原则致力于不伤害，这对治疗的环境设置有所要求。当治疗师坚持自己的解释并称来访者的行为"阻抗"时，这就是一种治疗性的暴力行为。治疗师在治疗方向上强加目标，更喜欢某种感受而不喜欢防御，或者给来访者建议，这些都是常见的治疗性暴力行为。它们可能看起来平淡无奇。一个小小的建议不会伤害任何人，是吗？让我们看看下面的例子。

在一次伴侣治疗中，弗雷德抱怨玛莎没有合理地使用时间。玛莎抱怨她甚至没时间花在自己身上，即使每周有 30 小时会有其他人可以照顾孩子，即使她不用外出工作。弗雷德知道很多关于时间管理的知识，并给了妻子他认为有益的建议，而她却看起来越来越抑郁。

即使我认同弗雷德的观点，我也意识到玛莎越来越感到孤独和被误解。不管丈夫的建议多么成熟、精妙，这些却都在让妻子远离。我建议她闭上眼睛，注意我对她说话的时候，她的内在发生了什么。当她准备好时，我说："你优先吧。"不是为了说服她，而是想了解，就这一点而言，她是怎样反应的。一个人至少需要知觉到拥有一些寻常的权利，才可能去执行弗雷德的所有建议。对于我的探究，她的本能反应是："不，我不能优先。"它伴随着一种玛莎对她生活中拥有特权的愧疚感，以及被他人视为善于关心他人的渴望，这份渴望也是物质主义和浅薄的对立面。当这些信念和知觉仍然存在的时候，时间管理对她就没有帮助。她丈夫的建议只起到了抢占先机的作用，而他的妻子发现了让她感到空虚和疲惫的根本原因。如果治疗师和丈夫一起提出这个建议，这会传递一个信息——治疗师对她的内部过程不感兴趣，治疗师比她更了解她应该如何构建内在。治疗师认为，妻子的内部经验与治疗无关，并感觉她没有治愈的冲动，不去解决问题。

因为治疗师自己的议题，我们会有倾向偏爱某些来访者的一些特定的方面，配偶之间也会更喜欢伴侣的某些方面。事实上，伴侣之间的很多困难都可以归结为一个简单的前提——对于配偶的防御，另一半没有同情心。这里就有一个例子：

辛迪对詹姆斯的退缩倾向感到不安。她花了很多精力，想让他敞开心扉。她会延迟自己的满足，迎合伴侣的需要，只希望他能向她打开。当她厌倦了这种方式时，又会转而批评伴侣封闭的态度。这两种方式都毫无效果。他只是在防御里越陷越深。

我让这对夫妇想出一个比喻来描述这种困难和不满意的情况。他们描述了一个被风吹过的平原，上面什么也没有，只有一座石头房子。房子里面有一堆温暖的火正在燃烧。辛迪会来敲门。从内心深处，她能听到詹姆斯的声音。"是你吗？""我想进来。"她会说。他会回答说："走开，别管我！"我问："那你怎么办呢？"她回答说："我想把门撞开！"这是一个有关他们之间关系动力的准确比喻。基于非暴力原则，我认为最好的行为是支持他的防御而不是摧毁防御。因此，我提出了一个故事的变体。

在我的版本里，在被风吹过的平原上，她来到房子前，敲敲门，然后被送走。但她接着对他说："我带了一卡车石头和砂浆，可以让你的房子更坚固。"我问他对此会做何反应。他说："我会说，'我马上就出来！'"对治疗师和配偶来说，非暴力意味着，与其反对防御不如支持防御。当防御被视为明智和忠诚的盟友而不是病态的对手时，防御反而更容易让步。这一点对于配偶和治疗师来说是一样的。阻抗总有其崇高的根源。遵从非暴力原则，支持防御和抵抗，而不是试图把它们赶走。作为配偶或治疗师，应用这一点会带来戏剧性的结果。

阻抗总是有其崇高的根源。

　　暴力性治疗还有其他例子，包括评判来访者，偏袒伴侣中的一方，羞辱来访者的行为方式，通过来访者解决治疗师自己的关系问题，公开或私下病态化或贬低来访者，侵犯他们的界限或允许他们侵犯你自己的界限，当来访者反对时依然坚称自己的解释正确，运用作为治疗师的力量和权威进行说服或操纵，给予建议、向来访者推崇你自己有关现实本质或来访者内心世界的想法，对某些感觉或信念不屑一顾，以及尽管来访者本人反对却仍然迫使他更加开放或进行改变。

　　非暴力不应与被动相混淆。治疗师必须非常积极地参与体验式治疗工作，引导来访者继续已经开始的方向。治疗师有责任注意到来访者的展开情况，并支持这一方向。这需要意识到，来访者的心灵正在发生什么，以及提供一个来访者可以展开的环境。这也涉及治疗师跳出自己有关治疗应该如何进行的计划表的能力。

> **治疗师必须非常积极地参与体验式治疗工作，引导来访者继续已经开始的方向。**

　　在伴侣关系中违反这一原则的后果是显而易见的。伴侣之间会发生言语暴力，有时还会发生身体暴力。这两种情况都会侵蚀双方的信任，并使恶性循环永久化。治疗师的部分工作是确保治疗方式安全可靠，足以让人们愿意冒险来暴露自己极其脆弱的一面。这并不意味着要求伴侣对彼此"友好"或隐瞒真相。带着慈悲心和非暴力，表达沮丧和真相有很多方法和途径。对治疗师和普通人来说，非暴力的原则是最难体现的。治疗师的重要工作之一是与一对伴侣探讨他们如何被言语或身体暴力所控制，以及如何摆脱暴力。治疗师要教育伴侣有关暴力的影响，这很重要。在治疗中，结束暴力是至关重要的。

/ 原则4：身心合一（整体论）

心理治疗的大部分领域都集中在大脑内部发生的事件：记忆、联想、内部对象表征、投射、充满问题的叙事、致病性信念。然而，心理治疗的内容还有另一个丰富的领域：身体。心灵结构在身体层面得以清晰地呈现。许多心理事件发生在前语言状态，这些心理事件可以通过身体捕获，或者它们只能通过身体捕获。性格的议题和防御总是具身化的，如果你观察来访者的身体，你会开始注意到它有一种倾向。肌肉组织是心灵的直接反映。这可以从下面的例子中看出，比如退缩、崩溃、自力更生、恐吓、抵抗、立刻行动或吸引注意力的倾向。躯体倾向是识别来访者性格策略的关键，可用于评估和干预。身体提供了关于心理的有价值的即时信息。

性格的议题和防御总是具身化的。

防御总是通过躯体表现出来。这可能表现在下面这些行动中，比如，交叉双臂、转身离开伴侣、面部肌肉紧张或胸腔肌肉收缩以限制呼吸和抑制知觉。

在体验式治疗工作中，我们使用躯体信息来评估、进入和处理核心素材。这些素材可能很简单，比如，注意伴侣穿过房间的不同节奏，或者伴侣中有人身体向前倾斜，有人身体向后倾斜。我遇到过一对来访者伴侣，妻子会冲进房间，而丈夫则裹足不前，不情愿地跟着。这是他们之间的心理动力的一种隐喻，这种心理动力在他们关系的各种主题上反复发生——她现在想结婚生子，而他却需要等一段时间；她很有事业心，而他却满足于水管工的生活，拿着还不错的收入；他对生活漫不经心的态度让她很沮丧，而他因为被她逼迫而心生怨恨。在他们到达后的几分钟内，治疗师根据他们的躯体表现，对关系进行了评估。

在进行体验式治疗时，治疗师会同时仔细追踪来访者和治疗师的躯体事件。这些事件可以是姿势、手势、节奏、能量或张力的模式，以及内部本体知觉。除了追踪这些躯体事件外，治疗师还需要对它们进行评论（非评断性的），以便来访者在躯体层面和认知层面上都参与到治疗中。一对来访伴侣坐在一起，一边抚摸着对方的手，一边争论着他们不同的宗教信仰。我指出在谈论这个话题时，他们握着彼此的手。我让他们用语言来表达他们在互相交流时的内容。他们说："我想为我们俩留出空间。"这成了口语对话的框架，并将语气从敌对变为合作。注意治疗室里每个人身上发生了什么，以及身体之间发生了什么。

作为治疗师，当你与来访者坐在一起时，你会体验到许多躯体事件。这种躯体上的反移情在一定程度上反映了你自己的议题，它对来访者也具有诊断作用。例如，你可能会注意到，当伴侣的一方让你感觉胃里有个疙瘩的时候，你会感到害怕。在另一种情况下，你可能会发现，为了与一个退缩的人接触，你自己坐得很靠前。重要的是，要注意发生在外部以及内部的躯体事件。

∕ 原则 5：平等

平等原则引导治疗关系朝着平等的方向发展，并引导治疗过程朝着整合很多部分的自我发展。

一方面，平等原则需要治疗师和来访者之间建立非等级关系。我们是同一个物种，有着相似的知觉、欲望、失望、冲动、本能等，这些可以帮助我们从内在理解彼此。治疗师倾向于在治疗关系中把自己置于更高的权威地位。这是人为的，而且甚至是对治疗关系的破坏。人们更倾向于向那些理解自己经历的人打开自己，这样的人不会去评判、屈尊俯就、提出建议或冷漠回避。尽管治疗的重点明显是来访者，但以专业著称的治疗师若是置身事外，那就会失去治疗工作中与来访者的重要连接。与来访者的连接来自你们共同的人性，这会给你们带来巨大的疗愈力量。

平等原则需要治疗师和来访者之间建立非等级关系。

桑福德是成功的投资银行家，他曾告诉我他是如何开启自己的职业生涯的。在多次电话寒暄之后，他设法与一位公司总裁约谈。桑福德希望管理总裁的股票组合投资。当他被带进总裁办公室时，总裁正背对着他打电话，桑福德耐心地等了20分钟。此时，他克服了焦虑，想起了最近研讨会上得到的建议，他成功地想象出一位公司总裁坐在马桶上，裤子脱到了脚踝处的画面。桑福德开始偷笑，很快就大笑了起来。这位总裁放下电话低吼："有什么好笑的？"桑福德犹豫了一下，不知道他是否应该说实话。因为他觉得自己一无所失，所以他"供认了自己的罪行"。总裁非常满意这种诚实和幽默，于是他把整个投资组合交给了桑福德来打理。

亲密伴侣非常渴望被彼此理解。"我能理解你为什么会如此感受"，这句话就像一粒可以抚平许多伤口的灵丹妙药。这些表达来源于对他人体验的认同。不幸的是，在大多数关系中，它们就像沙漠中的植被一样稀少。对于一般伴侣冲突，一个可操作定义可能是："伴侣冲突的特点是，双方都不表达自己能认同对方的体验。"平等被打破了。治疗的任务之一即帮助伴侣恢复平等的关系。

平等还有另一个方面。治疗师的另外一部分工作，是帮助来访者整合他们的人格中彼此失去联系的部分。这是一种自然、自发的内在动力。对于已经失去愤怒之声的女性来说，治疗师的工作就是帮助她夺回这片领地；对于失去了与自己的脆弱、软弱连接的男性来说，治疗师的工作就是帮助他重新占据这片领地。在治疗过程中，所有的部分都需要受到欢迎。这种整合也是平等原则的一部分。个人未被整合的部分也会给亲密关系带来麻烦。不承认自己愤怒的女人可能需要把愤怒投射到丈夫身上，然后丈夫就会一直生气。在这段关系中，她可能会觉得自己是失去了权利的公民，没有了愤怒的力量。反过来，她的丈夫可能会把他不被接受的脆弱投射到妻子身上，看不起她身上的弱点，就像看不起自己身上的弱点一样。治疗的部分任务是帮助他们重新整合人格中的重要方面。

在伴侣治疗中，治疗师必须全然地珍视和支持每个人，避免一边倒或成为家庭问题的评判者。偏袒一方会违反平等原则。伴侣接受治疗的初始焦虑是："治疗师会支持我还是反对我？"遵守平等原则将帮助治疗师通过这一关键测试。

第 **2** 章

假设与流程

除了上面详细介绍的原则外，还有一些假设在治疗情境中非常有用。当然，没有必要把这些奉为圭臬。尝试一下，看看它们对治疗过程和治疗关系的本质有什么影响。这些假设会造成对来访者不同的观察和干预方式，以及治疗师的不同立场。仔细检查你与这些假设是否能真正产生共鸣，或者缺乏共鸣，以及它们在治疗实践中的作用。

/ 自我的本质

一些心理学理论认为"自我"从出生时就开始发展和成熟。根据这一理论，引发心理病态的创伤性事件会打断、干扰其发展。我们在体验工作中的假设是，伴侣中每个个体的自我都是健康的、完整的，而不是病态的或发育停滞的。自我可能被性格策略和限制性信念所掩盖，但它仍然存在。不要把这些信念和策略与自我混淆。治疗的目的是帮助每个人更清晰、完整地体现独一无二的自我，而在过去，自我是含糊不清的。

/ 伴侣问题的本质

伴侣双方在童年早期都学会采用某些性格策略，它们一方面保护了自我，另一方面却也导致了慢性疼痛、限制和失去自我连接。这些症状都是性格上的限制所导致的。

乔治在童年早期就学习到，表现得强悍、勇猛、让人害怕是一种有效的方式，他能够以此来保护自己脆弱的内在。读小学时，他需要穿过贫困社区去上学，于是他把自己变成了一辆"坦克"。25 年后遇见贝丽尔时，他被她柔软的脆弱所吸引。贝丽尔也正好被他的力量感和领导力所捕获。贝丽尔已经学会了臣服于生命，如同折断翅膀的小鸟一般。她恳求的眼睛呼唤着他的心。她从家里学习到，女性在家庭里展现权力或力量的行为均会导致严重的后果，因此她找到了一种方法，让自己变得软弱和依赖，以便得到爱。每个人都发展出了有效的策略来满足他们的需要。他们被彼此吸引，因为他们能够在对方身上找到自身否认的部分。

然而，随着时间的流逝，贝丽尔开始怀念自己的力量和坚毅，对要求她委曲求全的系统越来越不满。乔治对她的无助感到厌烦，但又不敢放弃先发制人的领导权。当这些议题在多个领域中呈现时，冲突就产生了，从谁开车到谁先发生性行为，一切都变成了战斗。这一切的背后，是他们对性格策略的依赖，这些策略产生于生命早期，被他们广泛地应用到生活中，尤其是彼此之间。

/ 治疗的目标

因此，伴侣治疗的目的是帮助每个人在亲密互动中接触和体现更多的**本质自我**（essential self），并摆脱性格限制的僵化，这些僵化在亲密伴侣互动中会愈演愈烈。

/ 治疗师的角色

治疗师的任务是创造环境，在这个环境中，每个人都可以更多地呈现自己的内在真我，更充分地体现自己的独特性。这让治疗师的角色变成灵魂展开的**鼓励者**（cheerleader），而不是识别病理、解释或解决问题的专家。这并不意味着其他形式的治疗关系不够好或方向不对。每种形式的治疗都指向不同的方向。若你扬帆去中国，很有可能到达目的地；若你起航去意大利，也许很快就会在热那亚吃意大利面。每种治疗形式都有不同的目标，并以不同的方式影响人们。方向和目标在哪里，取决于治疗师的决定。

治疗师应谨记两个主要功能：意识管理和信息收集。心理治疗的一大部分工作都围绕着收集来访者的心理信息而展开。在体验式治疗工作中，我们增加了另一个功能：意识管理。

在生活进程中，我们有许多不同的意识状态。显然，其中之一就是**常规意识**（ordinary consciousness）。在开车、读书、和朋友聊天、查看会议簿时，我们就处于常规意识状态。在这种意识状态下，我们可以完成很多事情，却不能进行心理治疗。当你以每小时 70 千米的速度行驶时，很难注意到高速公路绿化带中花朵的香味。相似地，当你处于常规意识状态时，很难注意到你经历中所有重要**前意识**（preconscious）的微妙之处。因此，治疗师的部分工作是帮助来访者进入一种意识状态，在这种状态下，来访者的内在世界会越来越清晰。治疗师可以帮助来访者发展出正念觉知状态，在这种状态下，观察者自我可以注意到体验是如何构建、形成的。此外，治疗师还可以帮助来访者沉浸在他们的体验中，这样他们就可以有机自发地打开自己，变得更健康，获得疗愈。

下面再来看一个案例。

当莎拉开始提高声音时，杰克没有注意到自己也开始变得更强硬。他眯

起眼睛，呼吸变得更浅，开始简短、冷淡地说话。莎拉搞不清楚具体是什么让她这么生气，但她知道杰克的行为惹恼了自己。然而，莎拉并没有错过他微小的躯体信号。因为这些让她想起了冷淡的退缩，那是她母亲惹恼父亲的标志。所有这一切发生在他们拥有最少意识的状态下。当这对伴侣进入这种状态时，所有的安全感都消失了。当他们来到治疗师的办公室时，治疗师引导杰克关注内在，并开始注意到，他是怎样对萨拉的生气做出反应的。杰克现在开始注意到，他是怎样试图保护自己不受莎拉的愤怒侵袭的。治疗师引导莎拉注意杰克是如何绷紧的，并让莎拉研究，当杰克这样做时，她的内在会发生什么——他的行为会引发她内在什么样的知觉、记忆、知觉和冲动。

这对伴侣开始研究，对于彼此，他们是如何构建、形成他们的体验的。这与大多数伴侣的争吵大不相同。治疗师只是要求他们关注内在。这是他们对自己意识的**治疗性管理**（therapeutic management），旨在帮助这对夫妇更好地意识到他们的内在组织运行方式以及改变的机会。

综上所述，治疗师在治疗中需要承担的两项基本任务是：**追踪**（track）来访者当下的体验，**触探**（contact）来访者的即时体验。在上面的例子中，治疗师注意到杰克目光的收紧和胸部的紧缩。治疗师追踪到他说话更简短，并注意到这一点对莎拉的所有影响。治疗师能够让每个人知道，当他们的体验发生变化时，治疗师是全然临在的。治疗师对杰克说："当你听莎拉讲话时，你的眼睛和胸部开始收紧。去感受一下你的胸部和眼睛的紧缩。你甚至可以收得更紧一点，这样你就能够从内部研究它。如果这种收紧可以对莎拉说话，它会说什么？"治疗师对莎拉只是简单地说："杰克越安静，你就越愤怒。花一点时间在内在关照你的感受，让愤怒和绝望的感觉留在那里，并注意你是否对此很熟悉。"治疗师追踪了当下发生的情况，并加入来访者的体验中，建立了强大的治疗同盟。

这与权威型治疗师的立场截然不同。权威型治疗师需要分析来访者，在分析的世界，治疗师需要比来访者更了解他或她的内在世界。这与问题解决导向的治疗也不同，问题解决导向治疗师的工作是帮助来访者解决他或她眼前的问题。在体验式治疗中，需要一些不同的东西：激发来访者展开其内在体验的能力。

比如，一位女士可能会说，她摇摆于是否要向丈夫表达愤怒的感受。她的一部分想支持自己发声，但另一部分却觉得，这样做既没有女人味，也会伤害他人。分析型的治疗师会解析这一问题反映了来访者童年时期有关攻击性的冲突。问题解决型的治疗师可能更倾向于让来访者表达愤怒，而不是压抑它。以系统为导向的治疗师可能会探索原生家庭需要一位什么样的家庭成员来维持现状。然而，作为体验型的治疗师，你会寻找机会来研究这对夫妇对于内在的愤怒是如何构建、协调的。

比如，你可能会建议，在丈夫允许的情况下，妻子向丈夫表达一些惹恼她的事情。这样做的目的不是简单地表达愤怒和缓解压力，而是让她研究在当下如何构建她的表达。当她这样行动时，她的内在会有什么浮现？她身体的哪些部分鼓励她这样表达，哪些部分阻止她这样表达？同时，丈夫可以研究如何倾听伴侣的感受。他想让彼此都变得更好吗？他会为自己辩护吗？会撤退吗？每一种表达和接受的模式都是通往心灵某个部分的一扇窗户。当来访者继续沿着体验之路前行时，心灵就会展开。因此，治疗师要愿意鼓励一切的发生和出现。如果跟随着这个例子中的丈夫，我们可能会发现，他试图立刻消除妻子的愤怒。他在寻找些什么能做的以改善这种情况，然而，令他感到惊讶和沮丧的是，她似乎变得更加愤怒了。

我们可以鼓励丈夫感知到他希望妻子感觉更好的部分，注意他这样做会怎样，以及与之相关的冲动，看到她愤怒表情时的不舒服，他加快呼吸的方式。在为他制订计划时，他的内心有一种沉甸甸的感觉，他在逃避这种感觉，让自己感觉好一点。我们可以问他所体验到的，什么是他熟悉的。我们可以引导他更深入地体验自己的不舒服，以及想要去改变妻子感受的冲动。我们可以让他去行动，帮助他厘清自己可能倾向于逃避的强烈感情。所有这一切都要求来访者成为自身体验的专家，而且治疗师要让来访者在体验中沉浸得足够久，这样才能够获得来访者发自内心的信息。

// 练习 ❶

检查你作为治疗师的构建方式。这对考量我们的思维、感受和行为习惯，以及如何构建自己成为治疗师是很重要的。想象一下，你舒适地坐在治疗室里，在来访者治疗的间隙有一小时的休息时间。你有点困，所以你依偎在沙发上，盖着你最喜欢的毯子。你闭上眼睛，感受那美妙的放松时刻，品味属于自己的这一刻。这时有人敲门。你想起来，你在这个时间段加了一位来访者，但没写到预约本上！这让你跳了起来。你整理好衣服，让自己平静下来，请来访者进到治疗室中。请注意你是如何让自己的内在平静下来的。你是怎样准备的？你是否试着保持中立，隐藏自己的精疲力竭，然后变身权威？你是否试着变得慈悲，发挥你的分析能力？你是否觉得需要努力才能赚得治疗费？现在，当你与来访者开始治疗工作时，你是如何构建自己的？你是不是很用力，希望自己能解决问题，表现得认真且负责，给予建议、谈论心理学理论并引领治疗？你是否试着让治疗只保持在头脑层面，因为太多的接触让你感到不舒服？治疗师有多种治疗方法。有些干扰了真正的连接，有些则有助于实现这种连接。以治疗师为业，你不仅需要在心理学领域受过良好的教育，了解最新文献，学习新的技能，更需要人性化地对待来访者，需要认真对待可能干扰这一过程的内在心理限制。人都有心理限制，然而这些性格的局限性是有效且高度协调的心理治疗的最大障碍。

/ 治疗师的品质

若想成为有效的治疗师，你必须具备以下的品质，如热情、非判断、好

---

❶ 该练习来自罗恩·库尔茨。

奇、对他人天然地感兴趣、慈悲、对自身边界的感知、灵活、尊重他人的防御，以及同时抱持多个观点的能力等。

作为治疗师，非常重要的能力是超越来访者的性格构建，看到来访者的完整性和其防御的意义。每个人都希望被人更好地看见。我们在这个层面上都受过伤。我们都希望伴侣能为我们实现这一点。不幸的是，这通常只发生在恋爱期间。当我们最终遇到那个人，可以透过我们的层层性格和防御，真正地看见我们时，我们也能够看到自己，这与我们前述的内容相契合。这类似于我们根据投射的形象来体验自己和行动。在治疗师或亲密伴侣的慈悲的镜像中，我们体验自己。这激励着人们，给予他们希望，并且往往会唤起他们与本质自我相一致的行为，而不是他们的性格策略。对精确**镜像**（mirroring）的需求无处不在。精确镜像不仅能够建立治疗同盟，还能引发无意识的合作。能够理解他人，对治疗师的内在状态来说，显然至关重要。这种理解一部分源于实际生活的体验，另一部分则与一种能力有关，即意识到在来访者叙述的后面是一个生命个体。此外，它还包括倾听来访者体验之下的潜在信念的能力，将当前行为与过去体验联系起来的能力，识别**性格惯性**（character constellation）的能力，以及适应来访者无意识需求的能力。

适应来访者的无意识需求，这意味着根据来访者特定的构建类型，调整当下的节奏和情绪状态。在一对来访者夫妇中，我注意到，每当简向她的丈夫埃米特表达自己的感受时，她就会深呼吸、翻白眼、停止哭泣。她试图控制自己的感受。我没有让她不要这样做，而是简单地、不加评判地提醒她注意一个事实，即她正试图不去感受。她说，她觉得自己没有资格去体验这些情绪，因为毕竟"他一个人赚钱养家"，她怎么能抱怨呢。显然，她的构建方式不能给她的感受留出比较多的空间。这导致了她对丈夫抱有一种慢慢酝酿的苦涩。我说："我们这里有足够的空间容纳你的感情。"她开始哭泣。当她慢下来，不去体验而是管理情绪的时候，我就重复这句话。我关注她内心深处的一个地方，在那里她感觉没有人能真正提供空间容纳她的感受。我调整了我的节奏和情感上的承诺来关注这处地方，目的有两个：一是为妻子压抑的感情腾出空间；二是为了丈夫能受益，他不清楚妻子为什么变得如此痛苦。

性格限制也会影响治疗师临在的能力。譬如，若你的性格倾向于自力更生，你可能会支持来访者更自力更生的部分，却不能充分支持依赖的部分。若你更喜欢领导的角色，在与来访者互动时，你会让他们成为你的追随者，依赖你的建议和方向感。如果你倾向于让自己变得微不足道且不具威胁性，那么就很难面对来访者并在他们的困境中全然地临在。如果你强迫性地承担责任，你会发现自己背负着来访者痛苦的责任。如果勤奋是你的强项，那么你可能会落入试图修复来访者的陷阱中，让一些事情发生，以便在治疗过程中快速取得进展。当你仓促地冲向治愈，来访者在你面前就无法让体验展开。作为治疗师，这个角色特别重要的部分是觉知到你的性格怎样塑造和影响了你提供的治疗。

╱ 方法的流程

使用当场的经验有很多好处。人们通过实践，而不是通过听取有关报告，来获得对生命有机体更全面、更准确的见解。当开展体验式的治疗工作时，除了你的头脑，你所有的感官都会打开。关于来访者生活的报告，可能存在很多曲解；当下的体验却是显而易见的。听闻伴侣一周内的争吵可以提供一些回顾性信息；但让他们在办公室里重演争吵，心理治疗师就能够看到、听到和知觉到从他们的报告中无法获得的细微差别。这样，心理治疗师就能在矛盾发生的时候进行干预。譬如，通过正在发生的事情，治疗师可以更深入地探索心理。

例如，亚历克斯抱怨桑迪，据他说，桑迪在言语上极具侮辱性。桑迪有理有据地反驳道，正是因为亚历克斯不能给予情感上的支持和连接，她感到非常孤独。我们可以讨论亚历克斯为了获得安全感而退缩的倾向，或者讨论桑迪因遗弃受到的伤害。在她对亚历克斯的移情和投射性认同中，这些伤害再次浮现。我们可以讨论，亚历克斯或桑迪试图解决问题的方法适得其反地激化了矛盾。或者，更有效的是让亚历克斯慢慢地疏远桑迪，这样她就可以学习，在身体内在和正念觉知中，这样做对她有什么影响，以及她如何在内部和外部做出反应来应对他的退缩。我们可以应用顺势疗法（homeopathic），让桑迪对亚历克斯做出他称之为"口头虐待行为"（也许就是一句话）的行动。这样亚历克斯可以学习他是怎么构建调整的，就这一点，他会如何处理？他会做什么来应对？他对此有何反应？反过来，他的行为又会引起桑迪怎样的反应？体验式治疗工作的"首要指令"是找到机会唤起和应用现场经验，而非仅仅纸上谈兵。

> **体验式治疗工作的"首要指令"是找到机会唤起和应用现场经验，而非仅仅纸上谈兵。**

以体验为导向的治疗顺序是比较灵活的。这个顺序不是每次都固定的，但熟悉基本顺序有助于在这个困难的领域中明晰方向。应当谨记于心的是，治疗步骤有时会颠倒过来，有时候治疗步骤会从后往前，有时候某些步骤也许没有意义，可以省去。尽管如此，下面的顺序仍可供治疗师参考。

1.与两位来访者连接

通过言语和非言语的交流进行仔细的追踪和触探。

2.厘清当下伴侣斗争的主题

例如，他可能希望她更柔弱，而她希望他在家里做更多的家务。

3.参与到能唤起情绪和记忆的实验中，将治疗主题带到当下的体验里，在正念觉知中，每个人都能够研究他或她自己的部分

在本章开始的例子中，这个过程可能就像妻子仔细琢磨，当丈夫要求她更温柔时，会引发她内心什么反应一样简单。反过来，当她要求丈夫在家里多多打扫卫生时，丈夫也可能会研究自己的内心反应。在这里，使用正念觉知至关重要，因为它提供了更深层次的信息来源。伴侣们可能会发现，妻子不愿意更柔软是因为害怕丈夫像父亲一样支配她；丈夫不愿意在家里打扫卫生，这是因为丈夫觉得自己被妻子呼来喝去，他需要为自由而战。这时，他们便可以在身体内部探索防御和抵抗。

4.帮助这对伴侣探索其他的参与方式

例如，他们可能会在随后的实验中尝试让她变得更温柔一些。伴侣双方对此的反应可以在当下进行探索。

5.整合改变

妻子可能会有点担心自己变得更柔软，而丈夫却很享受妻子的改变。他们可能会注意到，练习之后，他们感觉到彼此的连接更紧密了。即使这对她来说很困难，他们还是可以讨论怎样在治疗之外实践它。他们还可以探索丈夫可以做些什么来鼓励妻子继续维持这种表现。也许丈夫可以更多地打扫房屋。这是他自主的行为，而不是屈服于她。

6.结束

心理治疗师可以看看是否有未完成的部分，或者在当天结束之前，是否需要说或做任何事情。

这个流程的本质是增强伴侣的正念觉知意识，并以现场的形式探索他们彼此的内、外部构建。我们在后面会进行详细的描述。

第 **3** 章

建立安全感

除非在治疗中建立安全感，否则心理治疗师采用的任何高明的技巧或善意的干预都不会有效果。后面我们将详细介绍体验式干预，在此之前，首先要知道如何建立安全感。安全最常受到敌意的影响，包括口头攻击、苛刻的性格表现、指责、防御、闷闷不乐的退缩和严厉的批评。一旦这种言语暴力开启，在这一次治疗中，这对伴侣就会在攻击与防御的路上一发不可收拾。

所有的伴侣心理治疗师都遇到过这样的伴侣，他们之间的互动火药味十足，情绪还十分激动，没有任何**自我专注**（self-focus）的迹象，治疗真正发生的可能性看起来也转瞬即逝。下面是有关伴侣在生活和治疗中变得如此不稳定的原因和解释，以及在这些情况下可能有用的技巧和步骤。我基本上将它们分为心理动力学、系统和行为方法。

/ 为什么伴侣变得如此不稳定

每种理论方法都在以不同的方式解释这种现象。这些解释并不互相排斥，包括相互退行、连锁升级系统以及无效沟通带来的自然影响。

// 退行

伴侣们经常无意也无心地，以极为伤人的方式伤害了对方，这让双方都想起了童年时受到的伤害。然后，受伤的人倾向于从这些深刻的情感创伤中生发出互动。

例如，当谢丽尔在乔恩的午餐盒里附上"我爱你"的小纸条时，他觉得自己在某种程度上受到了干扰，因为这让他想起了他母亲的入侵。因此，他也把谢丽尔这种行为称为"控制"。与此同时，谢丽尔旧日的伤害也被重新唤起，她的父亲不曾给予她宽容和认可。为了应对不安，伴侣之间经常使用期的防御机制是分裂（倾向于将事物视作非黑即白）。当一个人陷入退行的情绪状态时，分裂（与早期发展状态有关）开始发生。之后，他或她会认为自己的伴侣一无是处、无可救药，并且没法再对伴侣的美好品质进行关注。

在这种强烈的负面情绪状态下，来访者会觉得攻击和中伤他或她的伴侣，或者是你——心理治疗师，都是合理的。这也是**边缘型性格特征**（borderline characteristics）最显著的部分，但绝不限于具有边缘型人格特征的人。例如，简开始认为吉姆是一个冷漠的、毫无价值的背叛者，忘记了他们在一起的温馨时刻。当吉姆看到她的愤怒，他也开始分裂，认为她是一个"歇斯底里的女人"，并且忘记了上周末他们两人的亲密。

自恋受损（narcissistic injury）在不稳定的伴侣关系中也起着重要作用。没有人能像亲密伴侣那样在情感上深深地伤害彼此。在伴侣的交流互动中，同理心往往极为稀缺。因此，羞耻、内疚、毫无价值等难以忍受的感受便会浮现，而这些感受又会被愤怒所掩盖。此外，在关系不好的伴侣关系中承认自己的不足，本身就会持续地伤害自恋，伴侣往往都会回避这一点。持续不稳定的伴侣通常具有明显的边缘型和自恋型特征。

// 关系中持续、加剧的冲突升级机制

伴侣间发生冲突的本质是他们的多次反复、自我强化、冲突升级。一个典型的例子是，一方追求另一方，被追求者在情感上远离，从而引起追求者更强烈的追求，反过来，又使被追求者更强烈地保持距离，从而进入一个循

环。在这个循环中，敏感和激情随着每次迭代而升级。这就意味着，每个人用于自我保护的手段似乎加剧了这种情况。例如，为了保护自己免受入侵感的冲击，山姆可能会退缩。而珍妮为了保护自己免受山姆退缩所产生的情绪影响，会更强烈地追求他。

在这对伴侣来到心理治疗师的办公室前，他们之间的冲突已经经历了许多轮这样的升级。这也使伴侣双方都变得异常敏感，即使是对于对方无意识造成的伤害，他们也会有所反应。

// 无效沟通

冲突升级到双方都感到被忽视、被误解，不能理解彼此的观点。为了表达观点，他们之间的交流变得更加激烈和戏剧化，使双方不能真正地听到彼此。被挫败感填满，所有的宽容都会无影无踪，于是这对伴侣陷入了埋怨和毫无宽容的、全方位的相互指责中。

/ 干预

以下是处理这些日常问题的一些途径和干预方法。

// 心理动力学干预

/// 探索移情和当前性格特征构建

在与这样的伴侣开展心理动力学工作时，重要的是要关注他们内在发生的移情。这涵盖了对许多元素的探索，包括潜在的感受和情感上的痛苦、超级情绪化的对方形象、在当下如何安排、构建自己处理这些感受和形象的方式，以及伴侣行为表现的真实情况。让伴侣在场，作为这项工作的见证是非常有用的，因为他或她往往会对配偶的感受更能感同身受，并且更少地以自我为中心。下面是一个例子。

　　艾琳非常怀疑她的男朋友彼得，这导致她不断调查男友。反过来，彼得因为艾琳侵犯他的隐私而气愤。当艾琳开始在一次治疗中谈论她的不信任时，彼得就开始紧绷起来，因为愤怒在他的内心积聚。我让他缓和一会儿，然后在彼得允许的情况下，让艾琳重复那句触发他感受的话。我让彼得注意，在艾琳这样做的时候，他的内心发生了什么——他的感受、感知、形象、记忆等。通过放慢他的速度并要求他进行自我专注，我积极地防止他以外化的形式表现出内在的感受，同时让他去连接当艾琳起疑心时发生在他体内的那些微妙而具有影响力的事件。当他把注意力放在自己的内在，而非谴责艾琳对自己的不信任时，他开始哭泣，表达了"没有任何人信任过他"的感受。这就是他移情到她身上的、相关的影响和形象。让彼得向艾琳暴露这种脆弱性，加强了伴侣之间的连接，也让艾琳的怀疑成为盟友，不再敌对。当我们做艾琳的心理工作时，很明显，她不是对男友起了这样的反应，而是对过去的无数次背叛作出了反应。她早年就决定再也不让自己上当受骗（她现在的运作方式是基于自己的移情）。与艾琳一起见证了这项工作，使彼得知道艾琳并非针对自己，他会更少地进行自我归因。同时，艾琳也开始将彼得与她过去受的伤害区分开来。

　　当童年的伤害在成人的亲密关系中被重新审视时，由此产生的感受是强烈的，并会产生不稳定的互动。伴侣间现在的互动与早期生活中发生的事情之间的相似之处，让伴侣无法将这两者区分开来。心烦意乱的伴侣都试图让自己的感受被聆听、被完整地保持，并试图纠正过去的错误。不幸的是，他们经常采取的方式往往只会触发伴侣的情绪，让他们感受到被不公平地指责并因而变得有所反应。

　　另一个例子：杰姬能从弗雷德眼睛里看出来，他对自己异常残酷。在很大程度上，弗雷德残酷的形象是杰姬继父形象的延伸。杰姬的继父殴打她的母亲并诋毁杰姬；她对继父和丈夫持同样的反应。当这种满是负荷的情感叠加发生时，她会立即做出自动化的反应，封闭自我，并成为她所说的女战士，这样就再也没有男人贬低她了。她现在的性格构建实际上使她一再重复过去所受的心理创伤。由于战士是最有可能受伤的人，因此心理创伤的重现是常有的事。我要求她保持对丈夫的形象，仅仅注意产生了什么感受、知觉及其他形象或记忆。她立即将这种形象与她的继父以及他眼中的残酷联系起来，一如她曾目睹过的、自己那与之交往时无助的母亲。在这个时刻，我们有很多选择。我可以通过找到过去的留存的形象和现在的伴侣之间的差异，帮助她降低移情的强度；可以帮助弗雷德倾听杰姬对她继父的感受，这是她以前从未能够表达的；可以帮助她将伴侣整合为好坏并存的新形象，解决非黑即白的分裂；可以和她的女战士一起工作，看看她是否真的保护了杰姬，又或是伤害了她，并试验她可能还有哪些其他选择。

/// 反移情问题

作为心理治疗师，有时更容易亲近、认同伴侣之中的一个，尤其是如果他或她可能是迫害者，而另一个是受害者时。如果心理治疗师未能共情症状更严重的伴侣，他们的症状就会变得更严重。

如果你发现自己对伴侣中的一方更共情，那么非常重要的是检查你的反移情议题，并花更多的时间同时从内在和外在理解你没有那么共情的一方的内在世界。这个人通常更难知觉到他或她自己的感受和需求，也更难表达这些内容——要么是因为这个人没有这样行动的技能，要么是另一半无法倾听。如果心理治疗师没有能力共情并如镜像般反映出每一位来访者，问题就会恶化升级，或者这对伴侣就将放弃治疗。

下面是有关治疗师理解伴侣中更难共情的那个人的例子。梅丽尔抱怨斯坦对这个家庭缺乏兴趣，她发现自己无法争取任何东西。人们很容易认同她那陷入困境的丈夫。她表现出没有缘由地爱挑剔，因为她觉得自己没有权利要求她需要的东西。因此，有必要解决梅丽尔直接提出需求的恐惧，以及斯坦面对梅丽尔直接提出需求的恐惧。一个心理治疗师如果因梅丽尔的抱怨而产生内在的问题，或者把她视为一个"问题"，他可能会告诉她，或是内在地认为，她就是太挑剔了，应该在她进一步疏远她的配偶之前停止这样做。但是，这样做只会重复他们之间已经发生过的一系列事件（以及重复对童年场景的重大复现），而没有真正解决缺乏权利的根本问题。事实上，被心理治疗师责备会进一步强化她无权利的感觉。

/// 应对分裂和自恋性损伤

如何解决诸如分裂和自恋性损伤等问题？除了详细介绍心理治疗的整个过程外，这里有几个值得探讨的实用方法。

关于分裂，首要的干预是，当分裂正在发生的时候，对它进行关注。"现在，你似乎只能看到她身上的坏处，并且很难记得，你有时会喜欢、爱或尊重她。让我们看看，当你试着记住关于她的优点的时候会发生什么。"当分裂的时候，我们可以应用"全都好"这样反向的方法进行治疗，或者是选择更深入地探索"全都坏"的状态："当你开始以这种状态看待他时，你感觉如何？你有怎样的形象、记忆或感受？你的身体感觉如何？与这种状态相关的冲动是什么？你会更想要不一样的东西吗？"

关于自恋性损伤，心理治疗师首先必须探索来访者在治疗和伴侣关系中自我暴露的安全性。脆弱是虚弱的表现吗？敏感信息是否会被用来伤害自己的配偶？是否需要事先就此达成协议？之后，可以设置一个实验。在这个实验中，一个人暴露**敏感素材**（sensitive material），并注意暴露者在这样做之前、之中和之后的感受。伴侣中接受者的感受在实验中也很重要。当治疗师注意到或感觉自恋伤害已经产生时，探索受伤的人的感受、信念和需求，以及对另一半的影响是有用的。伴侣乐于复仇吗？伴侣感到懊悔吗？他或她感到惊讶吗？诸如此类。

/// 结构性问题

极不稳定的伴侣通常需要结构化的支持。例如，心理治疗师可能需要建议不要在治疗之外以敌对的意图使用敏感信息。这将有助于减少自恋性伤害并增加安全性。仔细注意治疗的框架，这可能会帮助这对伴侣感受到，你能够涵容、抱持他们并给予他们安抚。

当伴侣开始失控时，通常是一方对另一方的语言责备升级。作为心理治疗师，你的任务是找到方法，阻止责备循环，进行自我专注。可以通过多种方式完成这一任务，从第一次治疗时就可以开始启动。在治疗早期建立自我检查的亚文化至关重要。我总在第一次治疗中问："通常很容易看到你的伴侣做什么会让你非常气愤，但你能说说，你对这份困难有做出什么努力吗？"让这对伴侣做口头练习的另一种方法是，让他们互相交流："告诉我，你在这段关系中想要什么。告诉我妨碍你获得这些的阻碍。"

当争吵在你的治疗室开始时，我认为相对迅速地阻止它是很重要的。花足够的时间观察正在发生的事情，问问你自己，它是如何升级恶化的，伴侣中的每一方在这件事上做了什么，哪些伤害被重新激发了。之后，请这对伴侣停下来，反思他们目前的状态。"你如何描述和你另一半的现状？你在这里的立场是什么？你的内在感觉如何？"这些都是有用的问题，可以帮助重新引入自我检查。

从结构上讲，并非所有的伴侣都适合伴侣治疗。你应牢记的主要标准是：伴侣是否可以保持自我反省，或者系统是否特别不稳定，以至于他们只会利用治疗时间，在希望能够证实他们的指控的第三方面前互相攻击。在这种情况下，有效的方法是让伴侣双方都分别接受一次个人治疗，以追踪他或她对关系问题的影响。如果没有自我聚焦的可能性，最好让一方暂时离开房间，而不是让伤害和虐待危及治疗环境的安全性。有时，个人治疗比伴侣治疗效果更好，交替进行个人治疗和伴侣治疗也很有用。

/// 冲突和愤怒家谱图

伴侣关系中的冲突通常是基于自己在年幼时目睹或参与的冲突所形成

的模式。帮助澄清这一点的一个步骤是建立愤怒和冲突的家谱图，你可以在其中追踪原生家庭中的愤怒和冲突的存在，并追溯到前几代人。谁在愤怒？对谁感到愤怒？愤怒是如何表达的？它是如何被听到的？关于愤怒的规则是什么？其他情绪是否被允许存在，或者说愤怒是唯一的情绪吗？当家里有愤怒时，来访者是如何反应的？如果愤怒在家里缺席，会有什么其他的感受出现？愤怒在家庭系统中有什么样的作用？

为了阻止肆无忌惮的冲突或虐待，心理治疗师可以告诉来访者的其他情况是："我想这就是在家里发生的事情，对吧？我不认为它会让你得到你想要的。对你来说，有怎样的感受，事情进展如何？这是你想要的吗？在这里你希望发生什么？"心理治疗师也可以简单地要求这对伴侣闭上眼睛，把他们的注意力导向内在。人们不能闭着眼睛争吵！

// 系统性的干预

/// 打破互相恶化升级的机制

当两个人相互触发性格问题时，就会导致战斗。在伴侣治疗中经常可以看到的例子是：丈夫弗雷德越生气，妻子玛丽就越退缩，这让丈夫更生气，也让妻子更退缩。这种模式很难被打破，因为双方是相互自我强化的。作为一名心理治疗师，我们可以致力于：（1）展示冲突的循环性质；（2）发展非对抗性的方式来谈论冲突；（3）检查个体对系统的潜在作用。

更复杂的例子如下：当曼尼环顾房间时，茉莉娅在谈论她的一天。茉莉亚开始觉得自己像是家庭中出生于中间顺序的孩子，没有得到照顾或认真对待。更糟糕的是，如果她要求她想要的东西，她害怕会像小时候一样被称为"自私"。所以，她没有提出需要，而是说："曼尼，除了你自己，你从来没想过任何人。和你说话是不可能的，因为你没有倾听的能力。"曼尼不太可能会认为，"茉莉亚试图告诉我，她需要更多的关注"，而是开始为自己辩护。毕竟，他不是那么自私，他记得有很多次，他确实倾听得很好。为什么这对她来说远远不够？为什么她总是要抱怨？这就像不管是否是他的责任，他永远都要听挑剔的父母指责他，都是他的问题，并不时把他赶出家门。他不会再忍受了。他将告诉妻子，自己不会再忍受了！当然，这里被忽略的是茱莉亚需要关注以及曼尼难以倾听抱怨的事实，因为这让他想起了父母不公平的指责。

允许伴侣在你的办公室里争吵，这是在告诉他们，你可以容忍他们的攻击性，所以你让他们这样做。但是，他们在家中无须付费就可以这样做。像这样的伴侣是在向你寻求解决的方法，而不是让你成为他们退行的见证人。他们希望自己能够从不同的角度解决问题，并获得更深入的、与人交往的新技能。攻击性行为和虐待是不同的。斗争通常是后者。除了高度失去连接的伴侣外，重要的是要引出未被说出的冲突。我强烈建议的，不是允许不受控制的争吵，而是要帮助伴侣发展新模式，以安全和可化解的方式表达攻击性。这是一个可行的好办法。在此例中，你可以和他们一起探索一方是如何触发另一方。你可以帮助他们，比如以富有同理心的态度谈论每个人所面临的困难，或者你可以探索在冲突中每个人背后相关的原生家庭的议题。

/// 促进自我审视

对于这对夫妇，另一种选择是在伴侣前几次互动后让他们停止自己的行为，说："何不停下来让我们看看这里发生了什么？茱莉亚，你试图让曼尼看到你需要更多的关注，但你正以一种仅能让你得到防御性回应的方式接近他。曼尼，当茱莉亚说'你从来不听我说话'时，你的内在发生了什么变化？"这是控制不稳定伴侣的基本规则：将谈话从责备转变为自我审视。在这次治疗中，我继续探讨了是什么让茱莉亚如此难以直接寻求关注，追踪她曾经不被照顾的感受。（"这种感觉很熟悉吗？"）我也问了曼尼是否同意茱莉亚抱怨的部分，他回答说："是的，很难倾听，特别是当我感到必须履行这项义务的时候。"我们探讨了他必须在胁迫下表演的感受。最后，我回到茱莉亚身边，看看她是否可以向丈夫提出需求而非批评他。在治疗中，我希望她通过做一些平时对她来说很难做，不能仅仅根据洞察力在家里做到的事情，来获取实践的体验。她试图再三请求，但每一次都变成了抱怨。她意识到，她不想让自己容易受到失望的影响。因此她害怕，如果她直接提出需要，她会被指责为自私（顺便说一句，这就是妻子所说的曼尼的所作所为——妻子其实是对曼尼进行了投射）。到最后，她能够以更柔和的方式提出要求。在茱莉亚每次的表达中，我们都观察了曼尼，看看他的反应会是什么。妻子最后一次的表达赢得了丈夫的同情，并增加了茱莉亚再次用更温和的方法的可能性。

/// 为改变创造机会

这一点很重要：伴侣倾向于重复防御模式。在治疗过程中，仅凭洞察力通常不足以改变他们的行为或互动模式。每个人都有边界，他或她需要你的帮助和支持，通过一步一步积累的进步来突破边界。在上述例子中，茱莉亚的边界与让自己在这段关系中变得柔弱有关，也与她对表达自己需求的权利感有关。在现实生活中，围绕这些问题产生的焦虑将她推向了开始斗争的方向。而在治疗中，有了心理治疗师的帮助，她可以忍受更多的焦虑，并认识到此后的结果对她有益。

这里还有一个有关心理治疗师如何创造机会、让来访者超越性格局限的例子。比尔和卡拉在我的办公室里开始争吵，讨论卡拉是如何不负责任，以至于比尔必须处理所有事情。从与比尔的互动中，我可以看出，要放下控制以及允许事情自然发生对他来说并不容易，因此，他感到筋疲力尽、孤独、得不到支持。在争吵爆发之前，我问他能否感觉到内在情绪的来源。他说，他觉得很受伤，好像自己很匆忙，时间总是不够，但所有事情都必须立即完成。我希望他有机会体验放下责任。这是他的边界。尽管他想得到支持，但还是倾向于与之斗争。我问卡拉，当他靠在她身上时，她是否愿意坐在他身后支撑他的身体。（我几乎可以肯定，她会很高兴能够帮助伴侣。）她说："好的。"他向后靠在她身上，闭上眼睛，很快就开始哭泣，谈到他头也不回地追求成功，与自己和他人都失去了连接。与此同时，卡拉头一次感觉到，自己在这段关系中是有些能力的。这对她来说是一个里程碑。她习惯于让比尔成为有能力的那一个。实验轻轻地将他俩都推向未知的领域。我们花了很多时间讨论这段体验，并探索了阻碍丈夫得到支持及妻子更负责任的事物。

/// 干预不良倾听引发的争吵

缺乏倾听能力，是让伴侣陷入麻烦并使斗争升级的另一种原因。通常，一方有一些重要的事情要说，而另一方没有听到，因为他或她也有些重要的事情要说，这些事情也未被共情地接受。没有人愿意先听，而且双方都变得越来越沮丧和支离破碎，因为每个人都试图通过越来越严厉的手段，如指责、**性格攻击**（character assassination）和其他形式的诽谤，将另一方的口强行堵上，使交流陷入僵局。当茉莉亚指责曼尼自私时，他首先试图为自己辩护，证明他实际上是个好的倾听者，紧接着是对茉莉亚的一连串抱怨："茉莉亚，你也不是个好听众。"这让妻子很生气，因为丈夫不仅完全忽略了她的观点，现在还让她不得不为自己受到的指责进行辩护。处理这种情况的方法，是设法使冲突升级、恶化的循环中断，并帮助这对伴侣发展新的互动。在这些不断循环的互动内部，没有逃离，只能看到升级与恶化。心理治疗师可以通过以下方式，帮助他们打破互不倾听和相互指责的模式❶：

丈夫："无休止的攻击、批评、谴责，你这样对我，竟还想让我对你敞开心扉？"

妻子："在一个冷冰冰的石墙身边待了 12 年之后，谁会因为我感到沮丧而责备我呢？除了你想做爱的时候，你永远都没空。你是我见过最自闭的人。"

治疗师："你们都想传达重要的信息，但你们都感觉被误解、被不公平

---

❶ 我要感谢丹尼尔·维尔（Daniel Wile）为我展示了这个技巧。参考 GURMAN A F, JACOBSON N F.（Eds.）Clinical handbook of couple therapy, third edition[M]. New York: Guilford, 2002.

地指出了（自己的欲望），所以不愿意相互倾听。在对方身上，你们都把焦点搞模糊了，这真糟糕，因为它们是很重要的。如果你们允许的话，请让我扮演一会儿杰克，你们可以看看我能否让他的观点更中听。之后我也会这样扮演塞尔维亚。"

"塞尔维亚，我可以想象你试图和我沟通时有多么沮丧，你是对的，我总是把你拒之门外，但我也想让你知道，当你说我是世界上最自闭的人时，我也很受伤。我开始怀疑自己，让自己陷入了防御模式。"

现在请让我扮演塞尔维亚："杰克，你是对的，我知道，当我开始攻击你的时候，我深深地影响了你，伤害了你。我也不喜欢被批评，但是我真的想让你明白，当你对我关闭心门的时候，我感到多么孤独。"

在这个例子中，我试图给伴侣的沟通模式带来一些具体的变化。我的目标是：

①打断指责的循环；

②将批评从现有的沟通中移除；

③突出沟通中更柔和、更脆弱的方面；

④将聆听者定位为一个富有同情心、而不是敌对性的存在；

⑤以更容易让聆听者接受的方式陈述重要观点。

我会接着问："如果你的伴侣以我刚才代表他或她的方式与你交谈，你会如何回应？"通常情况下，经过几个周期、促成一个更具协作性的对话之后，这个人可能会说："嗯，那样更中听一些，在我的伴侣很痛苦时，我也感觉很不愉快。"这种方法人为地中断了自我强化的向下螺旋式的互动（self-reinforcing downward spiraling interaction），并通过治疗师给来访者注入一些已经失去的同情心。这种被激发的共鸣循环也是会自我强化的，但是伴侣双方很难自行使之开始。通常需要重复数次这样的干预后，周期才会自行递转。在这个干预过程中，你也在塑造一种不同的沟通方式，激起某些更加友善的情绪。我发现，告诉伴侣们我正在做什么是有用的，这样他们就可以将同样的原则应用于自己身上。运用这一原则的另一种方式是先发制人，停止伴侣的对话并说："既然你的伴侣称你为'世界上最沉默寡言的人'（或者不管指责是什么）时，你有很多选择，比如，你可以否认或选择反击，而这两者都会得到某种可预见的反应，那就让我们看看，是否可以构建一种不同的反应，让你得到更多想要的东西。"

/// 寻找积极面

伴侣经常在冲突中迷失方向，看不到他们对彼此做出的微小的试探之举。当你留意到任何积极的事情时，请立即投入更多的关注。这包括更多的眼神交流、开始微笑、无意识地向伴侣伸出手、共情地倾听、审视假设或说一些感激和欣赏的话。关注到这一点，往往会开启并随之强化美好意愿的积极循环。它强调在一段关系中，温和的情感交流会产生多么强大的力量，并且为你提供一个机会——和伴侣一起研究是什么让对方很难保持积极。你可以有目的地要求伴侣们说些温和的话。例如，"你喜欢她哪些方面？""让我们看看，当你对她说这句话的时候，你的内在和你们的关系会发生什么变化。"显然，这类问题需要在伴侣相对冷静的时候提出来。你可以邀请他们温柔地注视着对方，看看会发生什么。

其他形式的积极工作有：

①在谈话中加入幽默感或故事，以打断指责的流程；

②寻找敌意的例外情况，并与伴侣一起研究例外是如何被创造、生成的；

③布置行为家庭作业，让他们在一周内有意识地做一些赞赏、关心或支持彼此的事情。所有这些都能给伴侣带来希望。和迷失在绝望中的伴侣相比，充满希望的伴侣更有可能尝试不同的事情。

// 非言语的干预

另一种方法是用非言语的方式打断这个循环。经常言语交流的伴侣会开展无休止的争论，故而无法取得任何进展。

有这样一对伴侣，他们不能决定是保持关系还是彼此分开。他们的谈话似乎在一遍又一遍地重复着同样的内容，徒增越来越多的伤感和愤怒。因此，我选择了一个方式，让他们运用自己的身体，做出一个雕塑，以表现其所处的困境本质。最后（表现出来的是），他的一只脚离开了门，而她坐在地板上，恳求地看着他，紧紧抓住他的衬衫。他们保持这个姿势一分钟后，我们讨论了一下。他说："像这样拉扯时，我觉得自己剥夺了她的人性，就像我母亲剥夺了我的人性一样。"她说："这正是我妈妈从前对我所做的。我记得我坐在地板上哭，我想和朋友出去玩，但妈妈总是想让我和她待在一起。我不想再这样下去了。"他们最终离了婚。

非言语干预有很多形式，它们可以帮助无意识的东西进入意识，帮助理解语言表现和倾听的匮乏。这种干预促进了自我专注，对伴侣来说是一种解脱。弗吉尼亚·萨提亚经常使用家庭雕塑。在伴侣治疗中也可以使用雕塑的方法。

// 行为干预

一般来说，根据我的经验，在情绪不稳定的伴侣中，行为干预往往都会失败，因为他们的行为模式是由强烈的情绪驱动的，这种情绪不容易被简单的意志行为所取代。然而，情绪不稳定的伴侣确实可以从治疗过程的结构中获益，比如严格遵守治疗的框架和规则，无论是在治疗室内还是室外，都可以提升安全性并防止行为或情绪失控。你可以向伴侣进行沟通指南教学，例如，用"我"的表达方式、应用反思性倾听、不打断、一次只处理一个问题、检查假设，这些均可塑造额外的结构，涵容指责，促进理解。然而，若这对伴侣在治疗外的生活中情绪低落，他们就很有可能不会应用这些最有用的沟通指南。

在通过治疗，使伴侣关系发生了变化或产生洞察力后，让伴侣双方在治疗室之外将心理变化转化为实际行动是至关重要的。在每次治疗结束时，关注这一点有助于整合（这些变化）。一些可能有助于整合的问题是："了解他或她（或你），对你的外部生活有什么帮助？"或者"你能用这些信息做什么？"你可以布置家庭作业，继续探索治疗中设置的特定边界："下次感到匮乏的时候，你将面临两个选择。你可以批评和抱怨，也可以试着用一种更加脆弱的方式提出需要，当然，这会使你面临被拒绝和失望的可能性。不要给自己施加任何压力，只需要注意自己在做什么。"

有时预测失败是有用的，这样伴侣就不会再次经历失败。如果伴侣在治疗结束时表现得非常愤怒，那就让他们预测下一步最有可能做什么，描述情感的结果，这样才能先发制人。

理查德·斯图尔特（Richard Stuart）开发的**"关爱日"**（care days）是一种行为干预手段，常用于促进善意、抑制不稳定 ❶。为了使用这个技巧，每个人都被要求列出一张清单，列出微小的行为方式和可观察的方式，在这些方式中，伴侣可以表现出支持、关心或爱。列表要尽可能长，并且只包括非常具体的项目。"更好地沟通"或者"永远做我的附属品"太笼统，不容易衡量。"帮我揉脚 10 分钟"和"问我一些关于我的生活问题"就是属于这个列表的好范本。夫妻双方一起检查这份清单，确保清单上的项目符合标准。之后，让他们交流清单，并决定交流频率——一天一次、一周一次、一周三次等，以此类推。交流的频率取决于他们。这样做的次数越多，他们收益就越大。应由给予者、而非接受者，决定他或她愿意为伴侣提供哪一个项目。在接下来的一周里，你可以去问问这对夫妇，看看他们的任务进行得如何，以及有什么因素影响了任务的执行。将这个任务设置为：伴侣中一方的付出

---

❶　STUART R B. Helping couples change: A social learning approach to marital therapy[M]. Champaign, IL: Research Press, 1980: 248.

并不取决于另外一方的表现。即使他或她的伴侣没有完成任务，他们自己也要百分之百地完成任务。这样做能促进善意，减少恶意的和不稳定的循环，并开始让深度治疗成为可能。

／ 小结

伴侣治疗师的主要技能之一，就是能够介入因为责备、控诉、缺乏同情心而岌岌可危的互动。人们倾向选择的伴侣所拥有的性格结构，往往能够强化彼此的防御系统。通过处理潜在的个人问题，以及导致这些问题的、长期存在的互动系统，伴侣关系可以逐渐被改变。我试图在这里描述一个框架和各种临床实例，说明我们应该怎样通过心理动力学、系统和行为方法实现这种改变。

提供自我检查的结构和氛围、探索移情、发展共情的交流、利用非言语干预等方法，是处理不稳定伴侣关系问题的主要途径。一旦使用如上及其他方法建立了安全性且建立了治疗联盟之后，治疗师就可以开始使用更进一步的体验性技巧了。

第 **4** 章

追　踪

从体验层面进行干预，治疗师必须首先成为专家，能够注意到每个人在治疗过程中呈现出的当下体验，以及追踪他或她自己的反移情。追踪意味着同时关注交流中的语言和非语言方面。

大多数治疗师都受过良好的教育，能够注意并仔细追踪来访者的表达中明显的和隐含的内容。但是，应该勤于注意当下内在的体验及其每时每刻的外在表现，这仍然是体验工作的焦点。在追踪过程中，我们要注意到每个来访者的生活品质和生活方式，以及导致这些特征的内部构建因素。我们追踪某些具体的内容范畴，除了治疗内容，还有手势、姿势、肌肉紧张与放松的流动、呼吸的模式、退行状态的出现、感受、冲动、能量水平的变化、**语言抽搐**（verbal tics）、节奏、触碰和潜在的信念。事实上，我们可以从本能上很好地追踪其他人，但往往会被人们叙述的内容所吸引。

例如，如果我们注意到一个男人语速很慢，而他的伴侣语速很快，我们就会追踪速度上的差异。节奏的不同为我们提供了大量信息，认识个人是如何建构自己，以及他们之间的系统和关系中有哪些潜在的冲突来源。速度慢的人可能会感到被催促了，然后发起反抗；而速度较快的人可能会因为反抗而感到沮丧，变得更加坚持，从而引发更多反抗。就个体而言，这告诉我们两个截然不同的内在世界：一个是放慢速度的重要性，另一个是迅速地开展以目标为导向的活动的重要性。我们甚至可以根据他们的节奏，推测他们的童年。除了与节奏有关的文化议题外，那些倾向于放慢节奏的人，经常试图用他们的节奏来保持自己的自主意识，他们往往在很久以前受过伤害。那些倾向于加快速度并且在活动中迷失自我的人，往往是在逃避自己的感受，他们试图通过积极的表现和成就赢得爱和认可。追踪每个人是如何按节奏组织建构的，这就像一个潜在的金矿，可以挖掘出很多个人的、有关伴侣的信息。然而，节奏只是其中一个需要追踪的领域。在接下来的内容里，我们还会讨论很多其他的可能性。

/ 追踪的目的

　　来访者极度渴望被看到，而追踪可以使之发生。追踪可以让你进入来访者的内部世界。如果我们只关注内容，就错过了沟通的主要部分。追踪是连接你和来访者并帮助你们进行深入交流的第一步。作为一个治疗师，它要求你保持密切的关注，让你的来访者被充分地看到。追踪是正念觉知向外转向来访者的过程。

　　追踪有微观和宏观两种。微观追踪关注时时刻刻的内在活动，宏观追踪关注更全面的感知模式。感受、行为和互动共同构成个人或伴侣的体验。在来访者的谈话过程中，无论是内容还是非言语信号，这些更大的主题将开始浮现。这些主题可能包括信念，例如，"没有人听我的"或"生活是不安全的"；或者是性格立场，例如，不接受支持或不断争取自由；抑或是感受，比如因内在的自己不被接纳产生的深刻的失落感、被抛弃感或愤怒感。虽然这些可能是个人议题，但它们也会影响伴侣的生活。互动的议题也是关注的重点。这些议题可能包括边界纠纷、亲密和疏远的动力关系、给予和接受支持，也可能是节奏或表达方式上的差异。在有关伴侣洗衣服或配偶母亲不当行为的日常对话下，往往也潜藏着这些议题。

/ 怎样追踪

如果你努力注意内容之外发生的事情，你必然会失败——就所付出的努力而言。好的追踪需要温柔的专注。让你的注意力打开，让你自己接收信息，而不是去追求它。

你可以问问自己，每个人在这个时刻都在体验着什么。每个人当下的体验是什么样的？现在呢？内在的体验变化非常快。对伴侣来说，每个人都会不断地对伴侣的情绪、信念和能量的变化做出反应。即使是对方面部或姿势上的微小变动，另一方都能够注意到。伴侣的眼睛稍微收紧，都会有显著的效果。观察者可能会觉得被忽略了，或者触发了被抛弃的感觉。他或她可能会感受到内疚、绝望或任何其他情绪。这些情绪在几秒内就能发生。作为一个治疗师，你有责任注意到它的发生。

既然你还在学习这个方法，你可能需要一次只追踪一个领域内容。例如，追踪手势或姿势。下一次，你可以追踪潜在的信念，或者注意能量和节奏的变化。以此类推，你可以一次学习一个部分。看电视肥皂剧时关掉声音，可以帮助你戒掉只追踪演讲内容的瘾。

/ 追踪什么

以下是可以追踪的重要领域。花时间让自己熟悉它们。如果一张图片的价值等同于 1 000 个词，那么一个手势、一种姿势、个人肌肉的紧张程度、瘦弱或丰满的身体、能量的等级，它们的价值至少等同于 153 256 个词！手势和姿势，以及在这里列出的大多数其他类别，都可以编码出一个人过去的所有重要故事，以及他或她现在的性格组织构建的方式。潜意识正是以这些方式表达着。

1. 声音

注意这个声音是充满感情还是小心翼翼的。它是洪亮的还是轻柔的，是弱的还是强的，是快的还是慢的，是恳求的、绝望的，还是平静的？这个人是经常停顿还是一直说个不停？他或她说话的节奏是怎样的？讲话时的音调是怎样的？是轻柔的、刺耳的、多变的，还是单调的？这对你和你的伴侣有什么影响？这个声音和另一个声音相比怎么样？

2. 身体

问问你自己，"这个身体的倾向是什么？退缩、崩溃、自立、恐吓、抵抗、活跃，还是富有吸引力的？"连接到身体，你有怎样的内在形象？他们的体态是怎样的？僵硬的、放松的，还是优雅？（它是强迫他们展现自己，还是试图隐藏自己？）他们用很多衣服遮盖自己的身体，还是大胆展示？他们用身材诱惑你或他们的伴侣，还是规避性感？他们的行走和重力有什么样的关系？是扎扎实实地走每一步，还是轻轻飘过地面？伴侣身体之间的关系是相似的还是有何不同？这对夫妇的体态有何不同？伴侣在一起时，身体是怎样被构建、组织的？是靠近的还是疏远的？是深情的还是僵硬的？

面容也可以传达很多信息。你可以注意，一个人的微笑是温暖的、虚假的，还是痛苦的。面容看起来像个面具。它想表达什么？它后面是什么？

3. 动作

每个人的动作特点是什么？是静止的还是活跃的？是急促的还是平稳的？是受控的还是自发的？是胆小的还是好斗的？我看到泰德一动不动地坐着，雅典娜却动个不停。他们在动作方面截然相反。我们可以由此假设他们关于前进和维持现状的争论。它们看起来像是刹车和油门的视觉隐喻。

4. 手势

尤其注意他们重复的手势。注意手势的特点：是缓慢、快速、急促、优雅、诱人、威胁还是具有保护性？对于彼此的动作，双方有什么反应？

5. 姿势

他们的姿势是僵硬的、崩溃的、威胁的，还是具有表现力的？他们是懒洋洋地瘫在整个椅子上，还是坐在椅子边上？他们的姿势是什么样的？他们的姿势会因为情绪低落而发生怎样的改变？是不是一个人因向内紧缩而变得渺小，而另一个的姿势却变得凶猛？他们的肌肉组织准备怎样做？是付诸抵抗、即刻行动、占据主导、比他人弱小还是吸引关注？

6. 眼睛

这对伴侣是保持眼神交流，还是互相视而不见？当一个人公开直视另一个人时，会发生什么？他们的眼神是否坚定？他们的眼神交流持续了多久？是什么促使他们转移了视线？他们的眼神是生硬的，柔和的、恳求的、目中无人的还是兴奋的？瞳孔扩张的程度可能表明言语表达发生之前情绪唤起的程度。他们的目光是退缩、诱人、充满威胁、恳求、目中无人、疯狂还是令人兴奋的？

7. 谈话内容

每个人都有自己的谈话风格。它可能是简短的或者是猛烈的，啰唆的或言简意赅的，可能是冗长的，没有留下任何插话的空间。通过长时间的停顿，这样的说话方式可能是在邀请你或伴侣来引领和主导谈话；它也有可能不给对方留下任何说话的空间。这对伴侣在倾听和交谈中的动力是什么？

8. 节奏

在生活中，伴侣走路、说话、移动、思考时的节奏快慢是怎样的？伴侣之间配合得怎样？你经常会发现，伴侣间的节奏大有不同，他们之间的冲突大部分都源于这些差异。例如，一方说话、行动快，而另一方说话、行动慢；

一方感到沮丧，而另一方感到被催促。不管他们一起做什么，都会落入这个系统。一方想马上结婚生子，另一方可以再等一千年；一方冲动，而另一方保守。这些都体现在他们个人的节奏上。

9. 态度

注意他们对你、对彼此、对生活的总体态度。注意他们在态度上每时每刻的变化：是自信的还是不安全的？是无望的还是确定的？是抵抗的还是不耐烦的？是包容的还是孤僻的？是乐观的还是悲观的？是坚定的、受伤的，还是抱有歉意的？表明这些态度的外在迹象是什么？是抿紧双唇、步履蹒跚、头偏向一边还是耷拉着脑袋？记住，你永远不能确定对躯体符号的解释（或者是对心理事件的解释）。伴随着体验式治疗工作，你可以提高猜测的准确性，但是用这种方法，解释并没有注意、你对来访者保持好奇、引导来访者注意你追踪的特定元素来得重要。你可能会说："当你说这句话的时候，你的手会举起来放在你的心上。"来访者可以将注意力转向内在，不用你去告诉来访者，来访者自己会发现这意味着什么。这样做将把治疗师从内部事件的解释者转变为来访者意识的引领者。

10. 未说出的想法（潜在的想法）

想法和被说出来的话一样重要。每个人，或者这对伴侣，就不想透露什么吗？哪些被明显省地略了？是性欲、脆弱、愤怒、权力、依赖、冲突，还是感受？他们隐藏得如何？他或她有没有暗示过隐藏的东西，或用沉默来掩饰？特别是对于那些回避冲突的伴侣来说，没有说的比说出来的更重要。治疗师的工作之一就是和这对伴侣探讨他们是否决定彼此回避，不相接触。

11. 界限

个体是如何划分界限的？界限过于模糊还是过于严格？与外部世界中的界限相比，关系中的界限有怎样的异同？界限通常可以通过伴侣的坐姿来辨别。有些人几乎坐一起，而另一些人则坐在房间的两边。界限存在于情感、智力、身体和精神领域中。对于自己的空间感、观点、偏好、方向感、独一无二的行为方式和存在方式，个体如何界定？又是如何对待伴侣的独特视角和偏好的？对自己的独一无二的权利，个体有着怎样的信念？

12. 感受

哪些感受是明显的、短暂的，或是隐藏于表面之下的？从语言和非语言方面，仔细追踪伴侣的行动以及行为的反应所引发的感受。追踪感受是怎样开始和结束的，它是不确定的还是爆发的？个体是如何处理特定的感受，比如悲伤、愤怒或者恐惧的？个体又是如何逃避感受的？他或她的情感世界中是否有羞耻感？这些情绪下的哪些信念是允许被感知或表达的？这对伴侣看起来有多真诚？伴侣一方是如何回应或是不回应的？请注意，一种感受往往与另一种感受交织在一起，如兴奋和内疚，愤怒和沮丧，悲伤和放松。人们可以根据一些特定的感受进行组织建构，也可以远离一些特定的感受。有些人发现，愤怒是他们最有威力的盟友，专门用来掩盖他们的依赖和恐惧。有些人却学会了温柔和弱小，不会对伴侣发火。还要注意感受的模式。注意倾听或不倾听感受的模式。对于伴侣来说，哪种感受更难倾听？是愤怒、悲伤，还是恐惧？

感受通常是十分微妙的。在治疗师观察和连接来访者的这些感受之前，来访者甚至可能对他们的感受毫无注意。为了追踪来访者的感受，你必须要注意细微的变化，比如鼻孔张开、眼泪流淌、因羞耻而转移目光。配偶中的一方抑制情绪流动时会收紧胸腔；另一方不想被影响，因而会让眼神更加强硬。你可以通过细小的动作来追踪来访者的感受，譬如来访者从盒子里拿出纸巾的方式（愤怒、绝望等），或者来访者怎样把手放在配偶手上。

简告诉了她丈夫，她理解他所经历的一切。毕竟，她自己也经历过。她说这句话时，丈夫的身体显而易见地变强硬了。她看上去很困惑，丈夫说："我觉得你试图凌驾于我之上。"我看到简的脸向下沉，但她什么也没说。错过这些不去追踪是一个错误。所以我对她说："这让你心烦意乱了，对吧？"
通过追踪她的感受和面部表情，我能看出她过去有一些经历，但她不愿意说
出来。这是她被误解时反应全息图（hologram）中的一些表现。被误解时，
她倾向于克制、而不是表达自己的感受。

13. 恐惧

当你和每位来访者连接时，问问你自己："这个人害怕什么？"是羞辱、
责备、抛弃、应接不暇、压力、不被听到、不被爱、羞耻？还是所有事情？
这个人如何隐藏或者表现恐惧？是克服恐惧还是对恐惧无能为力？在关系
中，他们是如何处理这些恐惧的？恐惧是被触发、被回避还是被鄙视的？比
如，简妮特害怕被抛弃，她是怎样抑制这种害怕被抛弃的感受的？她这样做
会给伴侣带来怎样的影响？这些恐惧的感受在治疗中是怎样被表达的？

14. 需要

如果这个人可以从他或她的伴侣那里听到一句抚慰人心的话，那句话会
是什么？譬如，"和我一起，你是安全的。""我有足够的时间陪伴你。""感
到脆弱是被允许的。""生气是你的权利。""我爱你，如你所是，而非要求你
做什么。""我看到你了，我听到你了。"这个人的需要被表达还是被否认掉
了？需求是多还是少？这个人是否有一种被剥夺的感觉？是否要将需要束之
高阁，从而避免自己失望？对于需要，个体是否感觉自己有权满足它？是否
有接受的愧疚感？每个人是如何根据自己的需要组织构建的？在关系中，伴
侣组织构建需要的方式对他们的互动有怎样的影响？这在身体上会有怎样的
表现？是恳求的眼神、僵硬的脖子，还是放弃后塌陷的肩膀？

在需求方面，杰富瑞和瑞娜是截然相反的。对于需求，杰富瑞觉得自己
是有特权的，他会关照他的需求，并谋求他想要的东西。他的"要求"激怒
了瑞娜，对于这样的要求，瑞娜感到不公平，她只有在平时对丈夫毕恭毕敬、
委曲求全才能满足他的要求。她发现自己变得越来越愤愤不平，越来越不想

回应，这反过来又让杰富瑞更加倾向于提出要求和期望。疏远的感觉逐渐增长。治疗的主要目标变成了探索他或她的需求。

15. 呼吸和吞咽模式

注意呼吸和吞咽的生理模式。开始时，你几乎不会注意到来访者呼吸时胸部的上下起伏，但多加练习，你会更容易察觉。注意到这些迹象，你就会知道，什么时候**生理性唤起**（physiological arousal）会出现。它们可能是对你说的话，或是对伴侣所做的事情的反应，或者是对记忆、恐惧、感受的内在联想的反应。注意这些变化并对其进行评价，这是微妙地打开人们心灵之门的途径。在治疗过程中，仔细追踪生理性唤起的迹象，因为这是来访者对另一半的所说所做表现出的反应。

16. 言语模式

人们形成了言语表达的模式，比如不断地插入"你知道……"或者"我的意思是……"在说话的时候，他们可能经常停顿，也可能说个不停。他们可能会在开始表达每个新想法的时候往下看，或者在每个句子的结尾使用轻微的疑问语调，以此来引发你的赞同。他们说话的时候可能会省略"我"这个人称代词。这些都是内在性格组织建构的线索。比如，如果一个人经常说"你知道"，这可能表示他或她感觉到不被理解。

17. 紧张和放松

在治疗中，寻找来访者紧张和放松的长期模式，以及来访者对伴侣或你做出反应时，他们的紧张和放松的变化。人们在感受变化时会收紧或者放松肌肉。我有一对来访者，其中妻子非常焦虑。当焦虑增加时，她会对丈夫进行言语攻击。在几个星期的治疗中，我关注的主要是，是什么让她紧张，是什么让她放松。我会特别留意任何能帮助她冷静下来的事情，并且仔细追踪她丈夫或者我在这方面对她的影响。通过我的评价，以及复制一切有助于她有意识地平静下来的东西，她开始意识到应该如何安抚自己，伴侣关系也有所改善。

18. 展现

关注伴侣来访者的穿着和妆容及其整洁程度。他们是讲究的还是邋遢的？他们的衣服是张扬的还是低调的？他们的衣服是用来掩盖他们的身材还是展示他们的身材的？他们会突出自己引以为傲的身体部位吗？他们是否隐藏了自己的性感？从身体外在的展现来说，这周和上周的他们会有所不同吗？在表现上会有怎样的不同？是不是一人穿着柔和的颜色，而另一人却戴着华丽的围巾？

19. 临在

他们有多临在？是彼此疏离或与躯体分离的吗？是否分心？是过度专注还是不够专注？是模糊的还是具体的？待在他们周围，是让人轻松还是让人烦躁？他们一个是漫无目的的梦想家，而另一个是极其落地的现实主义者吗？我有一对来访者，妻子风风火火又务实。她确保支付账单，制订务实的未来计划。相反，丈夫却显得脆弱又虚无缥缈。他延续着他们的梦想。每个伴侣都希望对方更像自己。

20. 能量

伴侣各自的能量水平是怎样的？这段关系的能量水平是怎样的？是平静的、兴奋的还是绝望的？是充满活力和积极的吗？还是死气沉沉、受限制的？是一方提供所有能量，而另一方保持平静吗？他们是怎样做到的？追踪一方对另一方的能量水平变化作何反应。

21. 系统

注意伴侣之间的系统，以及伴侣和你之间的系统。大多数伴侣系统是不断循环且自我强化的，例如追求者/疏离者、攻击者/防御者、功能过度/功能不足、感性的/理性的、发起者/拒绝者。治疗师也可以让许多其他系统表现出来，例如，一对伴侣可能处于回避系统中，并试图通过谈论关系的表面部分将你也引入其中。你可能会发现自己也和他们混为一团，没有探索他们内在的世界，而是给他们提出建议。可能存在这样的系统——你给予希望，而他们却被绝望统领。他们可能会寻求帮助，然后又拒绝帮助。注意这些系统并为之命名为非常重要，这样你就不会无意识地让系统控制治疗进程。

22. 兴趣

注意来访者对什么感兴趣，他们的好奇心会自然地流向何方。这是治疗方向的重要指标。总体来说，追随他们的兴趣和好奇心的自然流向。

23. 叙事内容

上述所有分类皆指向事件而非内容。这不意味着内容无关紧要或微不足道。当你注意到他们发送给你的其他所有信号时，不要忘记追踪他们的叙事内容。你若不回应他们的叙述内容，来访者会觉得你没有倾听。最好将非内容部分和内容部分融合在一起。比如，"当你谈到你们第一次见面的时候，你开始和你的妻子有了更多眼神交流，目光也更柔和了一些。请更加柔和一点，注意接下来会发生什么。"只要有可能，看看你是否可以将内容本身以及你追踪的内容之外的部分融合起来。例如，艾米丽说她觉得与丈夫罗布疏远了。我注意到她说话时双臂交叉。我假设交叉的手臂和疏远感相关。也许通过探索她的姿势，我们能够更好地理解，对于丈夫导致的疏远感，妻子是如何反应的。

24. 抚摸

来访者们会互相抚摸吗？他们抚摸自己吗？他们抚摸的品质如何？抚摸是平滑的、好玩的、挑逗的还是敌对的？通常，自我抚摸的方式代表一个人希望以何种方式被伴侣抚摸。例如，在与丈夫交谈时，如果妻子抚摸自己的脸颊，你可以问一下，如果丈夫以同样的方式抚摸她，伴侣双方是否都感觉良好。这能够让丈夫表达自己隐藏的温柔，也能够让妻子品味期盼已久的来自丈夫的关心。当然，为了让这一点实现，你必须在当下意识到抚摸的发生。请记住，在任何抚摸发生之前，需要先征得双方的许可。

25. 呼吸模式

注意呼吸的变化。例如，呼吸得更深或更浅。这是放松、情绪深化或者接近焦虑的标志。注意可能长期影响呼吸的胸部收缩。

26. 儿童状态

当你仔细观察他人时，你会注意到有一种更年幼的情绪状态出现。在这种状态下，人们似乎或多或少地退行了。人们看起来更幼稚、更脆弱；使用更简单、更孩子气的语言；采取儿童般的动作，如捻一绺头发。在这种状态下，重要的、有时是无意识的是，在这种状态下，心理信息可以被追踪到。这种状态可能转瞬即逝，因此在发生时抓住它很重要。还要注意伴侣对此的反应。他们是欢迎的、感兴趣的、如父母般温暖的，还是不屑一顾的？

27. 假设和信念

伴侣展示自己以及说话的方式是基于怎样的假设和信念？你可以从更多其他的追踪类别中推断出信念。比如，你可能会推断，那些以谨慎和犹豫的方式行动的人认为世界是严酷的。那些扩展胸部、看起来令人生畏的人可能会认为，如若他们不占据主导地位，就会被压垮。说话快速、不停顿的人可能认为人们不愿意为他们花时间。坐在座位边缘随时准备行动的男人可能认为他需要表现自己并取得成果才能被接受。一个小动作不断的女人可能认为没有人关心她，所以她需要引起关注。这些都是猜测，但治疗师的工作之一是形成、放弃、重新假设并继续完善关于个体内部如何组织、建构的大体想法。寻找每个人的潜在信念是其中的关键步骤。观察伴侣双方的信念如何彼此影响是伴侣评估的另一个关键步骤。

例如，佩吉确信人们对满足她的需求不感兴趣。因此，她更有可能因汤姆无视她而生气，而且会因为需要自己提出需求而生气。汤姆会对此感到手足无措，并且会理所当然地认为，世界是一个不可预测和冷漠的地方。最后，他会缩进他的壳里。

28. 行事风格

对来访者参与具体活动时表现出的行事风格进行追踪是非常有效的。例如，注意他们如何走路，与你握手或打电话沟通。他们是怎样参与治疗的？他们是咄咄逼人还是把领导权留给你？与伴侣交谈时，他们以何种方式交流、沟通？是模糊、抽象的，还是在沟通遇到困难时也保持温柔？他们需要为了被听到而大喊大叫吗？伴侣讨论性生活时，谁发起谈话，谁予以回应？是谁开始对话，又是谁为之收尾？注意表达和互动中每种元素的品质和风格。

29. 反移情

你最重要的诊断工具之一是反移情。反移情有不同的类型：（1）来访者的行为方式重新刺激了你心灵中微妙的情感和态度；（2）你对来访者的反应与对其他人的反应大体一致。第二种类型使你能够理解来访者如何引起他人的反应，并给他自身带来了怎样的困扰。比如，你开始对一个特定的来访者感到充满了母性或父性。如果这不是你对所有来访者的感觉，这表明来访者可能正在做一些唤起你这些感觉的事情。在此刻，你可以开始坐下来，观察他或她如何完成这个复杂而微妙的任务。你可能会首先注意到这个人眼中轻微的恳求，他或她的头向左倾斜，声音带着抱怨，胸部向心脏方向收缩。来访者向你寻求问题的答案，你注意到你开始觉得自己很重要（这很好，因为你的上一个来访者对你这个治疗师的无能感到愤怒）。现在你可以开始注意到，这个人对伴侣也这样。这让你恼怒，因为对你来说，来访者有一点自命不凡。同样地，你可以用你的反应来进入你的内在，观察这种恼怒是如何产生的。确保采用可观察的方法。一旦明确了这一点，你就可以开始在性格层面进行干预。

30. 来访者对伴侣或治疗师的反应

无论治疗中发生什么，请确保你在追踪每个来访者的反应。这意味着你要仔细观察和聆听在进行干预后立即发生的事情。这同样适用于伴侣的互动。如果一个男人告诉他的伴侣："我对你有外遇这件事感到受伤和怨恨"，你不仅要追踪丈夫是如何说的（指责地、恳求地、脆弱地等），还要追踪妻子如何倾听他（防御地、后悔地、不能体恤丈夫痛苦地、慈悲地等）。人们并不总是用语言描述他们的反应，所以要注意所有表明他们体验的非言语信号，这非常重要。

31. 性格策略的表现

在治疗室里，你追踪的每个人内在体验的外在表现，都为你提供了了解其性格策略的线索。性格策略是我们一直深陷其中的、持久、自动和重复的感受、知觉与行为模式。例如，如果你注意到一个人的手势是犹豫的，而另一个人的手势非常具有攻击性，这可能表明，前者的性格策略是抑制感受或者与自己有关的信息，而后者的性格策略是通过自我膨胀和看起来比生活更坚强、更强大，进而隐藏内在的脆弱。 这些策略和其他策略将在性格部分被详细讨论。

// 追踪和评估

为了正确地评估伴侣，你必须能够很好地追踪（见练习 1）。叙述内容很重要，这将为他们的关系提供线索，但我们讨论过的、宝贵的非言语内容会使治疗师更深入地了解来访者的心理，并让来访者感受到，治疗师正在以稀有而宝贵的方式理解和关注他们。

练习1   追踪的内容 ❶

　　追踪是一种注意到内部体验或组织的外在表现的艺术。下面是你可以从一对伴侣身上追踪到的部分内容列表。请注意每种类别下伴侣的差异：

● **声音**。有多少情感？是较强或响亮的，还是微弱或安静的？与伴侣是类似还是不同的？

● **身体**。这具身体有怎样的倾向？与哪些形象相关？身体之间的关系是什么：是远或近，亲密或倚靠，还是其他？

● **动作**。它是静止的还是活跃的，急促的还是平顺的，受控制的还是自发的？与伴侣是类似的是不同的？

● **手势**。是否有重复的手势？手势有怎样的特点？

● **姿势**。是僵硬的、崩溃的、具有威胁性的，还是富有表现力的？

● **眼睛**。他们是看着伴侣还是看向别处，是呆滞不前的还是充满活力的？

● **讲话内容**。是简短的还是烦琐的，是累赘的还是稀疏的？

● **节奏和音调的品质**。节奏是快的、慢的还是变化的？音调是稳定的、刺耳的、柔和的还是其他？

● **态度**。是自信的还是不安的，绝望的还是胸有成竹的？

● **未说出的**。有什么是未被说出的？来访者是暗示还是隐瞒想法，是保持沉默还是拒绝透露？

● **感受**。表面之下隐藏着怎样的感受？

● **信念**。来访者的表现下面有哪些核心信念？伴侣双方的信念有怎

---

❶ 改编自罗恩·库尔茨为期 3 年的训练练习（未发表）。

样的互动?

●**恐惧**。恐惧是被很好地隐藏或否认了,还是淹没了无助的个人?伴侣的恐惧是相似的还是不同的?

●**需求**。需求是被表达出来了还是不被承认的?有很多还是很少的需求?抑或是有没有未被满足的需求?伴侣的需求是相似的还是不同的?

●**呼吸和吞咽模式**。

●**言语模式**。是否重复如"你知道……"之类的短语?是说个不停还是有很多停顿?

●**紧张和放松**。对伴侣的反应是否存在长期模式或起伏变化?

●**临在**。来访者有多临在?

●**能量**。能量的品质是怎样的?

●**儿童状态的表现**。

●**性格策略**。伴侣的性格策略是怎么互动的?

●**反移情**。对你的诊断和个人来说,他们唤起了怎样的反移情?他们互相唤起了对方怎样的反移情?

●**系统**。伴侣的互惠、自我强化的互动系统是什么?

●**叙述内容**。他们叙述了什么?什么没有被叙述?这与你收到的非言语信号有何相似之处?

●**身体展示**。伴侣的穿着是怎样的?他们的展示有改变吗?

●**省略(遗漏)**。有什么省略(遗漏)的地方值得注意?

第 **5** 章

触探：如何与伴侣来访者连接

与两位伴侣来访者都建立并保持深度的触探是心理治疗获得成功的关键因素。只有伴侣中的每个人都感受到与你有连接，治疗才能够继续。治疗师可以通过多种方式与来访者建立和保持触探。触探句能够快速地产生触探的效果。

触探句是治疗师的声明或行动，展现理解、兴趣、接受、情感意识、连接、临在和参与来访者的世界。这体现了你对来访者不同部分的体验保持关注和连接，这些体验来访者自己没有意识到。触探句也是体验式治疗最基本和最普遍的干预措施。触探句可以给来访者当下的体验命名。例如，如果彼得与伴侣乔交谈时，彼得速度很快，也没有给乔留下足够的反应空间，治疗师可能就会使用触探句，比如，"你的内在感觉很快，是吧？"治疗师不带评判地与彼得的内在体验进行连接，让他感到被听到和被看到。这对治疗很有助益，让渴望被准确照见的来访者明白治疗师的意图。

/ 触探什么

卡尔·罗杰斯（Carl Rogers）教导我们准确反映来访者的重要性。他专注于镜像反映所说的内容。触探句与这种方法的不同之处在于，触探句主要聚焦于反映谈话内容之外的东西。触探句是由我们在第 4 章提到的所有体验以及内在组织建构形成的：姿势、手势、感受、界限、节奏、信念、眼睛、紧张程度的变化、临在、能量、恐惧、需求、态度、声音特质、言语模式、未说出的信息防御策略。尽管忽略人们所说的内容也不好，但请确保你不会沉迷于内容，而忘记了无处不在的其他内部体验的迹象。触探显而易见的体验。因此，如果在治疗中伴侣不愿意谈论性，你可以说："你们很难谈论性，对吧？"如果来访者在透露令人脆弱的信息时看着你而不是伴侣，你可能会说："看着我更容易，对吧？"如果妻子生气的时候，丈夫交叉双臂、眯着眼睛，你可能会说："妻子生气的时候，你会感觉紧绷，对吧？"

/ 触探句示例

下面是伴侣治疗的一些触探句示例。这些句子能够对你可能追踪到的各种元素进行回应。

姿势："你像是要从座位上一跃而起，看起来好像你准备好去午睡了。"

手势：对在丈夫身边做出手势的妻子说："你的手在推开他。"

感受："当她提到不想生孩子时，你会很难过。""你刚才很平静。""你难过吗？""你兴奋吗？""有些感受浮现出来了吗？"

界限：观察伴侣之间坐得太近："你们几乎坐在一起了。"或者更简单地说，"你们坐得很近，对吧？"

节奏：对说话速度很快的人："你觉得内在很匆忙，对吧？"

信念："听起来你觉得他并不是真的需要你。"

眼睛：注意到他没有看她："你很难看着她说这些话。"

紧张程度、临在、能量的变化："当她的能量下降时，你的能量上升了。"

恐惧："你害怕她可能会离开。"

需求："你真的想要她温柔地对待你。"

态度："你们等着对方开始。"

声音特质："当你说这些话的时候，你的声音带着一些恳求。"

言语模式："每隔几句话，你就会用'你知道'来结尾。"

未说出的信息："这些话难以启齿，对吧？""你说得不多。"

防御策略："你只是交叉双臂然后转身离开。""你在强忍眼泪，是吧？"

回忆："你想起了过去也有过这样的感受。""你在回忆，是吧？"

/ 触探的目的

在追踪之后，接下来治疗师最重要的工作是建立一种信任、安全和理解的关系，在这样的关系中，你的来访者可以展开他们内心世界最深的部分。如果没有把安全感建立起来，来访者就不会向你敞开他们的心灵之门。触探句告知来访者的潜意识，你关注并欢迎将要发生的事情。 它们是你与来访者触探的信号，对于在关系中建立同盟感至关重要。

触探句还可以引导来访者的注意力。比如，如果你对处于悲伤边缘的来访者说："有点悲伤，是吧？"来访者会倾向于把注意力转到悲伤上。如果你说"当你转向他时，你的眼睛会稍微眯一下"，你在提醒伴侣，注意他们之间，有一种微妙而强有力的过程正在发生。这让伴侣能够更深入地探索什么正在发生。触探句有助于过程的展开。触探句将这个过程推向更深的体验，让来访者与他或她自己的内在世界连接得更深，以及与你连接得更深。

触探句表明你重视来访者当下发自肺腑的体验。这建立了一种治疗关系，这种关系比专注于有关体验的报告所建立的连接要深得多。触探句传达了这样的信息："我重视你的内在世界。当你的体验展开时，我愿意和你待在一起。我会关注你的。"这是为了建立必要的融洽关系，让注意力转向内在。触探句也倾向于让来访者聚焦在内部体验的展开上，并向无意识发送信号，即这是合适的环境，在里面可以展现它的宝藏。除此之外，触探句示范了一种亲近和尊重的内在体验的模式，伴侣可以开始在关系中实施这一模式。

/ 存在的根本状态

触探句不仅是一种可以机械使用的技术，而且是一种来自内在的存在状态。事实上，治疗师的内在状态必须致力于触探。你必须对来访者及其当下的体验真正感兴趣，并对其每时每刻如何展开感到好奇。触探句的技术只是你内在兴趣的外在体现。

/ 触探句的结构

我们触探每位来访者当下的体验以及在其伴侣在场的情况下组织、构建自己的方式。以下是一些构建巧妙的触探句的指南。

// 前意识

最好的触探句通常是那些触探到来访者意识边缘的表达。例如，如果一位女性在开始谈论性话题的时候朝离开她的爱人的方向微微转身，治疗师可能会说："你微微转了身。"这是非评断的。她转身离开他这一动作可能在她的意识之外，但它传达了一个强有力的信息，她的爱人不会错过这个信息，即使他在意识上并没有注意到。像这样命名一个简单的行为，就可以作为对伴侣动力进行重要探索的起点。

// 简明

触探句需要简明。"你很担心，对吧？"这就足够了。你不用说："有什么东西困扰着你的内在，你有一些怀疑。"更简明的陈述往往更深入人心，来访者的认知也不用频繁地参与其中。复杂或者抽象的触探句会让来访者的认知大量参与其中。

// 触探句 v.s. 问题、判断和解释

触探句是声明，而非问题、判断或解释。它们是中立的或充满同理心的观察。问题可能会这样表达："当你的妻子生气时，你为什么关门了？"问题往往会让治疗师关注未知而非已知。它们唤起的反应往往更多来自认知，而非发自肺腑的感受。判断可能会这样表达："当你的妻子生气时，你肯定会自我封闭，你应该努力减少防御。"解释可能会这样表达："当你的妻子生气时，它会让你想起你妈妈的愤怒，你会以相似的方式处理。"触探句可能会这样讲："当莫莉开始生气时，你的眼神会变得更紧张，嘴唇也会变僵硬。"具有一点解释性的触探句可能会跳跃一点。你可能会说："当她生气时，你会变得害怕。"在这种情况下，你将身体紧张的迹象解释为恐惧，并且你与这种即时的体验保持紧密的联系。此外，你留下了可以更正的空间，来访者可能会对此做出回应："不，我不害怕。我很难相信她会说一些关于我的蠢话。"你回应道："你生气了，是吧？"

// 灵活性

触探句为治疗师留下了可以犯错的空间。它为来访者留下了改进或否认的空间。让来访者同意治疗师的观察或解释，这并不是治疗师的工作。强硬地推出议题只会让来访者远离治疗师，让其觉得不被治疗师理解，也会让来访者更聚焦于治疗师的解释，而不是自己内在世界的真相。愿意试错的治疗师是值得信赖的，因为这样的灵活性体现出，治疗师愿意调整对来访者的认识的真相。承认错误可以加强治疗同盟，因为治疗过程变成了齐心协力，而

不是自上而下的专制关系。

// 追踪回应

注意你的来访者如何回应触探句总是很重要的。触探句是否会让他们思考、探究你是否正确？他们看起来困惑吗？他们是否试图迎合、同意你的观点？或者它会唤起即刻的共鸣感吗？若回应没有产生共鸣，你可以通过说"这不太对，是吗？"进行调整。

// 时机

触探句的时机很重要。治疗师应该等到来访者的讲述停顿且可以倾听的时候再开始。不要因为想提出绝妙的触探句而打断你的来访者！你也无法计划触探句，因为它来自当下。好的触探句不会干扰治疗的自然流动，对来访者来说，它几乎是隐形的。它是来访者展开心灵之轮的润滑油。

好的触探句是来访者展开
心灵之轮的润滑油。

/ 伴侣治疗中触探句的使用

// 教导伴侣使用触探句

当伴侣在高度紧张的状态下进行治疗时，治疗师可能感觉自己更像是警官或法官，而非临床治疗师。触探句提供了镜像反映，它能够帮助伴侣恢复平静，进行深度的内在探索。通过使用触探句，治疗师向来访者示范如何交流、沟通，伴侣也越倾向于在他们自己身上使用触探句，治疗师也可以积极地加以促进。这类似于教授**反应式倾听技巧**（reflective listening skill）——反映内部体验而非内容。大多数有经验的伴侣治疗师发现，伴侣若没有被激励，很难自动、轻松地做到这一点。在正念中，与伴侣一起研究干扰该过程的因素至关重要，而非假设他们会立即将其转化为技能，能够在家中如此处理关系。

下面是一个我的伴侣来访者案例。女人对男人的不整洁感到沮丧。她说："你为什么把香蕉皮扔在汽车后座？只有懒人才会这样做，这太恶心了！"在他给出平日的反应后（"你能别管我吗？"），我问他，如果思考一下爱人对他的抱怨背后的体验以及对他的影响是什么，并让爱人知道他与这些有了连接，将会是怎样的。他想出了如下触探句："这真的让你十分困扰，是吧？"这是谈话的开始，而不是去到他们习以为常的痛苦结局。在免于使他受到攻击的情况下，他们可以探索困扰她的原因。关于他要求她放他一马的体验，我们也帮助她形成了一句触探句。她说："我知道，当我责骂你时，你有多痛苦。"这让他们成为同一战线的盟友，而非冷酷的对手。

// 替身

综上所述，注意到并非所有伴侣都能做到这一点是很重要的。有时，治疗师必须使用触探句足够长的时间，来打破伴侣之间的恶意循环。这样的主动干预被称为**"替身"**（doubling），这通常是指治疗师使用的一种技术，即重新表述每位伴侣的评论内容，治疗师谨慎地去除沟通中有毒和煽动性的元素，同时也强调合作元素 ❶。治疗师可以示范触探句并帮助每个人交流即刻的体验。这可以打破恶性循环，这种循环会因伴侣间缺乏共情、倾听的无情言论而变得根深蒂固。

比如，以下情景是伴侣以"正常"的方式进行交流，跟随着治疗师的"替

---

❶ GURMAN A F, JACOBSON N F,（Eds.）Clinical handbook of couple therapy, third edition[M]. New York: Guilford, 2002.

身"触探句。

詹妮弗：哈利，你为什么不能为我们的关系留出时间？你精疲力竭地下班回家，像个傻子一样坐在电视机前，直到昏睡不醒。我受够你了！

哈利：你觉得我一直坐在电视机前？你自己还不是没完没了地看肥皂剧！

治疗师：你们都在说一些非常重要的事情，而双方很可能会因为感受到被攻击而错过这些事情。要不我先扮演詹妮弗，然后扮演哈利，看看我是否能帮助你们以更令人满意的方式表达自己的观点。好吗？（他们表示同意。）

治疗师扮演的詹妮弗：哈利，我一个人整天待在家里，我感到非常孤独。我期待看到你，花一些时间在一起，但是当你筋疲力尽地回家时，我真的很失望。有什么方法可以让我们共度时光吗？（治疗师正在跟踪她对哈利的攻击背后的感受和期望。）

治疗师扮演的哈利：当你指责我像个傻子一样看电视时，我感到很受伤，就像你不喜欢我一样，我有点怀疑这是不是真的。我希望你能更温和地对我说话。（同样地，治疗师正在跟踪潜在的和未说出的感受和需求。）

/// 与每一位伴侣连接

触探句会给每个人一种这样的感觉，即你与这个人在一起，在他或她的身边，理解并欣赏这个人的体验。

// 迈向内在探索的第一步

触探句通常会让每位伴侣都冷静下来，并且使被倾听者的沮丧感有所减轻。在进行任何真正的内在探索之前，这都是必要的。这些触探句还将来访者的意识指向某些关系或内在心灵议题，如果对此产生了足够的兴趣，就可以引发进一步的探索。譬如，治疗师可能会说："约翰，当萨曼莎刚开始哭的时候，你看起来有些柔软了。"这可以是一个研究让约翰柔软的原因的邀请。在治疗期间，应注意并彻底探索这一资源。触探句打开了进一步深入和探究的大门。

// 建立安全和不判断的环境

对每个人来说触探句建立了接纳和安全的环境，这也是开展任何工作的必要和先决条件。

// 练习：触探句 1

为了获得练习触探句的感受，你可能想要看电视上的视频或者肥皂剧。当你看的时候，问问你自己每一个人物当下的体验，然后以触探句的形式命名。请记得标准。触探句需要是简单的陈述，是内在体验或组织的外在显现。这个练习也可以是坐在咖啡店或商店的人行道旁，观察路过的行人。

// 练习：触探句 2

现在你已经准备好和生活中的人做练习了。你可能会每次聚焦在一种体验上。你可以和朋友一起练习。倾听你的朋友并记录潜在的触探句。为了达到练习的目的，尽量让自己与朋友说的内容保持距离。你已经掌握了内容这个领域！注意你是否倾向于追踪和触探一个或几个具体领域的体验，而将其他领域放在一边。比如，你会追踪和触探言语的内容，而忘记注意身体、节奏、能量和姿势吗？你有注意来访者性格和核心信念的迹象吗？确保自己注意到同伴对于每一个你所创造的触探句的反应。这可以帮助你开始发展自动化的技术，即追踪来访者对于你的触探句的反应。

第 **6** 章

正念：唤醒伴侣来访者的观察者自我

正念是一种状态。在这一状态下，个人或伴侣可以不带判断和偏爱地观察他们内在的事件（或关系），也可以退至观察者身份，只是观察体验而不将其改变。例如，一个男人可能会意识到，当想到苛刻无理的老板时，他的胸部会开始向内塌陷。如果一对伴侣有正念的临在，他们会说："我们又这样了。你在逼迫我，而我在抗拒。"当你真正关注到你的内在世界时，你会注意到从思想、感受、记忆、冲动、信念、知觉、肌肉紧张和放松的变化到形象等一系列持续不断的体验。这一系列的内在体验是持续存在的。

正念是一种向内的追踪。在正念状态下，个人或伴侣不仅能注意到对话的内容，还能注意到随之而来的其他所有内部和外部事件。例如，在常规意识状态（ordinary consciousness）下，一对伴侣可能会因为女方在性生活方面的冷淡而争吵。男方可能会用各种各样的字眼责骂女方，希望她能意识到自己的问题，从而改过自新。但事实上，在被这样辱骂之后，她可能会进一步远离他，感到压力大增，进而引发恶性循环。在互动中加入正念后，治疗师可能会说："乔治，你对此很生气，对吗？当你骂她是个冰冷的贱人时，你为什么不花点时间看看你的内在发生了什么呢？注意你的愤怒、你身体的知觉、你对自己和妻子的看法，以及你可能会观察到的任何其他东西。"乔治现在可能开始注意到，他其实很担心自己不是一个好爱人，或者担心他对妻子没有吸引力。他可能会暗自认为伴侣有了外遇。这些信息在之前的"战斗"意识中是无法被获取的。显然，正念与责备相反。如果你能唤起正念，它将成为伴侣问题的解药。这是观察者自我在起作用。不判断观察的事情是其标志。这是一种好奇且不偏爱的状态。它聚焦于当下的体验。

正念也能描述治疗师的内在世界。治疗师需要正念觉知到来访者内部体验的所有外部迹象（"追踪"），以及他们自己内在的反移情体验。在治疗中，治疗师以正念的方式记录伴侣表达的所有言语和非言语提示。

正念觉知向来访者传达了一种观念：在治疗过程中，他们内在和当下的体验很重要，治疗是一个可以使他们免于评判、自由探索的环境。在此处，他们既可以深入地探索自己的体验，也可以成为其观察者。正念是一个温柔的支持性环境，在其间人们可以欢迎和庆祝自身的体验发生。

// 练习

花一点时间，将你的注意力转向内在，注意你内在世界的复杂性、知觉、想法、感受、冲动、记忆和形象。它们都在你的意识中流动，如同一部生动的内在电影，无时无刻不在变化。找一个亲密的伴侣或朋友，让其慢慢触碰你的心。当你准备好的时候，给这个人一个信号，请他或她至少用一分钟穿越他（她）和你之间的距离，也请同伴偶尔停下来，以便你更紧密地注意自己内在精微的体验。请注意自己的期待。对方伸过来的手是友好还是不友好的？你会向后退缩，还是敞开接受？当你和朋友一起练习时，请仔细地追踪你的身体体验。当同伴真正接触你的身体时，你的体验会改变吗？问问你自己，朋友的手在对你的身体说什么？你的身体又对手说了什么？当他或她的手触摸你时，有什么样的记忆或形象浮现在你的脑海里？你有怎样的感觉、怎样的信念？花一些时间，将体验告诉你的朋友。❶

---

❶　这是罗恩·库尔茨发明的练习。

/ 唤起正念的目的

相比于常规的对话意识状态，在正念觉知状态下，治疗师可以获得更多的信息。处在正念状态的时间越长，获得的信息越多。适应环境需要消耗我们大量的注意力，在快速的、冷冰冰目标驱动的文化下，我们将内在体验放置在生活的末位。若置身于城市的夜晚，你可以听到汽车的隆隆声、公共汽车的嗖嗖声、邻居家的电视声，但你能注意到爱人入睡时呼吸的变化吗？正念能把你带回自身，让你触探到内在世界更精微的多种维度，这是对话性的意识不能到达的领域。

/ 唤起正念的方法

为了唤起正念，你可以询问来访者是否愿意尝试不同的东西，让目前的议题更清楚，加深对来访者动力的理解。假设在一个循环模式中有指责者和防御者，你可以让他们重演刚刚在做的事情，但要做得足够慢，这样他们就能注意到所有的内在体验和与之相应的外在行为。你可以对指责者说："慢慢闭上双眼（闭上眼睛战斗是很困难的），让你的注意力转向内部，当你准备好时，我邀请你（指责者）重复你刚刚说的一句话，并同时注意自己说话时的内在世界。"你可以对防御者说："当他对你说这些话时，在你开始为自己辩护之前，注意你的内在发生了什么。注意你对他说话的所有反应，如感受、知觉、记忆、形象、信念、自言自语、冲动。慢慢去体验。这可以将正念带入伴侣的互动中。当他们在一个被允许更脆弱、更少防御的情境下交谈时，他们能更多地注意到自己感受和信念的内在运作模式。

治疗师应该慢下来，让自己的声音更饱满深沉，从而给来访者传递信号，这是他们改变状态、自我学习而非责备的时候。如果治疗师放慢节奏，来访者通常会跟随这一节奏。治疗师并不是要求他们在此刻就改变互动的方式，而是更深入地研究它。

// 伴侣治疗中的正念应用举例

邦妮和斯科特吵得不可开交。斯科特总是指责邦妮没有倾听他，而邦妮则会因为伴侣对她"根本不尊重"而生气。有一次，这样的冲突就在我的治疗室里上演了。在观察了几分钟之后，我让他们花一点时间，闭上眼睛，进入内在。我问斯科特是否可以用一句话来表达自己的不满，让邦妮精确地追踪内在发生了什么。我让他们放慢动作，这样他们能够找到动作的背后发生了什么。邦妮向斯科特给了开始的信号，然后他说："当你防御的时候，我感到难以忍受。"我建议邦妮慢慢体会，真正弄清楚这是为什么。过了一会儿，她说："我不能忍受让他失望。"然后，我建议她在这种难以忍受爱人失望的感觉里面多待一会儿，并注意这种感受里有没有熟悉的部分。她说："有的。"她想起了父母，她的父母从未惩罚过她，而只是告诉她，他们对她有多么失望。这对于操控她的行为非常有效。与其体验让亲密的伴侣失望，她更愿意表现出愤怒。通过正念觉知状态下对于互动的探索，她意识到了因发生太快而难以在正常的意识状态下被注意到的动力。这成了一个开始，她终于开始区分丈夫和父母的行为，并开始容忍丈夫失望的感受，而不用愤怒将其挡下。

如果你以慢放的方式来看视频，你能注意到比正常速度更多的东西。正念很像是这种慢放——用镜头朝内拍摄你的心灵。

/ 深化来访者的感受体验 ❶

与伴侣双方都建立了同盟关系后，你可以感受到伴侣当下关系中持续的主题和模式，探索这些是很有用的。一旦选定了一个主题，你就可以开始在

❶ KURTZ R. Body centered psychotherapy: The Hakomi method[M]. Mendocino, CA: Life Rhythms, 1990.

该主题的框架下深化来访者的感受体验。

例如，查德对珍妮特很生气，他说："你总表现得高人一等，我超级讨厌这一点。"珍妮特看上去很伤心。我对她说："你觉得气馁吗？"她说："不，我感到绝望，因为自己从未被他看见。"我让她保持这种绝望的感受，看看她开始注意到什么。静静地坐了一会儿后，她伤心地说："没有人给过我机会。"我们了解了她的记忆和认为自己不被看见的感觉／信念。这种感受并不陌生，在珍妮特与查德的关系中很常见。它像是一扇门，通过它，珍妮特会在生活和关系中进入组织、建构自己的基本方式中。一旦珍妮特有了这样的感受，她就会开始觉得不被理解，感到绝望，接着陷入冰冷的、不可触及的忧郁之中，这也让查德离得更远。而查德因感到被拒绝而退缩，伴侣的对话也随即中止了，这更让珍妮特坚信自己永远不会被看见。我仅仅是邀请珍妮特"与绝望的感受同在"，她就开始把注意力聚焦到自己的内在，而不是向外与伴侣斗争。当把人际冲突变成对历史情景（historical situation）的内在再现时，新的信息很快出现了。在查德面前，与珍妮特一起对此进行进一步探索带来了很多好处，包括：（1）珍妮特有机会表达自己的感受，并探究了自己不被倾听的信念；（2）她开始有能力将查德与以前生活中其他冷漠无情的人区分开来；（3）珍妮特的恍惚（trance）状态减少，例如，认为"自己不被听到"的信念减少了；（4）查德增加了对情况的理解和对伴侣痛苦的同情；（5）查德理解了她的退缩并不针对自己，在伴侣退缩的情况下，他的反应性行为减少了；（6）最后，由于上述原因，与被误解有关的早期创伤的无意识重演也减少了。

深化的目的是通过在当下更深入地学习，了解更多有关来访者或伴侣如何组织、建构体验的信息。需要强调的是，只有在治疗师和每个人都建立安全感和同盟的关系的情况下，深化才会发生。在深化的过程中，来访者将他们的注意力专注于内在，带着正念和觉知体会当下的内在体验，来访者从这些体验中明白自己是如何组织、建构的。一个人在当下的体验中停留的时间越长，就有越多信息能够进入到意识层面。

治疗师应该引导来访者，将无意识中**限制性组织者**（limiting organizers）的体验带入意识中。限制性组织者是内在持有的一种生命模式，它是一种偏见，会限制一个人可以拥有的体验。它也可以被称为客体表征、核心信念或致病信念。它们都有一个共同的主题：人们对世界、对自己、对他人都有稳定的模式，帮助他们预测将会发生什么，并据此组织、建构自己。这些现实的蓝图都带有固定的偏见。例如："人们不会喜欢我""没人倾听我""在这里我不能做自己""我不能够获得满足""我只有表现得没有力量才会被爱""我只有表现得很好才会被爱""如果我不抢占先机主宰他们，他们就会主宰我""我不能表达生气，否则别人就会避开我""我不能有性冲动，不能有力量，也不能脆弱"……

例如，一个习惯于依靠自己的人，可能会持有"这个世界不可靠，不能为自己提供滋养"的模式。他以这种信念为基础来构建自己。他变得自力更生，不依赖任何人，即使可以得到帮助，他也一把推开，因为他感觉得到帮助是件不好的事情，它是有毒、有害的，或者很快就会消失。在现实生活中，他不停地寻找信息来支持他的信念。在生活中缺乏支持让他很愤怒，于是他开始指责妻子，因为他觉得妻子不支持他。相应地，妻子也会觉得自己被拒之门外，因为她从未看见过丈夫的脆弱，妻子也感到很挫败，因为丈夫会拒绝她给予的滋养。这也变成了他们的冲突点。这个冲突部分是源于丈夫所持有的限制性的模式。这也是伴侣治疗主要关注的地方。当然，研究妻子的世界观模式也同等重要。

在伴侣治疗中，要重点关注伴侣之间的动力变化。当一方在场时，治疗师对于另一方的内心世界给予多少关注合适，不同的理论取向给出了不同的指导方针。深化感受体验倾向于一次只关注一个来访者。这样做的好处是，当一方在处理他（她）的议题时，另一方会作为见证人看到伴侣的展开。在不过度使用的情况下，这可以增强伴侣之间的亲密感，加深对彼此内在结构的理解，减少双方的应激反应。但是，治疗师需要注意，不能花太多时间在某一方身上，而只让另一方倾听。如果时间太长，自恋受损（narcissistic injuries）的人会感到被忽视、受伤或愤怒。因此，治疗师必须仔细跟踪，在目光所及的地方，去观察、见证来访者的情绪状态。如果他（她）感到不舒服了，想办法让他（她）参与到治疗过程中来。比如，在确定他（她）的状态后，你可以让他（她）表达自己在倾听另一方接受治疗时的想法。或者在设置实验的时候，你可以将聆听的一方包括进去，或者把注意力从说的一方转移到听的一方身上。至少，当伴侣中有一方聆听了很长时间之后，很重要的是你需要让来访者知道你对此有所把握，会平衡对来访者的关注。

／有关深化的指导方针 ❶

有效的深化需要许多先决条件，包括建立安全感、与来访者当下的体验一起工作、缓慢地推进以及保持非暴力。下文将进行详细解释。

／／安全感

建立和维护安全感需要治疗师以不评判的态度接受来访者提供的素材，保持一致性（不说任何不真实的话）、非暴力，并细致地维护和追踪适当的边界。安全感来自保护来访者精神世界的努力。安全是一种环境，在这样的环境中，无意识的宝藏能够被发掘出来。在伴侣关系中，安全感有时会被不断地、重复地侵犯。在安全感被重建之前，深化是不会在治疗中发生的。

／／当下的体验

在无意识状态下，人们对时间的感知非常少。所有一切都在当下。因此，帮助来访者专注并体验当下的感受至关重要，这是进入无意识的途径。你可

---

❶ KURTZ R. Body centered psychotherapy: The Hakomi method[M].Mendocino, CA: Life Rhythms, 1990.

以通过追踪和触探来访者当下的体验来实现这一点，也可以主动引导来访者感受他们的体验。你可以通过"你现在有那种感觉吗？""你的身体有怎样的体验？"之类的问题来积极引导，以及通过制订计划来唤起体验。在关于创建实验的章节中，上述内容将得到更详尽的描述。

// 缓慢地推进

保持正念觉知且缓慢地推进，这能将来访者的体验分解成一些**小块**（small chunks），来访者更容易进行觉知体验。如果你的步伐太快，来访者就会失去了对体验的追踪，只是简单地做出反应。这也是伴侣治疗的关键之一。比如，一对伴侣最近意识到，每当女方表达自己的需求时，男方就感到自己被攻击。我们让互动慢下来，让他能够注意到，对于她的需求，自己是如何组织、建构的。她对他说："我想要更多的性生活。"他注意到，他的内在最初感到受伤，认为自己不够好，然后他开始生气，举起盾牌来保护自己，远离她的伤害。在日常生活中，他的反应可能是愤怒和抱怨。但通过让互动慢下来，他能从无意识中获得更多信息。

// 非暴力

作为治疗师，你要致力于保护而不是伤害来访者的精神世界。这意味着不评断，也意味着你不能通过来访者解决自己的关系议题，要跟随他们的引领而不是你的议程，不能强迫他们接受你的解释，不能反对他们的防御和抵抗，要以让他们感到舒服的节奏工作，在治疗中带着慈悲、善意和温柔。不要表现得高人一等。你需要在治疗中定下交谈的基调，确保伴侣之间不会出现言语暴力。如果一方开始言语暴力，试着触探他（她）潜在的情绪状态，你可以说："我知道你真的很生气（或受伤），想让你的伴侣知道你内在的感受有多糟糕。让我们看看，有没有方法既能让你向她表达清楚知觉，又不会把她推开。"随即，你们也可以去探索为什么对于男方来说很难以更脆弱的方式表达自己的感受。在"建立安全感"这一章节中，我们会描述更多对于虐待或对伴侣使用言语暴力的治疗方法。

/ 三步法 ❶

位于俄勒冈州阿什兰的乔恩·艾斯曼是心理治疗师的教师，他指出，心理治疗的深化过程一般遵循三个步骤。三步法可以帮助来访者深化内在组织、建构所带来的发自肺腑的体验。它貌似简单，却可以把你和你的来访者带到议题的核心里。不论是在个人还是伴侣层面，它都能直指核心。三步法要求治疗师掌控过程，引导来访者进入他（她）的体验。老子曾说过："善用人者，为之下。"治疗师需要仔细地跟随来访者已经展开的有机自发体验的引导。三步法这样的方法可以引导来访者更深入地进入无意识引领的方向。以下是该方法的程序概要。

仔细地跟随来访者已经展开的有机自发体验的引导。

// 第一步：触探来访者的体验

触探来访者当下的体验。这会让来访者清楚，你将同他们一起探索、体验，能引导他们专注于当下正在发生的事情。在"触探"的章节，我们已经对此进行了深入的讨论。例如，你可以说："当她说你在防御时，你会不会紧缩身体？我能看到，你的下巴和胸部都紧绷着。"

---

❶ 乔恩·艾斯曼发展了三步法的概念，他是我遇到的最好的心理治疗师之一。

// 第二步：发展来访者对体验的感知

让来访者沉浸在他（她）当下的体验里面，这很重要。让来访者和体验待在一起，这能加深他们的感受，从无意识中获得更多的信息。为了达到这一目的，治疗师可以使用指令和邀请。例如，"保持紧张的感觉。请你体会紧张。让自己再绷紧一点，这样你就能真正感觉到它了。"治疗师可以使用与体验相关的动词和形容词，比如"让你的胸部绷紧，感受你下巴肌肉的运动。让自己体会怒火中烧的感觉，以及想去纠正她错误形象的急切感。"

// 第三步：研究来访者的体验

跟随体验的线索，即有机自发的行为。让来访者保持并研究他们的体验，它自己就会展开。"洋葱会自己脱皮。"提问和指令可以将其实现。比如，你可以提问："注意紧张的感觉在表达什么。这些紧张唤起你什么样的记忆？这种紧绷具有怎样的性质？紧张让你想保留什么吗，还是将其拒之门外？还有其他的肌肉也想要参与进来吗？"来访者只有深入自己的体验之后才能回答这些问题。这和询问"为什么肌肉会收紧"是不同的，此类问题只能得出猜想性的、认知性的答案。第三步也很重要，因为它告诉了来访者如何进一步探索内在。没有这一步，治疗就难以深化。它提供了来访者可以调查的方向。

第三步实际上有三种类型。这一步可以选择其中一种向前推进。

1. 深入

为了加深已有的体验，治疗师可以引导来访者注意与之相关的感受、知觉、语言、信念、冲动或记忆；也可以请来访者注意该体验的某个特定方面，比如它的品质。它是快还是慢，是静止还是活跃，是咄咄逼人还是包容顺应？

2. 意义

治疗师可以引导来访者注意他（她）赋予了体验怎样的意义。可以问下面这些问题："这种紧张感说明了什么？""这种紧张感有怎样的重要性？""这种紧张感伴随着怎样的信念？"

3. 呈现内在

治疗师可以引导来访者停留在体验中，然后注意接下来会有什么浮现。治疗师可以说："保持这种紧张感，让我们看看它会带来什么。注意接下来会有什么发生。"这是更加开放性的结尾，亦是基于呈现的自然过程。

// 后续行动

当你完成第三步后，你需要确保你在追踪来访者对于第三步的内在体验。这将自然引导你形成另一个触探句，它也开启了另一个三步法的循环。每一个循环都引领你进行更深入的探索。

/ 深潜性问题和指令

第二步和第三步的大部分可以通过提出**深潜性**（accessing）问题和指令来完成。使用它们时应该更注重细节、更精准化。

// 问题

为了回答深潜性问题，人们需要"深潜"他们当下的体验，而不是他们的想法。这不同于其他唤起认知过程、想法、推测和观点的问题。如果你问来访者："想一想你自己为什么害怕做出承诺？"答案可能是："这一定是由于我妈妈太专横了。"这可能是正确的答案，但这只是头脑的建构，就像阅读有关承诺的书籍一样，它不会帮助一个人变得不再恐惧。然而，深潜性问题，实际上会加深来访者对他（她）内在组织的感知，并得到另一个层面的反应和内在的信息。

以下列举了一些需要搜寻自己的体验才能回答的问题：

情感的品质： 你对他怀着什么样的愤怒情绪？

意义： 如果你的手指在对她说话，你觉得它们想说什么？

位置： 你身体的哪个地方感觉到紧绷？

比较： 这种紧张感是想抵制她靠近还是在抑制些什么？

动作： 这样的感受伴随着怎样的动作？

冲动： 这种悲伤与怎样的冲动相关？

记忆： 这种愤怒带来什么样的回忆？

语言： 这种感受想要表达什么？

// 指令 ❶

深潜性指令是另一种加深体验的方法，它将来访者的注意力转向内在，注意到体验中的特定内容。举例如下："把这种感受当作一扇窗户，看看你的过去。""和这种感觉待在一起，看看它会把你带向哪里。""让自己保持这种感觉，注意出现在你脑海中的形象。""让你的无意识唤起一段遥远的记忆，看看它如何影响了你现在对伴侣的感受。"

/ 通过体验类别的深化

人们会经历许多不同种类的内在体验，包括思想、知觉、情绪、冲动、记忆、形象和信念等。在治疗过程中，不要把自己局限在思想和感受上。无论来访者体验到的是什么，都会属于某个特定的类别。作为治疗师，你需要

---

❶　由乔恩·艾斯曼提出。

做出选择——是帮助来访者深化某一类别的体验，还是扩展到其他类别的体验上。可以在三步法的第三步使用这项技术。比如，如果来访者说："当玛丽转身离开我时，我感到很悲伤"，治疗师可以引导他体验悲伤："和你的悲伤待在一起。然后，注意它是什么样的悲伤。它需要什么？它想说什么？（这也可能是第三步）"这将引导来访者进一步深入已经体验过的类别。然后，如果你想要引导来访者进行回忆，你可能会问："这份悲伤给你带来了怎样的记忆？"或者"对于悲伤的感受，有没有什么是你熟悉的？"如果你想引导来访者关注动作，你可以说："这样的悲伤会自然伴随着怎样的动作？"

体验类别也可以被用于第二步。注意来访者正在体验哪种类别，引导他或她进入哪一种类型，或者通过扩展到其他类别来进行深入。例如：

第一步（触探体验）："你很悲伤，对吧？"

第二步（让来访者沉浸在体验中）："让你自己感受对于朋友的渴望（情绪），你喉咙哽咽的特性（知觉），以及涌入你内心的记忆（记忆）。"

// 练习

这个练习可以帮助你得到不同体验类别带来的内在的感受。花一点时间进入内在。你会注意到，内在体验的世界像一个百货商场。这里在你可以发现不同的专柜，比如，女性睡衣、男性家具和香水。你可以从这一边逛到另外一边，取决于你的兴趣。在你的内心，你也会发现不同种类的体验。

想法：开始注意到你的想法，不用尝试改变什么，只是注意它们。

身体知觉：现在将注意转到对身体的感觉上。你的想法带来了哪一种身体知觉体验？它们有怎样的品质？有没有与之相伴的冲动或动作？

情绪：你有怎样的情绪感受？你感受到兴奋、无聊、羞耻、悲伤、愤怒还是充满爱？这样的感受想要什么？它有什么想说的？它在你的身体的哪个部分？你的情绪是怎样的？

记忆：现在，让你的无意识带给你与重要的体验相关的记忆，这段记忆会影响你现在生活中的关系。

信念：这种体验让你对自己、他人和生活产生了怎样的信念？

策略：基于这种信念，你是怎样建构自己的？你希望这种策略是什么样的？

/ 体验与认知的交互

传统心理治疗主要聚焦在理解来访者内在世界的意义上：他们的世界是如何构建的，他们的动机是什么，他们特有的信念、解释以及他们的内心冲突。在更传统的心理动力学治疗中，心理治疗师往往以解释的形式提供信息。来访者则以洞见的形式提供信息。相比之下，在体验式治疗中，这样的理解是深刻体验的直接结果，而不是分析思考的结果。洞见直接源于体验而非抽象思维。治疗师和来访者在信息与体验的交互中自由往返。三步法的结果之一是经验的深化，从而产生新的理解和洞见。例如，我曾治疗过对爱人感到窒息的男士。当研究他与爱人接触所引起的内在感觉时，他想要打开门出去的形象浮现出来。一只手会伸出来抓住他的手腕，阻止他离开。我们决定在治疗室里试试这个。他伸出手来，我抓住他的手腕，温柔地把他拉回来。他的能量瞬间消失殆尽，无助感油然而生。他说："这就是我的生命故事。每当我想要什么，伸出手去获取的时候，我的母亲、女朋友或其他人却想要别的东西。我就放弃了，告诉自己这不重要。"这样的理解直接来自体验。然而，这样的理解，无论多么富有洞见，也还是不够的。在这个例子中，下一步是在治疗中创造机会，让他体验到他有能力做自己，并承受这种行为的后果。经过这样真实的体验后，变化也许会开始发生。治疗师的工作之一就是平衡体验和理解的交互作用。缺乏**具身化的洞见**（disembodied insight）似乎对来访者没有特别的帮助。与较为传统的方法相比，体验式心理治疗更加依赖当下的体验在治疗中的作用。有效能的治疗师知道何时把来访者导向体验，以及何时挖掘意义。这两者都很重要。

/ 决定深化的路线

随着你越来越能够追踪来访者的内在体验，你将发现许多可能的路线，来深化你对他们的探索。以下是一些关于如何决定路线的指导方针。不管你选择哪条路线，它都主要源于对来访者的当下体验的追踪。但你也要特别关注，他或她当下体验和组织、建构的时刻也反映出了内在的内容。

例如，如果伴侣中的一方说话非常激烈，夸张地使用手势，谈论到自己不被听到这件事：这三个迹象表明了当下治疗的主题，以及关系中更长期的主题与不被听到和看到的创伤议题有关。从情绪化的表达、手势的类型以及抱怨的内容，你可以看到这一点。然后，你可以观察到，另一方是如何围绕抱怨进行组织、建构的。这个人是否急切、焦虑？是否会因对方激动而拖延、忽视或退缩？这也给伴侣双方各自引出了主题。一旦有了这两个主题，你就可以注意到，它们是如何系统性地共同运作的。例如，女方可能会越来越情绪化，而男方却会越来越冷静，告诉她没有什么好沮丧的。这会让女方更加恐慌，故而反倒会让男方更费力地让伴侣平静下来。因此，一次治疗也许会有三个可能的主题：（1）她的议题围绕着没有被听到和看到；（2）他的议题则围绕着必须让感受强烈的人平静下来；（3）这两个主题交互导致的系统性自我加强和循环。作为治疗师，你可以干预这三个中的任意一个。不过最好从系统性主题开始，因为它创造了相互负责而非责备的氛围。

以下是进一步找到合适主题的指导方针。在治疗中，可能会有多个主题。一次只关注一个主题，但如果来访者的兴趣自然而然地转移到其他方向上，治疗师就不要人为地试图将他（她）的注意力固定在一个主题上。通过追踪下面任何一类素材，都可以找到主题。

// 身体

你需要注意双方身体的姿态以及彼此是如何向对方展现身体姿态的。在最近的一次治疗中，我注意到女人面对着男人，而男人则远离她。这是一个隐喻，表明了在情感上和身体上，他们是如何组织、建构的。为了进行深化，我（对女方）说："不要改变和评判你正在做的事情，先坐在房间里，花点时间审视一下自己是怎样组织、安排的"（让伴侣都沉浸在自己的体验中），"注意你们的身体向对方说了什么"（研究他们体验的特定方面）。

// 缺失的体验

当你观察和倾听你的来访者时，问问自己："他们每个个体缺少的体验是什么？他们小时候有什么重要的情感需求没有得到满足吗？他们知道自己是安全的吗？能有持续的情感支持和滋养吗？他们知道自己是不孤单的吗？他们知道自己会被支持，能够随着自己的方向前行吗？他们知道能够安全地做真实的自己吗？他们能如其所是地被爱，而不用特意做什么来被爱吗？能真正被倾听和看见吗？缺失的体验往往是被爱、被接受、被倾听和看见、被珍视或认可的某种变体。把缺失的体验安排在治疗中，来访者的有关这种体验的信念可以得到澄清、探索和挑战。通常，即使人们渴望这种体验，他或她仍然会咬牙切齿地与之抗争。一位来访者曾抱怨说，她的男朋友根本不理解她对某个特定议题的感受。然而，她也没有告诉对方她的感受，因为她不想在他面前体验到情感上的脆弱。这种态度由来已久，可以追溯到她早年因为自己的感受而被嘲笑的时候。她希望有一个感受可以得到理解的地方，但真正的表达又会让她感到害怕。在治疗中我们设置了一个实验，她向他表达了一点儿感受。当我们一起温和地推动她挑战亲密关系的能力时，我们研究了为什么表达如此困难，以及他应该如何回应，才能使她更开放。

伴侣双方都希望对方能满足自己童年时错过的体验——自己很珍惜却在日常生活中破灭的梦想。通常，每个人都会以这样的方式对待伴侣，以保证伴侣不会使自己的梦想破灭。因此，对方会变得越来越愤怒和（或）受伤，并开始防御，并且不情愿满足配偶的需求。

> 伴侣双方都希望对方能满足自己童年时错过的体验——自己很珍惜却在日常生活中破灭的梦想。

举例如下，女方为了被注意到和被认真对待，表达了越来越强烈的情感，可是，她却设法疏远了伴侣，而伴侣也进一步通过贬低她的感受而疏远了他。在互动结束时，女方觉得自己因为没有得到足够的关注而再次受伤了，而男方也因为缺乏安全感而再次受伤。她缺失的体验是被听到和看到，而他缺乏的是安全和温柔的环境。治疗师为来访者体验的这些渴望命名，让来访者体验它们，然后引导他们去了解这种可以很好地深化治疗的渴望的历史。但是，我不会让对于未被满足的梦想的探索止步于此。在治疗过程结束之前，我想要创造一些体验，满足他们的缺失，并看看每个人可以开始吸收多少情感的滋养。例如，我可能会请他对她说："我能听到你，我能看到你。"然后让她以温柔的方式触摸他的手，让他们花一些时间建立彼此之间的安全感。为了疗愈彼此，这些小小的体验可以成为伴侣关系需要追随的有力的参考方向。

// 重复行为和模式

伴侣经常会进行重复的互动，这些互动具有相同的开头、中间部分和不愉快结尾。这些持久的模式是伴侣不愉快的主要原因。治疗师可以专注于每个人行为的倾向，以及互动的循环和系统本质。这些领域都可以使用本章描述的深化技术进行探索。

// 儿童状态

有时你会注意到，伴侣中的一个或两个人似乎都处于一种更年轻的状态：他们可能看起来更年轻；他们可能会使用儿童的手势；他们的面容可能看起来更单纯；他们的声音可能听起来更甜美、更高亢。当这种情况发生时，他们其实正处于一种**意识改变**（altered consciousness）状态中，我们称之为"儿童状态"。我的一位女性来访者，每当她向伴侣表达爱意时，就会陷入这种儿童状态。她的声音会变得微弱而可爱，她会像友好的小猫一样，依偎在他身边。她很难直接表达自己的爱，所以会在这种更幼稚的状态下寻求庇护。这种互动是治疗中一个丰富的领域。后文将探讨在儿童状态下工作的具体技巧。

// 抵抗和防御

在关系中，每个人都有自我防御的方式，它们总会引发伴侣的防御。因此，注意到每个人怎样在言语上、能量上和躯体上自我防御很重要。请记住，对于亲密的伴侣来说，非言语的防御手段可能比言语的防御手段更加显著。

例如，乔恩的下巴会收紧，当罗杰抱怨时，他会把精力集中到自己身上。罗杰会注意到微小的紧张迹象正在发生，他感到自己被抛弃，然后陷入绝望，而乔恩却一言不发。探索乔恩世界的强有力的途径就是研究他下巴的紧张程度。探索罗杰的世界的有力途径则是研究他对配偶轻微紧张变化的反应。关系中的伴侣会不断对这些微小的身体信号做出反应。伴侣治疗师可以很好地利用它们，深化对来访者体验的探索。相反，如果治疗师错过了这些信号而只使用言语进行交流，他就会错过伴侣关系中发生的大部分事情，并向来访者的无意识表明，他们对实际体验不感兴趣，而只是想谈论体验。

// 个体展开的过程

首先问自己一个重要的问题："每个人身上等待浮现的东西是什么？"

是否是此人的力量、脆弱性、说"不"的能力、接受和给予的能量、做自己而不从众的能力、用心内求而非外求的能力？在建构治疗的时候，治疗师需要创造机会，让每个人的内容浮现并发展。例如，如果一个人很难对他或她的伴侣说"不"，治疗师就需要在治疗中创造体验，探究不愿意说"不"的原因，然后创造机会，在躯体内锻炼说"不"的肌肉。为了深化治疗，我可能会说："你很难说'不'，对吧？让自己从内在感受到这种说'不'的倾向，以及阻止你真正说'不'的原因。你要真正感觉到自己想表达与不想表达的程度。你还要倾听内在的对话，看看你是否能说出内在反抗的声音在表达着什么。"这与建议某人变得更加坚定是完全不同的。

// 能量

寻找疗程中最有能量和活力的内容。跟随任何可以激发来访者强烈兴趣和好奇心的东西。将兴趣与你对他们关系的假设结合起来。与跟随先入为主的想法进行的治疗相比，这将产生更好的结果。然而，请记住，在每次治疗之间，至少在内部保持与这对伴侣一起工作的重要线索，但不强求一定要这样。相反，如果伴侣习惯于在解决第一个主题之前添加第二个和第三个主题，那么这种模式就需要得到意识层面的重视并进行进一步探索。

// 信念

在发展关系时每个人都有一套自己的信念，这些信念对人的感受和行为有很大的影响。例如，如果我认为任何出于内心的自我表达都会自动地遭到伴侣的嘲笑和评判，我就会基本保持沉默。即使这种信念从未被提及，我的伴侣也会长期而持续地感受到它的存在，然后根据他或她自己的信念做出反应。注意伴侣之间各自持有的信念以及这两套信念是如何互动的（通常是以自我确认的方式），这将是治疗中需要跟随的有力方向。

// 性格

伴侣的矛盾可以描述成两种性格策略的汇合处。因此，觉察每个人的性格策略如何在关系中发挥作用，这是很重要的，而且我们可以对此进行深化。例如，产出策略的人可能有着非常快的节奏。他或她试图将非常慢的节奏的保持策略强加给配偶。前者会变得很沮丧且不停地催促行动，后者因被催促而变得反感并更加抵触。性格策略的迹象无处不在。产出策略是明显可见的：你会注意到这个人的动作，他说话和思考有多快。保持策略则是另一个极端。当你开始关注节奏时，通往性格策略的大门就会被徐徐打开。性格的其他迹象可以在姿势、信念、内容、**不安的本质**（the nature of the upsets）、眼神等方面被看到。对于上面这样的伴侣，为了进行深化，我们就只需要对速度较快的伴侣说："你感觉内在有压力，对吧？"（第一步——触探内在状态）。然后，"我们花一分钟时间，和这种压力感待在一起怎么样？你可以感觉到你的呼吸很浅，你在匆忙地说话"（第二步——沉浸在当下的体验中）。最后，"看看你是否能说出你着急去哪里"（第三步——研究本次体验）。

// 反移情

你的反移情是你最强大的盟友之一。请使用它。当你体验到反移情反应时，首先你需要区分这种体验对你与来访者的关系来说是特殊的，还是只不过是你自己心灵中持久的关系结构。如果更多的是对来访者心理的看法，那么它可以提供关于个人经历的评价，以及他或她的伴侣对他们在这段关系中的体验的看法，然后你可以开始使用它来指导治疗。确保研究的是做了什么才让你真正产生当下的反应。例如，如果来访者让你感到沮丧，他或她可能是通过缓慢地说话、抵制你提出的任何方向，以及重复同样的叙事唤起了你这样的反应。

我曾经治疗过一对伴侣，其中女方很热情，而男方总是让我觉得很胆怯和渺小。他的确让我感到胆怯，而我通常不会对来访者有这种感觉。我开始关注他是如何做到的。他不太愿意说话，而扩展的胸膛以及愤怒的语气却表明："离我远点。"当我开始注意到我的反移情时，我感觉很放松。我知道这些行为并不是专门针对我的，因为我可以看到他对妻子也是这样的。我可以想象，她觉得自己也应该远离他。我还可以进一步想象，在他所处的世界，他始终保持着警惕，以免对人们过于亲近。在坚硬的表面下是一些脆弱的东西，这些脆弱从未在安全的环境中得到表达或者被触碰。反移情给我提供了大量关于他和他们亲密关系的信息。它为我提示了他的性格是如何被组织、构建的，并指出他的语气、姿势和言语上的不情愿是通往他内在的三条可能路径。我可以专注于他的语气（"听听你自己的声音，它似乎在说什么"）。我也会专注于他的姿势（"注意你的胸膛是如何扩张的。你可以试着再扩大一点，然后研究接下来会发生什么，或者注意你有什么感觉出现"）。我还可以关注他说话的简洁性（"当被提问时，你的回答很简短。让我们看看如果你尝试作出更全面的回答，你的内在究竟会发生什么"）。我可以让他增加或者减少这些元素，关注女方对此的反应，研究女方内在的变化。然后，我们可以研究女方的内在变化是如何反过来影响男方的。所有这些都从反移情开始。

// 询问来访者

治疗是与来访者的共同合作。如果没有获得他们的直接反馈，你不必总要知道治疗的路线和方式。可以自由地提问，什么是最有活力的，他们想去哪里，他们一直在讨论的、最重要的事情是什么，今天他们想关注或探索什么。卡尔·威特克（Carl Whitaker）曾写道："把你的无能作为最有价值的武器之一。"（Guard your impotence as one of your most valuable weapons.）❶邀请来访者参与决定治疗的方向是为来访者赋能，这将为你和他们创造平等的环境，并减轻你肩上的责任、负担。

---

❶ WHITAKER C A. Comment: Live supervision in psychotherapy. *Voices*, *12*(24–25): 164.

// 建立假设

通过观察，你可以开始构建关于每个来访者和他们之间关系系统的假设。通过他（她）的素材内容、步伐、声音、姿势、手势等，来访者的无意识反应会向你传达治疗工作的重点是什么。这个人的一部分知道什么是最需要探索的。你可以根据你追踪的以下内容提出假设：性格策略、信念、缺失的体验、童年的经历、身体、节奏、感受、知觉以及内容。当你追踪每个来访者当下的体验和组织建构时，你可以思考它们是如何融入这个人的整体性格，以及如何与其伴侣的性格策略相互作用的。当收集了更多有效信息时，你有必要完善或放弃你的假设。在你的假设中，应该包括伴侣各自的性格、信念和行为，以及这些元素相互作用的、系统性的方式。例如，当莎莉开始批评詹姆斯时，他会感到不安，因为这让他想起了自己的母亲。母亲是一位精神病学家，会对詹姆斯进行严厉、苛刻的批评。这使他认为世界是一个充满敌意和不欢迎自己的地方。于是，他开始变得冷漠和愤怒，并默默地隐藏了所有的活力和温暖。当他这样做时，莎莉想起了她的父亲，她的父亲从未关注过她。她认为，从来没有人，也永远不会有人会听她的话。她很生气，并在心里想，她宁愿死，也不愿让任何人再这样无视她。因此，她的所作所为让人无法忽视——她呵斥詹姆斯，因为莎莉知道，虽然他没有表现出来，但她已经被詹姆斯看透了。她告诉自己："有关注总比没有好。"这一描述为每个人的自我敏感度，以及他们是如何互动的提供了缩略图。

确保你不会执着于自己的假设，这样你能为来访者设定适合他们的假设，而不是让来访者被动适应。建立有关来访者关系的假设很重要，因为你之后的干预将直接受其指导。

/ 深化技术

除了三步法和此前讨论的、询问来访者的问题和指导原则之外，我们还可以对许多其他技术进行深化（见练习 2）。可以深化的技术包括言语和非言语实验，支持防御的实验，身体化的实验，夸大或抑制性的实验，滋养实验以及其他各种小实验。治疗师可以专门根据情境来创造性地设计实验。

练习 2　深化三步法 ❶

1. 触探来访者的体验

使用触探句来连接来访者当下的体验。

"你很（悲伤），是吧？"

2. 让来访者沉浸在对体验的感受中

请来访者保持这种体验，并且帮助来访者加深他或她的感受。

"保持这种感受（悲伤）。"

"让你自己维持这种状态（悲伤）。"

"让（空虚和损失）的感受涌现出来。"

"感受你身上那种（悲伤）的感受。"

3. 请来访者研究体验

使用深潜性问题或指令来指导来访者进一步探索体验。你可以选用三种可能的方向。

a. 它所引导的结果是什么：

"注意接下来会发生什么。"

b. 它的重要内容是什么：

---

❶ 由乔恩·艾斯曼提出。

"注意（悲伤）的重要之处。"

c. 深化：

好好利用体验类别，如身体、知觉、直觉、冲动、记忆、信念。"注意你的身体如何参与其中（悲伤）？""这（悲伤）是什么样的？""对你来说，这种（悲伤）有什么熟悉的地方？""有什么冲动伴随着（悲伤）？"当你保持悲伤时，请注意这种（悲伤）传递着什么。

第 **7** 章

言语实验

在伴侣治疗中，来访者经常被伴侣和自己的情绪体验压倒。它不需要被唤起那么多，因为需要足够慢下来才能在正念觉知中研究它。感受通常很容易在伴侣之间被唤醒。手势、态度、节奏、姿势、感受和防御都会被明显地传递给我们的伴侣，并触发内在的素材，这些都可以在治疗中进行研究。然而，有时某种情况需要治疗师有目的地构建实验，以唤起特殊的体验，供伴侣研究。我的一对伴侣来访者在性生活方面有困难。他们都不愿意触碰这个领域。作为一种唤起组织素材的方式，我请他们保持正念觉知，注意当我对他们说"发生性关系是可以的"这个简单陈述句时他们的反应。这可以激发路德教派关于"没结婚就发生性行为是罪恶的"信念。另一对伴侣讨论了当女方退缩时，男方会如何变得黏人。我没有进一步谈论这个问题，而是让她慢慢地把头转过去，让他注意自己的内在发生了什么。这样就在治疗过程中设置了触发情况，我可以亲眼看见它，并在其发生时进行动态的追踪和干预。心理治疗的力量就在当下。

心理治疗的力量就在当下。

心理治疗的部分目的是与来访者一起，探索他们目前在个人层面和在伴侣之间的心理组织方式。此外，成功的治疗有助于为固定、有限的互动模式创造新的选择。本书的主要前提是，心理探索通过体验而非口头讨论达到最有效的效果。治疗师可以就来访者的体验展开工作，或者可以创建实验来唤起体验，明晰来访者内在的组织建构。言语实验，或者"探究"，是这类实验中的一个类别。治疗师或者伴侣给予来访者潜在的滋养句或滋养行为，以此来研究个人是如何围绕特定类型的滋养进行组织的。例如，如果一方在性格上以依恋和依赖为防御方式，那么他在童年时期缺失的重要体验可能是可靠的支持和对个人需求的关注。因此，一个潜在的滋养句可能是："你可以依靠我。"当治疗师或伴侣向来访者说出这句话时，它可以指导来访者保持正念并倾听。来访者可以向内在探索，他或她是如何围绕这个潜在的支持性提议进行组织、建构的。他（她）的反应可能是放松和接受，但更常见的是，在回应这样一个精心组织的陈述时，来访者会直接和生动地体验到接受特定形式滋养的性格障碍。在这种情况下，来访者可能很难接受支持。

请记住，这种潜在的滋养句不是肯定或试图说服来访者。它们被专门用来澄清来访者对滋养的障碍，并让其体验不灵活的信念和模式对生活的影响和预示。

／言语实验的功能

言语实验可以实现许多不同的功能：（1）触发滋养障碍；（2）发现对世界的组织信念和模式；（3）引入新选择的可能性；（4）协助整合关于世界的新信念和模式。

／／发现组织信念

如果詹妮弗与伴侣琳达在设定界限方面有困难，那么对詹妮弗来说，"可以说'不'"或许是一个适当的言语探究方案。在詹妮弗保持正念觉知后，

琳达会对她说这句话，而詹妮弗则在内在追踪自己的反应。一个可能的反应
会是："不，这是不可以的，每次我说'不'，别人都会生气或受伤。"这就
是限制性信念，很明显她现在觉知到了这一点，也能在内部对此进行探索。

// 澄清对滋养的障碍

如果明迪抱怨约翰太没有感情，那么对他来说适当的言语探究方案可能
是："我愿意看到你的脆弱。"当约翰带着正念倾听时，他的内在可能有一个
声音说："除非地狱都结满了冰，我才可能变得脆弱！"这显然影响了他吸收
亲密关系提供的滋养的能力。在这种情况和前述例子中，探索方案将引导来
访者意识到，他们是如何限制自己的。然而，这种意识远远不够，它难以摆
脱信念的影响。这仅仅是一个起点，可以从这个起点开始对它们进行体验式
治疗。

// 对新选择可能性的介绍

在探索完这些信念的建构方式、功能、在身体上的体现方式及其对个
人生活的影响之后，解除它们的可能性就开始出现。在上面的治疗中，约翰
可能会探索**性别培训**（gender training），这让他无法展示自己的脆弱。他
也会探索自己对于他那依赖他人的母亲——她吞噬了他的内心世界——的轻
视，这也让他关上了脆弱的大门。他可能会明白，他投入了多少能量来封闭
他的感受，这让他的灵魂枯萎。当他开始渴望与明迪建立更多的连接时，她
可能会重复整个言语实验。"我喜欢你的脆弱。"他可以探索他想要的、渴望
的部分并欣然接受。

// 帮助来访者进行整合

即使在治疗后期，治疗师也可以使用同样的探索方案，帮助约翰更充分
地整合他的选择。明迪可以重复同样的话，约翰可以觉知到，他现在更有能

力接受它了。他可以进一步意识到这些话对他身体的影响，因为在听到这些话后，他得到了滋养。他甚至可以探索与这种新的建构方式相对应的动作、语言和记忆。

/ 生成言语实验

可以调用各种资源设置言语实验：童年缺失的体验，伴侣的动力，每个人的性格策略，他们的身体，他们谈话的内容，他们的手势、节奏和行动，以及治疗中追踪部分介绍的所有其他类别的体验。

上面描述了一个人在成长中没有获得支持的例子。这个人形成了自力更生、不去依赖他人的防御系统。因此，一个有效的探究方案便是向这个人提供他所防御的东西，比如，"你可以依靠我。"这可能会唤起他的防御及对自己反抗原因的深刻洞见。例如，这个人可能会听到内在的声音说"是的，当然"或"你不懂"。他或她可能会体验到对抗支持的身体上的紧绷反应，或是一种厌恶感，并可能感受到，他有很多年都在拒绝接受支持。这是治疗来访者防御系统的一个切入点。

童年从来就不是完美的。我们从小就缺乏某种关键的心理滋养。这种缺失可以被称为"缺失的体验"。之于甲，这可能是一种安全感；之于乙，这可能是可靠的关注；之于丙，这可能是追随自己方向的自由，能够被看见和听见，或者知道自己能如其所是地被爱。花点时间想想你的来访者并问问自己："这些人在成长过程中错过了什么样的滋养？他们如今不太可能意识到或接受什么样的滋养？"如果我们的反依赖者得到真正陪伴他或她的人，这个人要么无法认识到这一点，要么会倾向于拒绝，因为他或她非常清楚，依赖是无常的。无论是哪一种情况，我们都可以观察这个人是如何拒绝支持的。过去曾有的缺失，现在每天都会重现。我们利用有关缺失体验的信息来构建言语以及其他类型的实验。

如果伴侣在争吵，聆听他们每个人在当下争吵背后未被满足的需求。举例如下：

海伦：为什么总是我一个人洗衣服？你连手指都不愿动一下来帮帮忙。

哈利：你从来都看不到我干的事情！

基于这段短对话，他们未被满足的需求是什么？海伦从来没有觉得有人在旁边帮助她。她的需求总不被看见。哈利从来没有觉得被看见，为了得到认可，他常常不停地做更多事情。什么样的言语实验是有效的呢？或许可以对海伦说"你不必什么事情都亲力亲为"，对哈利说"我看到了你的好"。

下面是一些短对话。阅读每一段对话，为每个人想出触探性的语句。在本节结尾列举了一些可能性。

争吵一

杰克：我就是不能相信你。

格蕾西：（挥舞着手臂，情绪激动地说）"你不能相信我"是什么意思？你甚至都没有注意到我的存在！

什么样的言语陈述句对他们有用？缺失的体验是什么？

争吵二

朱恩：要做的事情太多了。我们走吧。

乔迪：（正埋头苦干）你只会不停地催促、催促、催促，不是吗？你能不能别烦我了？

争吵三

艾比：（温顺地）你觉得我们去哪里度假比较好？你知道所有的好地方。

丹尼尔：（居高临下地）艾比，你为什么不能自己想一想？

下面是一些基于这些互动的言语实验的可能选择。

争吵一

对杰克说：你和我在一起很安全。

对格蕾西说：我看到也听到你了。

争吵二

对朱恩说：你可以休息了。

对朱迪说：无论你做什么，我都会支持你的。

争吵三

对艾比说：你可以让自己变得强大。

对丹尼尔说：你可以向别人示弱。

显然，在得到这些陈述句的过程中，我们在做大量的假设。在实际的治疗中，心理治疗师会等待并仔细追踪，直到合适的言语触探出现。例如，在争吵一中，对话的内容显示，安全感是当下的主题。心理治疗师可能会观察到，杰克在格雷西面前往往保持沉默，把双臂放在身体两侧，并用眼角的余光看着她。内容、姿态、手势（或许有所缺乏）都表现出同样的方向。格雷西疯狂地挥舞着她的手臂（姿势），激动地说话（声音的品质），身穿艳丽的衣服（表现），所有这些都是一个人试图引起注意的迹象。因此，"我能看见你和听见你"比较适当。这种言语陈述是以尽可能多的指标为根据而形成的。下面是各种追踪领域形成的言语实验的例子（见表 7-1）。这个清单并不全面，但是的确能展示一些常见的特征和可能的触探。

表 7-1　言语实验的例子

类别	品质	言语实验
声音	安静的	"你可以大声说话。"

类别	品质	言语实验
身体	缓慢且紧缩的	"你需要多长时间就用多长时间。"
行动	控制的	"你在这里是安全的。"
言语内容	不情愿的	"我能听见你。"
态度	不安的	"我不会评判你。"
感受	压抑、隐瞒的	"我这里有空间容纳你的感情。"
信念	我是不被需要的	"我需要你。"
需要	没有明显的需求	"你可以依靠我。"
言语模式	"你知道?"	"对,我知道。"
性格策略	顺从的	"你可以表达你的愤怒。"
反移情	被感受所淹没	"我能听见你,也能看见你。"

/ 开展言语实验的指导方针

在开展言语实验时,为保证实验有效,有许多指导方针需要被遵守。

1. 保持简单

简单的言语更能激起发自内心的内容,复杂的语句所激发的心理反应则更加抽象。每个实验只解决一个议题。不要在一个实验中集结多个主题,否则你会减少正念觉知,降低有效性。你可以在任何一次治疗中处理许多主题,但要在不同的独立实验中处理不同的主题。不要在治疗中进行大量的口头实验。最多选择个别主题,进行深入的工作,而不是从一个主题跳到另一个主题。

2. 避免负面陈述

"你可以休息了"比"你不需要这么快"更好,人们经常被消极的结构影响，感受到被否定或批评，却忽略了实验本身的影响。

3.精准

根据个人情况设计实验。在给出陈述前，想好正确的措辞，或是让伴侣给出陈述。

4.基于现实的陈述

总的来说，永远不要给出不真实的陈述。不要让伴侣说出他或她不相信或没有感受到的东西。让侵犯妻子的丈夫对爱人说"你在我身边是安全的"是具有误导性的，在这种情形下，妻子对此无感，治疗师的信誉也会受到损害，况且这也十分危险。在较为缓和的情形下也是如此。给出诸如"所有人都爱你"的陈述也具有误导性。不过，它可以根据事实进行调整。在不撒谎的情况下使用"看见你真是太开心了"可以产生同样的探索效果。

/ 如何设置和进行言语实验 ❶

本书描述的任何一种体验性干预的成功，都在很大程度上取决于干预建立的方式。在与伴侣双方建立治疗联盟和安全感之前，不可以尝试任何实验。在此基础上，治疗师可以和来访者伴侣一起，对需要关注的主题进行清晰的了解。确保来访者对这一领域的探索感兴趣。你可以通过追踪他们对这个话题的兴奋程度和好奇程度来判断他们是否感兴趣。我的一对来访者伴侣在争吵中到达治疗室。男方说："你不听我的，这真让我生气。"女方说："你这么生气，我真受不了。"这里有两个可能的主题：（1）对于她的转移注意力，他是如何组织、建构的；（2）对于他的愤怒，她是如何组织、建构的。围绕这些主题设计的言语实验可能是：（1）"你吸引了我所有的注意力"；（2）"即

❶   KURTZ R. Body centered psychotherapy: The Hakomi method[M]. Mendocino, CA: Life Rhythms, 1990.

使我生气，你在这里也是安全的"。

心理治疗师提出实验的可能性："我有一个想法。不如我对你说一些话，然后请你留意，当你听到这些话时，你的内在发生了什么。你可能会注意到感受、知觉、想法、信念、记忆、冲动、形象，或者什么都没有。让我们看看什么会自然地出现。你也可以让伴侣讲出言语实验的陈述。但要确保伴侣讲出的话是潜在有滋养的。大多数人已经视他们的伴侣为拒绝和有所保留的对象了。让伴侣作负面的陈述，这对实验并无益处。咨询师可以把文字写在一张纸上，然后交给伴侣表达。问一问表达的伴侣，是否可以至少以80%的真诚度进行表达。显然，有意识地进行与他或她的感觉不一致的探究是非常有必要的。

教伴侣如何表达这句话。请伴侣缓慢而中立地说出来，并且要说出配偶的名字。然后让听者进入内在，带着正念觉知，这样他或她就能注意到在听到这些话时内在体验的微妙之处了。当伴侣一方准备好了，他或她可以向另一方暗示，他或她准备开始了。

如果是治疗师进行陈述，你应该首先非常清楚要用什么词。不要在表达的过程中笨手笨脚地找词，因为这会让来访者分心。使用中立的声音，说出来访者的名字，在陈述大部分内容之前要停顿一下。

暂停可以使来访者有一段预期和准备的时间，这样来访者就可以注意到体验中更多的微妙之处了。

一旦言语实验的陈述被表达出来，要非常仔细地追踪接收者反应中的非言语信号。触探你注意到的内容，也确保让接受者给你口头报告。报告可以告诉你被来访者听到的陈述自发唤起的内容。如果来访者说："是的，我知道这个"，那么你就尚未收到报告。这个人实际上并没有追踪他或她的内在体验并把它传达给你。报告是一种感受、思想、知觉、记忆等。鼓励来访者从内在报告自己的经历，而不是直接告诉你。一旦有了这份报告，你就可以做触探句，并使用触探技术来深化探索。重复表达同样的句子是可以的。这可以让来访者更深入地注意到他或她是如何围绕它被组织、建构起来的。

常见的情况是，构造良好的言语实验会引起反对。来访者性格中不能接受的部分会就此显露出来。这是一个可以预见的、值得欢迎的反应，因为它让你对来访者的防御有了清晰的认识。请记住，支持防御结构至关重要，这样它们才能被研究。更多有关的信息，请参阅第9章。

/ 案例

下面的例子说明了言语实验如何被应用于伴侣之间。

妮可：你为什么总是忙于你的项目？你总是在外面的车库里工作，从不放松下来。

马丁：我知道。我想，当忙于做某事的时候，我才是最自在的。

妮可：但我们相处的时间就没有了。

心理治疗师：不如我们尝试做点什么？我会让妮可对你说一句话，马丁，你只需要注意听到这句话后会发生什么。这句话不刻薄，所以你不用以此来保护自己。可以吗？

马丁：（笑着说）好的，你尽管来吧。

治疗师在纸上写："马丁，现在你可以休息了"，然后把它递给了妮可。马丁表示他准备好了，妮可说出了这句话。马丁的脚开始抖动。

治疗师：你的脚开始说话了。

马丁：是的，我感觉我不能休息。我觉得还有很多事情需要我去做。

治疗师：保持这种不舒服的感觉，然后看看有没有熟悉的东西。

马丁：我记得有一次我和我爸爸在地下车库里。他让我给他拿螺丝刀。当我把十字螺丝刀递给他的时候，他开始冲我大吼大叫，他叫我"笨蛋"，因为他想要的是另一种。

治疗师：好的。让我们重温那段记忆。让你自己置身于那个地下车库里。你可以看到，你的爸爸有多么生气，他骂你的话语有多伤人。在他对你大喊之后，注意你有什么感受，开始做出怎样的决定。

马丁：我开始想："我要让他知道，我是聪明的，我能做到，我不是笨蛋。"我跑上楼，取出 4 种不同的螺丝刀，拿着它们跑下来。然而他正站在楼梯脚下说："你个白痴，我告诉过你多少次了，不要拿着有尖头的东西跑来跑去。"他拿了螺丝刀，然后转身走了。我站在那里试着不哭。

心理治疗师和马丁继续探究他对这个影响深远场景的感受、它的意义，以及它如何影响他通过表现来获得爱的动力。在治疗还剩 10 分钟的时候，治疗师问妮可是否愿意对马丁说另外一些话。治疗师在纸上写道："马丁，你不用为我做什么来获得我的爱。我爱你，如你所是。"这一次探究更进一步。

治疗师：你放松了一点，对吗？

马丁：是的。（对妮可说）你和他不一样。

治疗师：马丁，花点时间感受一下，在听到这句话后，你是如何放松下来的。你想再听一遍吗？

他们致力于整合他在"不用表现的情况下被接受"的感觉。

关于言语实验的练习见练习 3。

练习 3 言语实验

• **从一个主题出发，发展言语实验。把它写下来。**例如，来访者僵硬地伸直脖子，向他或她的伴侣抱怨，他或她需要自己一个人包揽所有事。此时主题可能是自我依赖，陈述可能是"我很高兴能帮助你。"

● **获得来访者的兴趣和允许。**"我（或者你的伴侣）对你说一些话，观察你的内在发生了什么——情绪、知觉、记忆、形象、冲动、想法，或者什么都没有，可以吗？"

● **唤起正念觉知的状态。**"花点时间，把注意力转向你的内在，观察在我或者你的伴侣说出这些话的时候，你的内在发生了什么……"

● **讲出陈述。**无论陈述是由你还是伴侣发出的，在说出来访者姓名后都要有所停顿："哈瑞……我很高兴能帮助你。"

● **用中立的语气说出陈述。**

● **追踪。**追踪来访者的言语或非言语反应。这个人的脖颈是否放松？呼吸是否有改变？这个人看上去是否怀疑、控制或者释然？触探你所关注到的。

● **获得报告。**让来访者如实告诉你他或她关注到的内在。

● **深化。**运用深潜技术，开展实验或支持他或她的防御，帮助你的来访者深化唤起的体验。

● **运用一些通用的言语体验。**"你在这里是安全的。你可以是真实的。你可以依靠我。我会支持你。你的生命属于你。你现在可以休息了。我能看见你，也能听见你。"

第 **8** 章

实 验

当来访者进入正念觉知状态时，特意唤起体验，是这一方法的基础。一旦明确主题，心理治疗师就可以设计实验，使伴侣或其中一方能够更深入地研究每个人的内部组织建构或他们作为伴侣的组织建构。在正念觉知中进行治疗性实验是一种收集伴侣内在世界信息的方法，它会探索两个世界是如何交互的，并深化每个人对核心组织素材的自我体验。

实验是治疗师在来访者允许的情况下，有意设置的一种体验，以便唤起、研究和深化对组织建构素材的感知。实验的目的是，在有关伴侣的特定议题或冲突被组织建构的方式方面，为个人带来更大的意识觉知。实验通常在正念觉知状态下进行，面向当下的体验。对治疗师而言，这包含并产生了巨大的创造力。基本上，在正念状态下，向来访者展示的大多数事物都可以被称为实验。然而，既能为来访者阐明他们现在的组织建构、又能为自我或伴侣突破限制提供机会的实验，才是最有帮助的。

例如，莱斯利对理查德很生气，因为他"从来没有为她做过任何事"。事实上，我怀疑她是否真的向他要过她想要的东西。她回答说："不，只要关注我，他就会知道。"我觉得，应该和这对伴侣一起研究他们是如何根据各自的需求组织建构的，这是个好主意。我在他们中间放了一张索引卡。"这是电视遥控器，"我说，"今晚有你们各自喜欢的电视节目。你们决定看谁喜欢的节目。"她马上放弃了。我们能够在内在探索她对自己说的话，这让她这样做："我可以等。我的需求其实没那么重要。我作为妻子的职责就是让他开心。去他的！"这是大致的顺序。这是一项旨在研究伴侣关系中给予和接受现状的组织建构实验。我们本可以从他的角度进行探索，但他表示，如果她多为自己说话，这样他就能释怀，不会那么愤恨了。他也承认，他可能会变得有点自我中心，他愿意对此做工作，进行一些改变。所以我们继续构建另一个实验，让她尝试不同的东西。我知道她曾经接受过辩论队的训练。我们激发了她内心的辩手角色，让她练习为自己的需求辩护。我给她讲了一个故事，一个孩子为了自己想看电视节目的愿望挺身而出（我儿子）。在她尝试这个新角色时，我请她再次保持正念觉知。因为她内在可能出现的东西会支持或反对她新的生活方式。这次她紧紧地握着那张索引卡。这给了我们更多的机会探索反对她提出需求的力量，让她拥有真正的生命体验，在她丈夫的支持下为自己挺身而出。我们和他求证，很明显，他喜欢她的这种精神。尽管在短期内，这似乎会让他的生活变得更加艰难，并要求他做出更多的妥协。

实验将来访者和治疗师带入未知。这些练习涉及概念化主题素材的能力，以及围绕这些主题设计合适的、有启发性体验的能力。这些实验不要求治疗师成为来访者内在世界的权威，而是要成为引导他们深入自身体验的专家。

通常，只有在保证安全感和**治疗容器**（therapeutic container）建立完好的情况下才能进行实验。这可能需要几分钟到几周的时间，取决于这对伴侣。支持防御的言语实验和其他已描述过的深化实验都是实验的形式。任何在正念觉知状态下开展的、帮助来访者加深对自己或伴侣组织建构的感知的事情都可以被归类为实验。下面将描述各种各样的实验形式。

／ 如何设计实验

在建立安全感后，治疗师应向伴侣或个人提出实验建议，并确保获得许可和合作。你可能会说："让我们试试这个……""我想到了一个可以帮助我们进一步探索的方法"或者"你想了解更多关于这些是如何组合在一起的吗？"解释你的想法，让你的来访者或者其伴侣变得正念觉知。然后投入实验。你可能会说："当……的时候，研究一下会有什么发生"或"当……的时候，注意一下，有什么在你的内在流动"。确保慢慢来，让来访者享受每一个阶段的体验。记住，从你提出实验的那一刻起，要追踪来访者的内在体验，以及他们在言语和非言语上表达了什么。一个顺从的来访者即使不想进行实验也会说可以。因此，你可以注意来访者的声音、肢体动作、紧张程度等，以此判断此人是否犹豫或不情愿。在探索完这些之前，不要进行下一步行动。对不情愿的探索可能比你最初想到的实验更重要。如果在探索了不情愿之后，伴侣仍然犹豫要不要继续进行而没有继续推动你的议程，不管你的议程多么有创意和巧妙，你都需要随时调整去适应他们的兴趣和意愿。

通常情况下，在你提出这个建议后，来访者会立即在内在进行这个实验。这是一种在外部进行实验前，内在先尝试的方式。追踪和触探每个人的情况，即使他或她在你准备好之前就开始了实验。一旦实验开启，治疗师要继续仔细跟踪，并获得关于正在发生的事情的口头报告。触探来访者正在进行的体验，并应用其他深潜技术，如三步法，帮助其深化和进一步展开体验。

/ 与伴侣开展体验式治疗工作

如果来访者对一项实验不感兴趣，或者你参与了不能自发深化的实验，你可以自由地放弃它。承认你的思路不正确是可以的。你可以说："这似乎不会有任何结果。让我们试试别的。"你可以自由地使用来访者的信息，通过询问什么可能对那个人更好来完善一个实验。没有要求你完全靠自己想出实验，这会让来访者处于被动的、无力量的角色中。共同生成实验有助于平衡通常存在于来访者和治疗师之间的权力失衡，并使来访者成为治疗的真正参与者。失败的实验通常有以下特点：

①它们是在没有首先建立安全感的情况下被建立起来的；

②治疗师进行得太快；

③来访者的参与兴趣不足；

④来访者没有处于正念觉知状态；

⑤伴侣中的一方或双方性格都倾向于拒绝你的任何建议，或者远离他们的内在体验。

检查这些情况是否存在，并采取措施加以纠正。

一旦实验被引入、许可被授予、正念被建立，实验就可以进行了。治疗师随后追踪实验唤起的体验，然后让来访者报告，内在发生了什么。无论实验结果如何，它们都是进一步深化研究的素材，即使看起来与最初的实验无关。在所有的深化中，找到方法让来访者沉浸在对体验的感知中，并在它展开时继续研究它的特定方面。

/ 实验的类型

任何事情都可以用作实验，只要它非暴力，在正念觉知状态下进行，关注当下的体验，治疗师跟踪正在进行的过程和结果，然后从来访者那里得到报告。实验可以从你追踪的任何东西中获得，如手势、节奏、音调变化、信念、自我保护的方法、姿势、感受和紧张程度。下面是一些可能的例子。这个列表并不详尽。这种可能性只受限于你自己的创造力和想象力（当然还有适当的界限）。可以自由地借鉴其他学科，如艺术、舞蹈、戏剧、沙盘、仪式以及其他理论方向。在本书的后面，我们会谈论，在不同心理理论视角下，如何利用它们来产生精确和有效的实验的可能性。

// 正念

如正念觉知的部分所述，最简单和最深刻的、体验工作的工具之一就是让伴侣足够慢下来，这样他们就能意识到在指责的背后，伴侣双方都在无意识地对另一个人的烦恼进行组织构架。邀请伴侣在正念觉知的状态中重复互动的一个小片段，并研究和报告他们的体验。例如，彼得抱怨萨利总是和某人或某事纠缠不清。他讲话时，她环视了一下房间，然后他讲话的时候变得越来越心烦意乱。不妨让他们闭上眼睛，进入到内在。当他们准备好后，彼得可以睁开眼睛，从正念觉知的方式观察。萨利也可以睁开眼睛，环顾房间。因为这是在正念觉知和顺势疗法（homeopathic）的基础上进行的，他可能会注意到之前无意识的感觉和信念。在一次寻常的争吵中，他可能过于匆忙，以至于无法感受到她的四处张望让他受伤的真正本质。实际上，他会倾向于表现出来，通过极力责怪萨利来尝试驱散这种感受。这会吸引他的注意力，企图通过证明她的错误来使他感觉自己合情合理。在正念觉知中，他可以开始将注意力转向他的内在世界，然后治疗也可以开始。同样，治疗师可以让萨利研究她四处张望的冲动，然后使她在内在对她做这一动作时产生的知觉、记忆、图像等保持正念觉知。她也可以抑制自己做这个动作，这不是行为上的处方，而是找一个机会，探究这样的抑制对内在的影响。

// 本体感觉信号

我们都有内在的感觉，这决定了我们的外在行为。实验可以将来访者引向他们对世界的本体感觉。比如，治疗师可以让伴侣双方坐远一点，然后研究当他们开始慢慢靠近彼此时，他们的身体会发生什么。

// 界限

如果伴侣正在与和界限有关的议题作斗争，可以构建实验，让他们对这个过程有更强的觉知。物理上的界限可以在房间中建构，它可以由粉笔线、枕头、毯子或其他素材组成。❶可以增强或者减弱这些物理界限，让伴侣双方研究物理界限的改变对他或她及其知觉、信念、记忆、形象以及体验的影响。

　　一对夫妻和婆婆卷入了三角关系。婆婆经常打电话问他们过得怎么样，而且总要对她唯一的儿子说一些关于他新婚妻子的恶毒的话。他的妻子被激怒了，因为丈夫参与了诽谤、中伤她的谈话。作为练习，我让他们坐在地板上，让他用粉笔在他们周围画一个象征着他们关系边界的圆圈。我们用一个泰迪熊代表他的母亲，把它放在粉笔圈的外面。随后他们研究了，当他们将母亲排除在他们的关系边界之外时，他们内在的反应是什么。他谈到他对原生家庭的忠诚，以及母亲侵入了他所有的人际关系。他的妻子讲，她感到轻松，当她感受到边界的安全之后，她能够柔软下来。他喜欢这个圆圈对妻子的影响，所以我们让他练习以合适和慈悲的方式，让他母亲待在圆圈外面。我们还未向丈夫给出建议，他就回家了，打电话给母亲，宣布自己将不再和她讨论他的婚姻关系。对于规则的改变，他的母亲一开始感到很沮丧，但后来逐渐适应了。

// 与防御一起工作

　　伴侣关系中的大多数困难源于一方与另一方之间的相互防御。当一个人采取保护姿态时，这种状态可以在自己的内在和与伴侣的关系中得到探索。例如，如果史蒂夫在面临被伤害的危险时会变得冷漠和疏远，可以邀请他在治疗中故意这样做，同时让他研究有关如何这样做的错综复杂的细节。治疗师也让玛丽·简研究这对她的影响。他可能会注意到，他眯着眼睛，这包含了他的身体动作和言语流动，并将他的能量撤回到身体里面。当她在正念觉知中研究这对她自己的影响时，她可能会把它与在她父亲做类似事情时她感受到的孤独联系起来，可能会体验到保护性的愤怒。这种愤怒仍在上升，这

---

❶　我从整合身心治疗的培训中学会了这种与界限有关的工作方法。

让她免于感受到和父亲在一起时那种深深的绝望。然后，我们可以让她通过"顺势疗法"（一两句话）而愤怒起来，探索这对史蒂夫的影响，并更清楚地了解，它是如何保护她免受潜在伤害的。

　　缺乏经验的心理治疗师倾向于反对来访者的防御系统，而不是帮助他们识别、欣赏和重新认识防御的智慧。当这种情况发生时，来访者唯一能做的可贵之事就是反抗治疗师，而治疗师会将来访者归类为抵抗者。另一种面对防御的方法是支持他们。通过这样做，来访者的防御系统会放松，会感到被同情，被防御系统保护的感受开始自然浮现，而非被强令如此。通过这种方式，治疗师开始获得来访者无意识的合作。

没有经验的心理治疗师倾向于反对来访者的防御系统。

　　这种方法不是矛盾的意图，因为它不是治疗师一方的隐蔽活动。支持防御通常是在征得来访者同意的情况下进行的，目的是研究防御，提供治疗安全性，并允许信息和感受从更深的层面中浮现出来。

　　在躯体工作中，伴侣一方寻找防御系统中的身体组成部分，并让另一方提供帮助。

　　例如，杰克抱怨他要做所有的事，而萨利总是不在他身边支持他。这反映了他对情感滋养可获得性的某些信念以及领会的能力。他说话的时候，我注意到他的头僵硬，像个士兵。我问他，如果萨利帮他抬起头来，这是否可以。他说："可以的。"她温柔地扶起他的头，从他小时候父亲把他培养成一个"男人"起，他就一直在靠自己支撑着。他注意到放开这种控制是多么困难。诸如"没有人会支持我"之类的信念开始变得明显起来。他可以在内在听到父亲的训诫："要坚强，不要依赖任何人。"最后，他开始让萨利支撑他的头，并开始经历早年被抛弃的悲伤，这影响了后来的每一段关系。

心理上的防御总是在躯体上呈现出来。

他反对依赖他人。他试图把头抬高，这是他防御的躯体表现。通过辅助他抬起头，他的身体和防御开始放松，这样他才有从妻子那里得到情感滋养的可能性。

// 手势、姿势、紧张程度

到目前为止，显而易见的是，通过观察伴侣的姿势、手势和紧张程度，我们能了解到他们很多东西，无论是个人还是彼此之间的关系。以下是每种干预类型的一些更具体的例子。

在害怕亲密关系的案例中，用手势工作的方法之一是让伴侣伸手去摸对方心脏的位置，同时感知这一行为产生的内在影响，以及手似乎在对心脏说些什么。这里有两个例子。

卡尔对玛丽很生气。当他这样做的时候，他就陷入了漆黑的私人世界，对他的妻子视而不见。我们的实验让他调整目光，把她包含进来。我们注意到，当他与她进行眼神接触时，有关她的残酷、危险的形象立刻消失了。

当杰西卡和丹来到治疗室坐下时，最明显的事情就是他们脚踝的紧张程度的差异。丹表现得不能再放松了，而杰西卡则保持高度紧张，不停地摆动她的脚。治疗师可以从中推测出他们在时间、金钱和共识方面的分歧。当指出这些差异并与他们讨论后，他们开始放松下来。在接下来的治疗中，她说她不再觉得有必要让他像她一样。作为一种替代性的干预方法，我可以让他们的脚踝像对方那样（这会镜像反映他们的心理过程），或者我可以让他像她一样保持高度紧张，这样她就不用独自这么做了。

// 伴侣雕塑

"一张图胜过千言万语。"伴侣雕塑是非常有价值的。特别是对于那些善于言辞却无法长时间停下来注意到自己所作所为的人来说，让他们为自己的关系动力做雕塑是非常有用的策略。

这一技术也被维吉尼亚·萨提亚用于家庭治疗中。她会告诉来访者采用能反映出他们在家庭中的心理动力状态的姿势。例如，**指责者**（blamer）会被要求用手指指着**讨好者**（placater），而讨好者则会跪在指责者面前请求原谅。在这种方法中，伴侣双方会自发地从内在形成雕塑，而不是由治疗师进行指导。特别是对于言语能力强的伴侣来说，这是一种深化治疗的有效方法，并且可以获得在言语互动中不太容易获得的治疗素材。

这种方法如下：让这对伴侣停止他们正在做的任何事情，注意他们和伴侣采取的心理姿势。让他们想象一个实体的雕塑，它将会怎样体现这种动力。每个人可能会形成不同的东西。然后让他们中的一方安静地引导自己和伴侣，一起摆出这个精确的姿势——并维持一分钟，注意他们身体的感觉，以及它唤起的任何记忆、形象、感受或紧张。一段时间之后，请每个人进行报告。从这里开始，可以继续以各种方式进行探索。伴侣可能会夸大或缩小他们的某些方面。他们可以寻找其与自身姿势的关联。一方可以改变他或她的姿势的一部分，而另一方可以从内在注意，他或她是如何被影响的。最后，在维持另一个人的雕塑之前，最好让伴侣重新创造一个符合他或她的理想的雕塑（如果有时间的话）。在这一点上，对于伴侣来说，寻找自身抗拒这种理想雕塑的部分也是非常重要的。

例如，当霍华德和苏珊进行塑像时，一个转折点出现在了他们的治疗中。他坐在房间的一个角落里。她向他伸出手来。他用一只手示意，用另一只手挡住她。当他探索每只手的感受和意义时，他能够研究自己内在的不同部分对于亲密关系的冲突。我们可以实验，如果只有一只手是有效的，且当她更加靠近时，他会是什么样子，是否会打破移情的恍惚状态，开始去体验她是他的妻子，而不是富于侵扰性的继母。

// 打破移情的恍惚状态

我们都熟悉过去充满情绪负荷的形象叠加在现在的体验上的情况。当移情发生时，一个人的伴侣似乎与之前的亲密人物有不可思议的相似之处。伴侣治疗的挑战之一就是打破过去的恍惚状态。下面是应用技术的例子，它虽有争议性，但可能有助于实现这一结果。❶

黛比小时候曾被父亲猥亵过。当丈夫约翰伸出手来触摸她时，她立刻被恐惧和厌恶所击垮，这种方式甚至可以被她解释为一种温和的性挑逗。当然，由于男性尊严和被拒绝，约翰会产生一些连锁情结，这很容易被黛比的性退缩所触发。在治疗的中期，我们开展了一个旨在打破约翰和黛比父亲之间的自动移情联系的实验。虽然她在理智上能区分他们，但在情感上，她将他们合二为一了，她父亲的形象被叠加在约翰身上，这使得性关系的发生毫无可能。在充分描述该实验并征得双方同意后，我让黛比进入内在，确认她内在的感受，然后让约翰知道，她准备好了。当她睁开眼睛的时候。我让他开始向她的手臂伸手（在她指定为"安全"的地方）。他使用慢动作，以便她追踪自己的体验，直到恐惧和厌恶开始显现。这就是移情发生的躯体点。在这个时候，我让他对她说："黛比，我是约翰，你的丈夫。我不是你父亲。我爱你，我不想伤害你，在任何时候，你都可以对我说不。"她接受了这个事实，

---

❶ 我非常感谢德维·雷科兹提供的这种方法。

她的情绪也平静下来了。我们试了三次，才有可能在不触发她以前的反应前提下，让他真正地触摸她的手臂。然后他们成功地将这种方法应用到他们的性关系中。他也更加同情她的纠结和痛苦，并将她的性拒绝个人化到一个更小的程度，以此作为实验的结果。

// 诗歌

诗歌能深刻地影响人们。我桌上有一摞诗。有时，一首诗可以直接表达来访者的处境或困难，我会在来访者正念觉知到它所唤起的东西时读给他们听。我给正在学习成为一名职业顾问的来访者读了一首诗，它是关于如何唤起人们最好的一面的。她深深地哭泣着说："现在，我清楚自己想要什么了。"这首诗触动了她的内心中关于深情奉献的部分。

// 讲故事

讲故事是一种传统的交流智慧的方式。它经常能进入意识、心智之下的素材。有时候，人们像孩子一样听故事，这种状态比成人状态更具可塑性。在实验的结构中，治疗师首先要求来访者专注，然后讲述故事、追踪效果，并得到报告。有一次我曾经给一个男人讲过一个我在电视上看到的故事，这个男人围绕着女友的需要支配自己，并在这个过程中失去了所有的自我意识。在这个故事中，一对日本的离婚夫妇发现他们即将角逐日本国际象棋比赛冠军。前夫给前妻打电话说："你知道我们下周三要争夺冠军吗？""我知道。"她答道。他说："不要输给我。""我不会的。"她相当正式地回答。他继续说："我不会让你打败我！"在故事中，她继续与他竞争。我的来访者静静地听着。他沉默了很久，然后眼泪顺着脸颊流了下来。他说："这简直一针见血。"这是他所希望拥有的关系的典范，但他从未让自己拥有过。

// 为伴侣编写脚本

在一种行为治疗中，治疗师可以为伴侣中的一方或双方写一句台词，然后让他们在保持正念觉知的同时说出来。例如，如果伴侣不听对方的话，治疗师可以让其中一个人说："我听到你的感受了。"然后探索说话者和倾听者双方的结果。

// 接管来访者体验的某些方面

有一次，希拉哭了，而乔治安慰她说："没关系，你不用哭。"她不哭了，愤恨地望着他。"你为什么听不见我说话！"她问道。我们本可以探究她因为无人倾听而受到的伤害，但我选择把注意力集中在她的问题上。我问他，当他听到她哭泣时，他作何感想。他说："我觉得我需要让她感觉好点。"我说："你觉得对她负有责任。""是的。"他说。我插入了一个小故事。我听说过弗兰克·辛纳屈❶（Frank Sinatra）的故事。在一次采访中，他被问及女性真正想要的是什么。他回答说："她们只是想找个温柔的肩膀靠着哭泣。"来访者是与弗兰克·辛纳屈同时代的人。所以我提议，在接下来的治疗中，我来负责减轻她的痛苦，而他可以坐下来听她说话，享受她对他的打开和支持。他同意了。她哭了，他欣赏她的眼泪，视若珍宝。我一直向他报告，让他知道我来承担责任，这样他就不用担心了。她有了被倾听的体验，这是她想要的，而他也减轻了承担责任的负担。这为这对伴侣提供了一个参考点，它可以指导包括她的情感世界在内的，他们的未来互动。我只是接管了他内在功能的一个方面（他对她感受的过度负责），这样他就可以自由地体验一些不同的东西了。

// 象征代表

如果伴侣们正在讨论一个不在场的人，比如配偶的母亲或旧情人，他们可以选择一个象征这个人的物体，并将其放置在一个适当的距离。可以通过将人移得更近或更远，或者让一方与这个象征代表进行互动，进而开展实验。你的来访者可以研究他们如何组织建构与被象征之人的关系。例如，如果伴

---

❶ 美国男歌手、演员、主持人，20 世纪的流行音乐代表人物。

侣一方将被另一方排斥在外的**灵性练习**（spiritual practice）所吸引，他或她可以选择代表这种练习的物品。我有许多应用于此类实验的沙盘小人。例如，他们可能会选择一个菩萨雕像，然后把它放在房间里与他们距离合适之处。当他们转向雕像时，他们每个人都能意识到它在关系中的存在及其影响。这种实验提供了心理事件的物理象征。它的目的是澄清、深化和强化伴侣的体验，以便他们进行更有效的探索。

// 修改过去

如果在一次治疗中出现了一种让人想起过去的感受，那么我们就可以相应地对待它。这个人可以被要求回忆起他或她早年的感受，并描述相关的事件。跟随该描述，这个场景可以被重演，以获得更好的结果。

例如，一个女人经常感到被丈夫抛弃。当我问她这是否是一种熟悉的感受时，她回忆起了过去的一件事。在一个周末，她已婚的哥哥回家时只带了一张看马戏的票——他把票给了她的妹妹。我的来访者非常悲伤，整个下午她都把自己关在房间里，她的家人都在忙自己的事，她的妹妹则在沉浸在巴鲁姆和贝利的马戏世界里。没有人安慰她，也没有人跟她谈论她的烦恼。在与哥哥的互动中，没有人支持她的立场。当我们重现这个场景时，我扮演哥哥，而她的丈夫扮演母亲。我把票给了她的妹妹，而她的"母亲"（丈夫）则站起来支持她，并告诉我这是无法接受的。最终，我们用几种不同的方式重现了这个场景。有一次妹妹拒绝了票。还有一次，当她哭的时候，"母亲"进来安慰她。这一切都帮助丈夫理解了她在这个问题上体现出的敏感，并让妻子体验到一些小时候没有体验过的、得到他人支持的感受。重现也带来了其他好处，温柔的时刻让伴侣们感到更亲密了。

// 运用触摸

詹姆斯描述了他最近和艾米的一次争吵。在说话的时候，他看起来还在因为她对他说的一些话而伤心。我触探了这种感受："你仍然感到有些受伤。"

他说："是的。"他知道艾米并没有伤害他的意图，但是他内心深处无法摆脱这种感受，他仍然想要退缩。我问他痛在哪里。他指着自己胸口的中间。然后我请求他允许艾米触摸他的胸部，也就是感受集中的地方。他同意了。当她开始向他伸手时，他开始畏缩起来。我触探了这一点。他觉得她的触碰是有敌意的，就好像她要从他那里拿走什么东西，试图强迫他离开他的保护性退缩。我问他，她是否可以远距离对这个受伤的部分报以同情，而不向他伸出手。他说，那样他会感觉很好。我们试了试。她喜欢自己的真心与他相连。他享受着同情，也不觉得自己需要在准备好之前走出来。他们感觉更亲近了，这成了一种新的关系方式的参照点。

显然，一个人向另一个人伸出手是一种强烈的内在体验的刺激。根据接受者之前的体验和组织建构，它可以被体验为滋养、侵入、强迫、恳求或索取等。伸出手本身就可以作为一个实验，来阐明伴侣双方关于亲密的组织建构。触摸要慢慢进行。跟踪被触摸者，如果这个人感受到其边界以不论任何形式受到侵犯，治疗师就停止实验。

// 应用声音

在实验的基础上，可以鼓励来访者尝试新的行为。例如，对于声音柔和的人，可以进行一个实验，在这个实验中，他（她）对伴侣说话的声音可以更大，也可以更柔和。如果来访者难以设定限制，他或她可以说一句话，比如"停下"或"我不喜欢那样"。这个人可以尝试以更威严、更友善或更脆弱的方式说话，并留意这在内在唤起了什么，及其在系统上对伴侣产生的影响。他或她可以尝试更柔和地说话，以探索这一功能。比起讨论的内容，声音的质感往往会告诉对方更多东西。对伴侣来说，应用这种声音的实验非常具有启发性。

// 边界的实验

在心理上，我们每个人都有一些被训练要避开的地方。我们可能已经学会远离我们的性欲、愤怒、情感、脆弱、冲动、权力、依赖等。可以建构实验，在其中，来访者与伴侣可以试验性地体现这些特性之一。例如，一对避免冲突的伴侣花了很多时间尝试告诉对方他们想要什么，而不是通过压抑他们的需求来避免争议。这种干预与行为疗法的区别在于，其目的不仅仅是练习新的行为，还在于正念觉知地探索来访者是如何围绕这种改变进行组织建构的。在这个例子中，伴侣最初不得不面对他们对冲突的恐惧，在他们愿意尝试新的东西之前，许多以前的有关虐待关系的记忆浮出水面。

在另一种情况下，一对伴侣陷入了一种反复的、自我强化的恶性循环中，因为她对他是如此防备，他不会以她想要的方式支持和保护她。因此，她变得坚强起来，不再那么脆弱和深情了。这反过来又导致他离她越来越远。每个人试图保护自己的行为只会导致彼此进一步疏远。因为情况是如此的顺理成章，且容易被无意识地重复，我认为本质上他们必须立即采用一种新的模式。我让他们用手进行交流。他的双手仿佛在说："我会保护你。"她的意思是："我要让你看看我温柔的一面。"没有言语，只有触摸。我问他们是否愿意这样做，他们同意了。这开始给他们提供一种能够以积极的方式进行自我强化的体验。他们都说一开始很难，因为他们已经习惯了自己的防御姿态，但他们对新方法的效果更满意。在结束治疗的时候，他们的头脑里不只是有了一个建立新关系的想法。他们实际上已经开始尝试了。

// 承认

许多来治疗的伴侣感觉自己长期没有得到伴侣的认可。好的治疗不仅是探索已经产生的痛苦的感受，更进一步的是，伴侣们可以在治疗中尝试欣赏对方。我们应该探索在接受积极的触动时产生的体验，以及那些因给予积极触动而产生的体验。

// 近或远

疏远和亲密是很常见的问题。抱怨一方太疏远或太侵入是伴侣冲突的常见特征。可以通过改变他们之间的距离对潜在的心理问题进行探索，并对这种做法引起的任何事物保持正念觉知。

// 滋养障碍的相关实验

人们常常发现很难吸收滋养。他们拒绝情感滋养，因为他们觉得有义务回报它，他们会觉得被它困住了，好像这种滋养有毒似的。或者，他们可能担心这种滋养是如此短暂，他们必须把自己从失望中拯救出来，所以不如从一开始就不接受它。因此，他们抱怨伴侣不愿意或不能支持他们，却没有注意到他们是如何拒绝了滋养。虽然伴侣不愿提供滋养也可能是一个问题，但研究拒绝接受的情况也是有用的。在这种实验中，可以给接受者提供少量的滋养，并让其研究他或她如何接受或不能接受滋养。

例如，杰克抱怨说，凯蒂在城里做了一份地位高、收入丰厚的工作，回家后总是表现得像个老板。他希望她对他更温柔。我问她是否愿意尝试一下，看看会发生什么。我补充说，我想看看这种尝试在实验中是否奏效。我让她留意，如果她允许自己用温柔的眼睛看着他，会发生什么。❶当她这样做的时候，他注意到了。对于她软化下来的态度，他感到猝不及防。内在一个轻微的声音说："在治疗结束的时候，她又会像个老板一样了。不要敞开心扉，在这一切面前，你就是个傻瓜。"除了把她逼向强硬的内部问题之外，他对她的温和的反应也阻止了她表现出更多温柔，也维持了之前他们共同发展的系统的动态平衡。

// 调整分量

综上所述，人们有时很难吸收滋养。然而，如果滋养足够小，它可能更容易被接受。通常，在治疗快结束的时候，为了帮助伴侣带着希望和进步的感受离开，我会要求他们给彼此一点在这段关系中缺失的滋养。例如，如果

---

❶　私人交流（personal communication）技术，由婚姻家庭治疗师弗朗西丝·维里德（Frances Verrinder）提出。

一个人觉得自己不够成熟、学识渊博，我就会让对方简单地表示欣赏、承认。接受者可以看到接受它是什么样子的，而给予者可以看到他或她的配偶的内在对这种滋养的需求。如果有人在获取某种滋养方面有困难，而这一障碍已经被发掘出来了，那么可以为这个人安排一个实验，让他获得一点点他想要的东西。例如，如果一方很难接受另一方的赞美，我们可以通过让给予的一方向另一方发出赞美，在内在探索这一点。尴尬、不喜欢这样的关注、有关宗教教导的谦卑和／或缺乏权利，这些原因可能会浮出水面。最后，我可能会说："好吧，现在，尽管你不愿意接受赞美，让我们看看你是否能让自己试着接受一小部分赞美。让你的丈夫、妻子、伴侣再说一遍赞美的话，然后看看你能接受多少。"

// 感官实验

一方可以探索不听另一方说话的影响。一个女人觉得在丈夫的注视下暴露自己的感受是不安全的，所以她用枕头搭起一堵墙，让丈夫看不到她在哭泣。她可以被人听见，但不能被人看见。当妻子塞住耳朵时，一个男人觉得和她说话更舒服了。虽然这听起来很诙谐，但它使他接触到对于她的评断无能为力的恐惧，这种恐惧阻止了他接近她。

// 夸大或抑制

为了更清楚地了解伴侣组织建构的各个方面，任何一方都可以被要求夸大或抑制相关的行为。比如，保罗可以被要求更多的退缩而不是展现（表达），并觉知到这个过程的细节，因为它影响到了伴侣和他自身。

// 重复慢动作

伴侣之间的互动如此之快，以至于治疗师很难注意到外在行为背后的内在动力。当一种互动被放慢并在正念觉知中重复时，之前无意识的内部素材就会进入意识中。治疗师可以强调任何互动的程序，并要求伴侣在正念状态下慢慢重复。一个人可能会被要求重复刚刚使用过的短语（比如"我对你真的很失望"）或者一个动作（比如眼神变得强硬）。这些是最简单的实验，但它们却将伴侣引入了正念觉知的世界，帮助伴侣建立一种"观察者自我"的关系，并帮助他们简化行为的过程，同时提供给他们内在心理和互动议题更深层次的信息。

// 节奏

通常，伴侣的冲突与节奏的差异有关。比起另一方，一方可能思考、说话、走路、决定或移动得更快。慢的人习惯性地感到被强迫，最终开始抗拒伴侣。快的人会感到沮丧，并倾向于催促他或她的伴侣。这样的实验设置可以包括让一个人说话或移动得更快或更慢，然后研究这种改变对每个人内在，以及对整个系统的影响。

// 言语实验和支持防御

在关于防御和抵抗的章节中，我们将对支持防御进行更全面的讨论。在这种方法中，治疗师或伴侣可以为来访者做他或她习惯为自己做的事。在我之前提到过的一对来访夫妇中，妻子露丝拒绝性爱。当我对这对夫妇说"和对方做爱是可以的"，我很想知道他们身上有什么东西在抵抗性爱。露丝听到一个内在的声音说："不，不可以的。"当我问她这个声音的特质时，很明显，那是她童年时期牧师内化的声音。我请她用同样的声音训练我，使用准确的音调、音量、节奏和她内在听到的声音的情感内容。接着，我让她丈夫说："跟我做爱是可以的。"而我接管了牧师的声音。从外在听到这句话，使她对这种压抑有了不同的看法，并开始反抗而不是内化它。

// 木偶

木偶用途广泛，可以被用于许多治疗场合。他们经常能做来访者不能做的事情。它们可以减轻来访者在一段关系中承担的特定负担。一对伴侣每次都会有相同的争吵。为了减轻他们的负担，我让两只泰迪熊继续为他们战斗，而人类伴侣则在一旁观看，看看他们可以了解到有关自己的什么信息。这是一种唤起伴侣观察者自我的方式，同时也将他们置于一个自我强化的系统之外。如果一个人的防御很强，也可以使用木偶。治疗师可以让木偶代表这个人更脆弱的部分，看看它对这种情况有什么看法。一对伴侣可能需要表演一场木偶戏，以展示他们之间的冲突。表演结束后，他们会被要求创造一个全新且更令人满意的结局。这需要运用他们的创造性思维来解决问题。

// 艺术

　　艺术是一种能引起共鸣的媒介。人们可以画出影响关系的、否认的或被触发的部分，并相互展示这些画。艺术表达可以满足人们免受伤害和自我保护的需要，让人们远离陷入困境的感受。治疗师可以让伴侣画一幅印象派的家谱图，用颜色和任何他们想要的形状来表现每个家庭成员。家谱应包括来访者在纸上的空间位置以及与其他家庭成员的关系。它的颜色和图案应该体现出每个成员的角色及其对家庭的情感影响。这些家谱可以相互分享，并可能引发进一步的实验。伴侣们也可以画出他们的症结所在，或者简单地画出他们自己在这段关系中的样子。这就排除了程序化的语言交流，帮助他们越过争吵看待问题。他们如何在一起绘画也可以被用于诊断，应该被仔细地追踪。

// 身体化

　　发展心理动力的身体表征是治疗的一个有力工具。这有助于澄清动力，并从身体中唤起更深层的信息。我治疗的一对伴侣陷入了这样一种模式：她试图让她的男朋友在婚姻或孩子等问题上有所突破，而他会拒绝。我建议我们把它身体化。我让他们站起来，并告诉她在他反抗的时候牵着他的手，带着他在房间里转。他们开始这样做，然后马上停下，笑了起来："这就是我们走路的方式！"他们说。他们一起散步的方式是他们关系中这种核心模式的象征。一旦动力被身体化，就可以探索每个人的部分，以及这些部分是如何系统地协同工作的。他们就这样系统地研究着她想拉他的倾向，他想抵抗的倾向，以及这两者是如何互相加剧的。在此之后，他们可以开始创造一种新的"一起行走"的方式。

// 相反的争论

在来访者完全允许的情况下，治疗师可以有意识地让一方或另一方参与一场争论，在这场争论中，治疗师代表的是来访者习惯性保持的观点，而来访者必须持相反的观点。例如，在经历了三年的婚外情之后，莫妮卡仍然愤怒地拒绝对迪伦敞开心扉。她说这不值得，他会再次欺骗她，而且他也不符合她心目中的完美男人的形象。但她还是维持了这段关系。当她反驳自己的观点时，治疗师请求她允许自己成为她。让别人代表她通常的观点，让她能够以一种比试图说服她放弃通常的立场更有力量的方式探索另一边的自由。这必须得到来访者的许可。

// 刻意为之

当山姆感到生活停滞不前时，梅尼开始批评他，并让他知道他现在的心理和精神状态与香蕉鼻涕虫相似。然后，山姆开始为自己辩护，攻击了梅尼性格的一部分。一种治疗干预是让山姆故意停滞不前，让梅尼研究这对她的影响。

// 空间

伴侣之间可以坐得很近，也可以坐得很远。他们保持的物理距离对诊断很重要。爱丽几乎坐在肖恩身上了。他们手牵着手，甜蜜地交谈着。可以做一个让他们离得近一点或远一点的实验。

// 变成伴侣不想拥有的那部分

有时争吵是由于一方把自己的一部分投射到另一方身上，然后批评对方。一个从小就被培养成有能力、有控制欲的男人会批评他的女朋友表现得像个"迷失的小女孩"。这里的挑战并不一定是让他的女朋友摆脱依赖，而是要探索，他如何被囚禁在一个有能力的角色中，无法为自己更脆弱的部分留出空间。系统性地，他对依赖的不情愿迫使她表现出属于两个人的依赖。通过让他表现得像一个迷失的小孩，并注意后面发生了什么，他可以意识到自己的信念、世界的模式和男子气概，这些迫使他成为一个超人，而不是一个完整的人。

/ 实验态度

为了开展体验式治疗，治疗师需要体现特定的品质和态度。这在体验干预的设计和实施中尤为重要。下面是最重要的品质。

// 开放性和灵活性

当你设计体验式干预并在来访者身上实践时，你永远无法确定来访者是否对实施这种干预感兴趣或对此感到舒适。我曾经向一对伴侣提议做一次雕塑，他们的反应是："很抱歉，我们不打哑谜。"有时候，你可能会想出一个绝妙的干预方法，但却完全忽略了伴侣的情况。如果他们参与其中，方法就会失败。谨慎地将伴侣的反应与你的体验干预建议结合起来，而不是坚持你的计划，这是很重要的。实验是对探索的邀请，而不是要求。治疗师不应该在一对不情愿的伴侣身上做实验。然而，与伴侣一起研究他们的阻抗的本质，这可以极具启发性，只要这不是为了让他们参与你的行动计划。在治疗师对接下来要做的事情没有偏见或偏好的情况下，最好的作用才能被发挥出来。

// 对治疗过程保持信心

作为治疗师，你必须能够适应不确定性。你可能对一个实验的结果有想法，但的确不知道接下来会发生什么。也许在下一秒，阻抗和眼泪就会出现。对来访者的疗程信任意味着治疗师乐于迎接之后出现的任何事情，并将其作为自我学习的入口。这意味着当有机自发的存在展现在你面前时，要学着接受和认识它们。

// 好奇心

最好的实验来源于伴侣和治疗师的好奇心。什么会自然而然地吸引他们的注意力和兴趣？因为治疗师不知道任何实验的结果，他或她的态度需要有一种好奇心："我想知道这将如何展开。"最近在观察一对伴侣时，我注意到名叫朱迪的伴侣会说："等等，等等，等等……"口头语延伸到了他们讨论的话题上。我能听到她下意识地对别人说这句话，而不是对她的伴侣。这引起了我的好奇心。我请他们让我做点什么。我不知道这会带来什么。我在一张纸上写下"我会等你"，并让海伦对她说这句话。朱迪回答说："我能听到有人这样对我说，但我不知道是谁。"我说："慢慢来，看到最后你能不能看出来。"眼泪开始顺着她的脸颊流下来。她说："这是我奶奶。在我成长的过程中，她是唯一一个把我当孩子的人。"这种强烈的情感让我们所有人都感到惊讶。

// 鼓舞人心

无论实验的结果是什么，都值得庆祝。你的热情、开放、接受和渴望体验的展开，有助于创造一种治疗亚文化，使你的来访者的内在探索活跃起来。因此，如果来访者说，实验的结果是对信念的澄清，例如，"我必须为其他人的感受负责"，治疗师的工作就是把它作为展开的下一层。这与治疗师需要修正信念的态度不同。无论实验的结果是什么，都值得庆祝。

/ 小结

实验是让疗法活灵活现的有力手段。它们把心理治疗从讨论的领域带到体验的领域。不可否认的是，这种干预的结果是发自肺腑的，它们帮助你的来访者抵达了远超礼貌交谈可能达到的领域。通过练习 4 来回顾实验。

练习 4　实验

1. 目的和设置

实验的目的是让人们意识到，一个人或一对伴侣的系统是如何围绕一个特定的议题组织建构起来的，进而研究和探索这种组织建构。

实验是在正念觉知的状态下进行的，应用当下的感知体验。几乎任何技术都可以被具有实验和好奇态度的治疗师设计成实验。只要在许可和正念觉知的情况下进行实践，你基本上可以在任何地方使用任何东西。

2. 措辞

"当……的时候，研究一下会发生什么。"

"当……的时候，看看会发生什么变化。"

"当……的时候，注意发生了什么……"

"你想做个实验吗？""让我们试试这个……"

"我在考虑……你愿意试试吗？"

"你对……感到好奇吗？"

3. 实验类型

- 夸大或抑制

- 放慢速度或重复

- 节奏的变化

- 言语实验

---

❶ 经锡达·巴斯托（Cedar Barstow）许可后改编。

- 支持防御

- 身体化

- 研究外部刺激的影响

- 在当下想象过去，研究对此的反应

- 变成伴侣不想拥有的部分

- 承认

- 看看当你们在一起的时候会发生什么，顺其自然，让体验发展

- 改变一个人、物体或象征的物理距离

- 保持眼睛（耳朵）张开（闭上）

- 伸出手来

- 运用触摸，或者想象触摸

- 学习、提供或接受滋养

- 改变习惯的模式

- 调整分量

- 运用木偶

- 运用艺术投射

- 运用心理剧

- 写台词

- 内在部分的外化

- 运用动作或声音

- 相反的争论

- 在正念觉知中重复一种互动

- 设置边界

- 关注手势、姿势和紧张程度的实验

- 伴侣雕塑

- 打破移情的恍惚状态

- 运用诗歌

- 讲故事

- 用象征代表

- 修改过去

- 改变声音模式

- 将心理模式身体化

第 9 章

治疗防御和抵抗行为

伴侣治疗的核心是探索伴侣中一方的防御系统如何与另一方的防御系统进行互动。人们总是对抗他们亲密伴侣自我保护的企图。一个人保护自己精神和心灵的方法往往会给对方带来情感伤害。这些情感伤害会唤起伴侣的保护机制的反应，再次触发他（她）的防御。两人眼中全然没有对方的优点，双方的互动沦为被高度触发的伴侣不断尝试处理的、难以忍受的痛苦。举例如下：

珍妮在成长过程中感到自己不被需要、不被人爱。作为一个成年人，每当有一丁点自己被保罗忽视的迹象时，她会把不爱她的父母的情绪化形象转移到保罗身上。例如，有一次保罗晚回家一小时，珍妮为此感到心碎，并坚信对于保罗而言自己不再重要了。这种感觉太难受，以至于她找上老朋友——愤怒来帮助她。她让自己看上去冷漠无情，以一副情感失势的防御姿态在门口迎接保罗。她把眼睛眯成狭长的缝，一边急促地呼吸，一边对自己重复道："如果再让他接近我，我会下地狱的！"一场精疲力竭的会议之后，保罗回到家，这场会议比预期长了一小时。保罗并没有意识到即将到来的暴风雨。当他走进屋子，他马上感受到了一丝不对劲，尽管他不知道是哪里不对劲，也不知道线索来自哪里。在内心深处，保罗想起了他的父亲，当母亲结束了在工厂劳累工作的一天，回到家的时候，他就会用一声责骂迎接她。瞬间，保罗的自我保护机制打开了，他变得安静且无助，在他的成长过程中，这一招很有用，可以使他免于成为父亲的泄愤目标。但是，这样的行为只让珍妮更加确信自己的想法是正确的——"保罗对我根本不感兴趣。"伴侣中一个人的自我保护行为对另一个人来说是有害的，并且会导致大量类似的形象移情以及防御的发生，而这些行为又加剧了彼此的形象移情和自我防御。这样的互动将成为接下来治疗的核心。

亲密伴侣往往会试图拆毁对方的防御，因为这些防御如此不堪一击。在面对珍妮的愤怒时，如果保罗没有退缩就好了。如果保罗没有应用愤怒的支持和力量来掩盖他的恐惧和空虚就好了。可惜知易行难！珍妮可以对保罗说，你太退缩了，为什么你不能热情一些呢？保罗可以对珍妮说，你太易怒了，为什么你不去做心理治疗呢？两个人都希望说服对方——他（她）的防御是病态的，他（她）会放弃的。然而，这在现实中难以实现。

与上述方法相比，支持防御意味着180°的转变，与此截然不同。对于治疗师或者来访者伴侣而言，否定来访者的保护性心理活动似乎作用不大。如果治疗师否认来访者的防御系统，来访者通常会增强其保护姿态。来访者感到不安全，治疗过程就会受到影响。因此，一种不同于此的治疗心理防御的方法应该更加有效：支持，而不是否定。这个方法基于莫舍·费尔登克赖斯（Moshe Feldenkrais）和罗恩·库尔茨的著作（他们借用了道家顺应生命的主张并将其应用于防御）。策略派治疗师很清楚地知道，人们更倾向于拒绝变化而不是接受变化。悖论式干预措施就是为了兼容人类的这种倾向而发明的。进行体验性工作时，我们不会尝试着欺骗或操纵来访者，但我们正念觉知到人们会出于良好的动机做出防御并将其维持下去。防御系统是为保护精神和心灵而生，如果没有防御机制，一个人的自我会十分脆弱。防御是有创造性的、聪明的应对机制，并且是我们作为一个物种的心理适应能力的体现。不幸的是，当安全防御机制在整个世界中变得僵化和过度泛化，它同时也变成了一座牢笼。对待四口之家中暴躁父亲有效的方法也许对伴侣起不了作用（或者说这样的方法在珍妮的案例中没有效果）。在试图击破防御之前，首先要支持和赞美它。

在试图击破防御之前，首先要支持和赞美它。

支持一个人的防御会让其放松对防御系统自动反应的警惕性。支持防御的目的是帮助来访者或者伴侣们意识到防御意味着什么，同时使防御变成自愿的而不是被迫产生的。这也是一种与对方建立深度情感联盟的方法。如果保罗曾把手放在珍妮的胸前和背后，通过不断按压来复制珍妮内在产生的压力，珍妮也许不会被迫承受身体防御机制带来的痛苦，她感受到的孤独也会被粉碎。她会开始意识到防御意味着什么，因为她不会把所有力气花费在自我保护上面，她的伴侣会保护她、帮助她。如果这样的话，保罗和珍妮会得到一个不一样的结果。当然，这种结果并不总是在治疗室外发生，但是我们可以教人们采取不同的方法对待伴侣的自我防御，同时我们可以制造机会来支持他们的防御而不是企图击破它们。我们可以顺势而为，而不是试图压制比我们强大的力量。没有人比另一个人的防御更强大，为什么要与之斗争呢？

就最简单的形式来说，支持防御需要帮助来访者做出自己特有的内在或外部行为。因此，如果伴侣中的一方离开对方，在其保持正念觉知的状态下，治疗师可以帮助他离开。如果一个人表现出自我依赖，并且是通过僵硬和竖直地挺着自己的头和脊柱来表现这一点，伴侣可以帮助其完成这个动作，从而减轻来访者的负担。这能够揭示隐藏的信息并帮助伴侣围绕对方的防御进行调整。

/ 支持什么

以下是可以给亲密伴侣的治疗师提供支持的一些领域的建议。基本原则是支持来访者认同的或者为自己而做的事情。也就是说，如果来访者被认为正在压抑自己的感受，治疗师此时应该帮助来访者免受它的伤害，而不是逼迫来访者说出来。如果来访者不能对伴侣敞开心扉，可以帮助其进一步封闭内心并用正念去觉知这种行为，而不是强迫来访者打开内心。这样做会带来相反的效果，因为一旦有人支持他们的防御，一般来说人们最常见的做法是自行从自我防御的保护中走出来。如果他们没有这样做，至少他们会更清晰地知道如何探索防御，而不至于让其成为治疗过程中的一大障碍。伴侣想解除对方防御的做法是徒劳无功的。作为治疗师，不要让自己陷入同样的错误。以下是一些在治疗防御中可供参考的例子。

// 声音、想法、信念

信念和声音常常来自人们的内在。例如，当生活中出现了难以解决的事情，芭比和肯特就会互相疏远。我告诉他们，向伴侣展示自己的脆弱是正常的。肯特说他的大脑不允许他这样做，我便问他，他的大脑是如何指挥的。他答道："开什么玩笑！在她对你做了那些事之后！"基于此，我设计了一个能让我控制他的内在声音并且能使他了解内在的实验。我跟芭比解释："这并不一定是我的想法，我只是通过大声说出他的心声，让他的内在世界更加明了。获得允许并唤起他的正念觉知之后，我建议芭比对他说："你可以对我展现你的脆弱。"同时我接管了他对展现脆弱一面的抵抗。几分钟之后，当他在听芭比说话时，我用了与他一样的话语、节奏和声调。最后，他说："够了，我不想再听了，这不是我想要的生活。"通过外化这个议题，他有了新的看法。

// 物理化

当我们用枕头从视觉上把她和丈夫分隔开时，一位不想在伴侣面前暴露情感的来访者感到十分放松。我们用物理方法从外部完成了她内在想做的事情。我们把防御实体化，然后支持这些防御。她开始思考防御背后的感受是什么，而不是一味地把自己隔绝在伴侣之外。在治疗结束时，我们做了一个实验，发现她允许她的丈夫看着她了。在自己的保护行为得到认可以及认识到防御背后的感受之后，她不再抗拒与伴侣建立联系。

// 表达和冲动的阻碍

在一对伴侣中，妻子不愿表现她的愤怒，并因为这种自我表达障碍不断地感受到自己的权利被剥夺。她无法利用愤怒在关系中设置限制或维护自己的需求。表面上顺从了一段时间后，她变得沮丧，感到自己的权利被剥夺，然后指责她的丈夫自私、以自我为中心，但这样的做法对她根本没有用。于是我们探究了她是如何抵抗生气的冲动的。我们设计了一个实验，在实验中与丈夫无声地接触时，让她想起愤怒的事情。我开始接管她来自超我（superego）的指令："不要说话，我会处理。他只会被激怒，这对你来说更加糟糕，女人不能被激怒，你可以和愤怒和谐相处。"最终，她被激怒了，不是对她的丈夫，而是对那些多年来阻碍她的信念，以及那些在她生活中大肆宣扬这种信念的人。

// 冲动

治疗师可以控制被抑制的冲动。在前面的例子中，在我让她击打枕头或者鼓励她表达愤怒时，妻子可能想到了让她感到愤怒的事情。当我按照这样的方式鼓励她时，我会事先让她注意发生了什么。最可能出现的情况是，她对表达愤怒的阻抗会更加清晰地浮现出来，以便我们更好地研究它们。这个实验的目的是唤起对愤怒的阻抗，而不是像 20 世纪 70 年代的**枕头宣泄疗法**（pillow bashing therapies）那样意在得到宣泄。许多治疗师仍然会试图推翻防御，鼓励来访者表达自己的感受，却没有意识到这些鼓励会给来访者带来什么。在来访者的心理上，他们对自己的不善表达感到羞耻的情况经常会悄悄发生。顺从的来访者会服从治疗师的安排并强迫身体内的感受被表达出来，结果是来访者对愤怒和表达的信念依旧顽固地存在，而治疗的合作关系会被破坏。

在另一个案例中，在治疗接近尾声时，我看到乔治娅想伸手抱住弗雷德，她的手臂缓缓跃过沙发向他靠近。我说："你正在向他伸手吗？"她回答说："是的，我不太确定这是否合适。"我问她有什么不合适的地方，她说弗雷德可能会变脸并在此之后拒绝她的靠近。基于此，我首先通过轻微限制她手腕的活动来阻止她手臂往外伸的冲动，然后我在口头上支持她，重复她对自己说的话，阻止她向弗雷德靠近。当我这样做的时候，她与他产生联系的冲动便会增强。并且，她更加意识到自己是如何封闭自我，然后指责他的退缩的。

// 手势或者动作

也可以支持来访者的手势和动作。玛丽·简即将来到办公室，通常情况下，在开口说话前，她经常会拿起一个枕头放在胸前，这种习惯性的行为通常是提供支持的有效媒介。我问她能否让丈夫帮她拿枕头。随后在她的允许下，他坐在她身后，轻轻地将枕头靠在她身后。我认为这会让她体会到被支持，并且增加她在治疗过程中的安全感。然而让我意外的是，她说自己非常不舒服，必须由她自己抱着枕头才能感受到安全感。事实上，她意识到了她多么需要自己给出的安全感。在过去的日子里，她不得不保护自己，并且不想让任何人代劳。这解释了她自我依赖的过程以及一些不让丈夫靠近的行为。她通过把枕头抱在身前来避免已知的危险，我们很清晰地认识到，对这样的行为的进一步探讨是十分重要的。

// 自我支持和姿势

在治疗中，坐在斯蒂芬妮面前时，疲惫又沮丧的泰德习惯性地将头靠在手上。他说他在生活中感到孤单。让斯蒂芬妮帮他把头抬起来，是帮助他们建立情感联系并消除他的孤独感的一种简单方式。我认为她会乐意，便问她是否愿意这样做。她认为这对不愿让她靠近的伴侣很有用。而当她做出这样亲密的支持性行为时，一滴眼泪从泰德的脸颊滑下。

// 紧张程度

治疗师或者伴侣可以帮助来访者接管紧张。有这样一个案例，乔在与艾米接触时会感到腹部肌肉大幅收缩，他身体的一部分想让其尽可能地保持不动。我们设计了一个实验，让艾米帮助乔收紧这部分肌肉。乔告诉艾米她要用多大的、合适的力气，才能得到与他身体自行反应一样的结果。当乔保持正念觉知而艾米帮助乔收紧肌肉时，"我不会让你们进来的"这样的话出现在乔的脑海中。他用心感受这些话，并让他们在脑中回响，从他的母亲开始，他身边所有人的样子开始浮现在脑海之中，他想通过在情感上把他们拒之门外的方式惩罚他们。他开始意识到这样的自我保护策略和对他们侵犯和遗弃行为的惩罚是如何转移到他与妻子的关系中的。然后我们可以采取小步骤把艾米从乔对母亲的投射中分离出来，慢慢地让艾米进入他的世界。

// 隐喻性的支持

罗杰和山姆已经因为山姆总是没空争吵了一段时间。我让罗杰给这场争吵作一个比喻，包含三个部分——代表他自己的部分、代表山姆的部分、代表他们经常性争吵的部分。他说："正如我走过一片狂风刮过的平原，平原上除了一间亮着温暖灯光的小屋外，什么也没有。来到小屋的门前，看见里面有人，于是我敲了敲门，问道：'我可以进来吗？'里面的声音说：'走开！'"我问他："接下来发生了什么？"他说："我试着把那该死的门踢开！"然后我问山姆："这时候你会怎么做？"他答道："我会尽我所能把门堵住。"这个例子非常经典、清晰，我们可以看到，伴侣中一方想打破对方的防御带来的相互作用，这也是伴侣之间经常发生的现象。人们本能地反感防御，然而他们越是排斥它，它就越强大，这也会导致人们在一段感情中感到挫败和不安全。我让他们再想一个新的比喻，这次罗杰会帮助山姆自己待在小屋里，看看山姆的内在会唤起什么。新的比喻是这样的："我走在冷风呼啸的平原中，看见这个小木屋，敲了敲门。山姆叫我走开，我对他说，我给他带了一马车的砖头和砂浆，帮他建更牢固的房子，不让外人进来。"接着我问山姆，这时候他会说什么？山姆笑着说："我马上出来！"

综上所述，我们可以通过言语、身体、隐喻等方式提供支持。在言语支持防御方面，治疗师或者伴侣可以支持来访者以习惯的方式说出内在的声音。接管来访者的声音、信念以及想法也属于这个方法的范畴。当紧张、手势、姿势和抑制或者表达的冲动出现时，可以采用身体支持。正如以上故事提到的，在编故事的时候可以采取隐喻性支持。

来访者在接受帮助的时候可能是主动的，也可能是被动的。❶

/// 主动的

治疗师或者伴侣可以支持来访者对表达自我的抗拒，比如，当来访者感到表达自己很困难的时候。当伴侣或者治疗师抵制这种行为的时候，来访者会积极主动表达他们的感受、冲动或者动作。当这种情况出现时，来访者必须保持正念觉知。治疗师或者伴侣要支持这种抵抗，它通常会让来访者更想要表达自我。阻止一个想触摸伴侣的手臂的胆小女性向伴侣伸出手就是主动支持的例子。

/// 被动的

在提供支持方面，当另一方或者治疗师代替来访者进行表达时，来访者可能会保持被动的状态。例如，对于那些总是为同样的问题争吵的伴侣，治疗师可以让他们坐下来，好好放松，在用两个木偶演示他们的争吵时保持正念觉知。这样可以在他们建立关系中的观察者自我的过程中节省时间、减轻

❶ KURTZ R. Body centered psychotherapy: The Hakomi method[M]. Mendocino, CA: Life Rhythms, 1990.

痛苦。

以下是来访者被动地被接管的一些例子：

①像来访者的内在声音那样，治疗师鼓励来访者安静下来，举止端庄，
始终保持被动的倾听状态；

②伴侣中的一方可以支持另一方身体的一部分，如头或者脖子；

③伴侣或者治疗师可以支持来访者的防御，比如，来访者用枕头把自己
和另一半隔离开来。

／ 何时支持

就像所有的体验式干预一样，在进行干预前，必须要建立同盟关系，让
伴侣来访者在合作中体会到安全感和被理解。做到这一点后，就可以去探索
一段关系中的心理情况和双方的互动组织建构情况。随着治疗过程的深入，
抵御和防御就会变得有迹可循。事实上，伴侣治疗很大程度上是在探索伴侣
的防御系统以及了解他们如何相互作用。当这些防御变得清晰时，治疗师必
须保持警惕，提供一个支持的环境，而不是试图消除它们。在这方面，支持
防御的方法是非常有效的。

／ 谁来接管

有些情况需要治疗师的支持，而有些情况则需要伴侣提供支持。一般来
说，最好不要让亲密伴侣扮演一个可能被视为不支持或危险的角色。要求来
访者的伴侣帮其保护脆弱的内心或者支持其想要克服的防御，这可以加深二
人之间的亲密感和安全感。支持被压抑或者被抑制的心声，这样的行为最好
是由治疗师来做，而不是来访者的伴侣。治疗师要做的是客观反映来访者的

内在过程，比如，"如果你同意的话，我会替你接管内在叫嚣着'不要依赖对方''对方会离你而去'这样的话。这不是我的个人看法，如果我们能听见这些心声的话，我们也许能够更清楚地了解它们会如何伤害你。"这样的方法比较好，因为来访者与其内在的声音保持距离。但是如果伴侣说："不要依赖我，我会离开你的"，来访者会认为这恰恰证实了移情和核心信念的真实性。

/ 如何接管

当治疗中出现一个似乎适合支持或接管的元素时，治疗师需要在它存在的时候尽快接管。例如，如果一位男士双手交叉、皱着眉头，你可以让他的妻子帮助他，而不是抱怨他的身体有多么僵硬。

// 支持一切他们所认可的事物

始终支持来访者所认可的事物。在这个例子中，丈夫认可体内的防御系统。如果妻子想撬开他的手臂，他就会把它们抱得更紧。一方应该支持另一方正在进行的事情。如果你支持例子中的丈夫，应该帮他收拢双臂；如果你支持妻子，应该在她的注视下，把他的双臂分开。

// 解释并请求允许

在开始治疗前，向伴侣说明实验过程，在开始前获得他们的允许。

// 复现内在世界

尽可能重现你支持的内部或外部事件。例如，如果你的内在出现了一个严格的超我声音，它告诉你："好女孩不应该是性感的。"找出声音的语气、节奏和确切的用词。如是是物理性事件，如那个拿着枕头的来访者，找出压力的大小以及它应该被置于身体的何处。训练来访者做这项任务的人可以是你，也可以是来访者的伴侣。一旦开始，询问来访者自己做得是否合适，是否需要更大的压力、更大的音量、更快或更慢的节奏等。为了使体验有效果，在外在复制来访者内在发生的事情是非常重要的。

// 促进正念觉知的产生

支持防御通常要首先唤起接受者的正念觉知。这能够让其更深刻地感受到内在反应的微妙之处。确保在支持来访者时，你能深入内在并观察其内在的体验。然而，这条准则有一个例外。当来访者被情绪压倒时，不应该被唤起正念觉知。当治疗师和伴侣深入倾听和支持来访者任何自发的行为和表达时，治疗师和伴侣的角色可以起到最大的作用。例如，如果一个人在哭泣时用手捂住脸，治疗时可以让他的伴侣帮助他隐藏感受，这可以帮助他管理自己的感受。这将使他更倾向于表达，因为他不必花费大量精力隐藏自己的感受。

// 追踪

像所有的体验式干预一样，追踪那些非言语信号，让来访者从语言上对它们进行解释。确保追踪两人的行为并得到双方的解释。例如，如果你要求妻子帮助丈夫收紧手臂，找出他身上被唤起的东西及其对她的影响。有时候提供支持的伴侣会因为深入参与另一个人的内在世界而深受触动，这种现象在人们参与这样的实验的过程中很常见。需要注意的是，要确保提供支持的人身体不会感到不适，并且不会在实验过程中受伤。

// 深化

只要有新的信息出现，实验就继续进行。无论出现什么都要追踪并利用之前提到的深化工具，使来访者的体验得以深化。显然，一次只能专注于一个人身上，但是不要忘记，还有另一个人在场，她或他的体验有待展开。

/ 支持防御的功能

在治疗上，支持防御可以带来许多好处。**❶**

1. 增强感知力

当防御得到支持时，来访者不需要在抵抗和防御上投入精力，因此来访者会对潜在的信息更加敏感。比如，如果詹姆斯长期抵御珍妮斯的入侵行为，他的意识可能会注意到任何可能的入侵迹象，他会把所有精力花在阻止其发生上。但是，如果有人能以让他放松的方式，帮助他躲避他人的入侵，他会对内在的体验更加敏感。他会开始注意到对企图掌握他情感世界的母亲深深的愤怒，或者他会发现自己在保护伞下是多么孤独。

2. 获取新的信息

当来访者的注意力不再局限于防御时，他就会得到新的信息。一个人可能会无意识地利用其对伴侣的愤怒，来保护自己免受巨大的孤独感和被抛弃感带来的伤害。治疗师可以通过鼓励他深入自己的内在，并且在追踪内在体验时保持愤怒与批判，来支持这种强烈的感受，而不是否定这种防御。他也许会开始注意到自己对愤怒的需求以及愤怒背后隐藏的悲伤。

人们把自己封闭在防御的外壳中。

---

❶ KURTZ R. Body centered psychotherapy: The Hakomi method[M]. Mendocino, CA: Life Rhythms, 1990.

3. 创造安全感和连接

人们孤独地躲在保护壳中，他们的伴侣多年来一直想攻克他们的防御，批评他们自我保护的姿态。另外，当治疗师或者伴侣支持防御时，一个联盟就出现了，伴侣双方会建立一段新的合作关系。这与攻击正相反。下面是我治疗的一对来访者。肯特说他在肖娜身边时如履薄冰，他不得不保护自己的心免于伤害。我问他身体的哪个部分有这种感受。反思过后，他指了指心脏之上的胸部。我问他是否可以让肖娜用她的手帮他保护心脏，他说可以。我问肖娜，肯特的心脏是否值得保护，她说值得。我让她把手放在肯特的心脏上，他明显地放松了。我们要支持防御，通过支持这些，我们也为来访者建立了安全感。

4. 提供外部限制以便来访者能够释放自己

在前面的例子中，我帮助乔治娅抑制了她对弗雷德的接触，因为我接管了她内在有所保留的部分，她可以放手并感受她想接近弗雷德的欲望。在情绪连续体的另一端，有时我会帮助一个人控制愤怒，使其不会伤害任何人。这种克制使这个人能够充分体验和表达愤怒。

5. 将个体从内在的冲突中解脱出来

由于治疗师或者伴侣接管了来访者内在的冲突，来访者可以从两种对立力量的紧张中解脱，并且像前面的例子一样，他能更加充分地感受另一方的内在世界。

6. 将伴侣从相互冲突中解脱出来

内部心理议题总是在朋友的帮助下显现出来。支持防御能够将人际冲突的焦点重新聚集在潜在的内部心理议题上。在妻子称其伴侣自私（只能疏远他）而不是索要她想要的东西的例子中，丈夫的反应是自我保护或反击。然而，由于治疗师接管了她对要求的抵抗，她开始探索自己不愿强大的原因，并利用治疗来尝试重新获得在伴侣关系中的话语权。

7.将注意力转移到防御上，中断伴侣间功能紊乱的系统

通过支持防御，个体和双方的能量不再内耗于防御。伴侣可以在意识层面觉察到防御背后的感受和记忆。在这个例子中，斯蒂芬妮帮助泰德支撑他劳累的头部，泰德感受到并表达了他在生活中感受到的孤独，而不是自己一边撑着头，一边抱怨她对他的不支持。这种在情感上暴露的脆弱让他们更亲近了。她很感激他暴露出的情感脆弱，这让她更想照顾他了。

/ 小结

支持防御性和抵抗性行为能够让治疗师、来访者以及来访者伴侣之间建立新的联盟。对于许多治疗师来说，这是反直觉的，因为在开始的时候我们可能认为，我们应该击破来访者内在起反作用和抑制作用的部分。要小心这个过程，因为它会让你的来访者像疏远伴侣一样把你拒之门外。治疗师的工作是鼓励他们展开自我，通过支持他们的防御，他们可以更容易地向别人展开自我。对支持的回顾见练习5。

练习5　支持

1.寻找支持

注意冲动、对冲动的抑制、想法、信念、内在声音、伴侣系统、防御、姿势、紧张程度、自我支持的行为等。

2.描述实验内容并获得允许

让来访者提前知道你的想法并获得他们的允许。若有必要，追踪来访者不愿意的情况，并首先探索这个问题。

3.在提供支持方面寻求准确的训练

请求来访者训练你或者他们的伴侣，以便你提供帮助，复制他们在节奏、压力、音量、距离、位置等方面的内在体验。

4.唤起正念觉知

让来访者在实验开始时进入自己的内在并研究他们的体验。让他们来决定何时开始，在他们示意准备好后，再开始实验。

5.询问支持的品质是否合适

看着是否需要更强硬、更柔和、更紧、更松、更大声、更平静、更严厉等，并做出相应的调整。

6.追踪反应，获取报告

观察和倾听内在体验的外部信号，以及获得言语报告。

7.触探发生的事情，按照深潜的三步法来深化探索

第 **10** 章

与系统一起工作

人类关系中的系统是一组重复且模式化的行为、感受和态度，它们是自我延续和自我强化的。系统是可预言的。人们会以某种特定的方式对彼此做出反应。因此，如果你生气了，我一定会退缩，可以预见的是，这会增加你的愤怒并加速我的退缩。系统中存在一种循环，前者的行为往往会引起后者的防御，而这反过来又会引起前者更多恼人的行为。比如，如果我追求你，你感到窒息，你可能会退缩。为了避免随之而来的空虚感，我可能会更强烈地追求你。然后，以一种循环强化的方式，为了避免一种被侵犯的感觉，你会倾向于进一步退缩。

系统存在于所有的家庭中，也存在于治疗师和来访者之间。例如，无论治疗师采取什么方法，来访者都可能会有一种抗拒治疗师的性格倾向。当治疗师变得越来越生气，他或她可能会更加咄咄逼人，从而唤起更多来自来访者的抵抗。这是一个治疗系统。就像家庭系统一样，它是重复的、自我强化的，只有通过评判这种相互作用的本质并走出这个系统才能被解决。观察治疗师被来访者引导进入的系统，也可以揭示存在于伴侣关系中的系统。

我的一对来访者夫妇，男方寡言，而女方立即把控了治疗的方向。我不情愿地被卷入她所引领的方向，留下她的丈夫一人在一旁。每个人都有一种倾向：她的倾向是领导，他的倾向是跟随。两人都很好地扮演了自己的角色。无论治疗过程的内容是什么，他们都会形成这种典型的互补姿态。一段时间过后，她会因为他缺乏主动性而心烦意乱，而他又会因为她占用了太多的空间和时间而心生怨恨。每一个角色都与另一个角色息息相关。两者都有进化的方向。她的目标是学习如何平等地分享权力，他的目标是学习如何更主动。治疗过程的节奏是由这个系统决定的。不知不觉中，我开始和系统"勾结"起来。我大部分时间都是和她聊天，把他排除在外。虽然我内在对此有一些觉察，但她的引领有一种令人信服的力量，而他没有表示反对，这让我很容易按照这种模式去做。当然，当伴侣接受治疗时，双方都希望治疗师能够跳出系统，同时又试图让他们自己回到系统中去。最终，治疗师能够给系统命名，并与他们一起探索，他们是如何被吸引到这些支持和维护系统的特定角色中的。

在无意识中，与习以为常的系统相"勾结"的倾向是普遍存在的。尽管治疗师极力抗拒，它仍会发生。完全避免这种"勾结"是没有必要的，也是不可能的，因为它有助于治疗师理解这对伴侣正在经历什么。然而，找到命名这个系统的方法，并对其进行干预是有必要的，这会使伴侣双方可用的角色和性格策略更加灵活。

系统是通过角色的互补性，以及每个人不断地受伤来维持的，伤口产生了这些角色。在之前提到的那对退缩／攻击的伴侣的例子中，她在童年体验到了长期被遗弃。当她的丈夫后退时，她把那些经历的痛苦移情到现在，把他看作所有离开她的人的代表。她用愤怒来保护自己免于这些感受的伤害，而愤怒同样在他敏感的地方伤害了他。他是在愤怒、失控的环境中长大的，他学会了躲起来，以远离他那暴怒的母亲。当他的妻子生气时，他把愤怒的母亲的形象移情到了她身上，并被迫离开以寻求保护。过去的伤痛导致了性格策略的形成，而这一策略又被伴侣不断强化。

神经官能症是在朋友的帮助下得以维持的。人们的行为方式会引发他们的亲密伙伴的行为，从而加强他们的核心信念。举个例子，如果你的策略是通过表现出膨胀的自我来获得关注——表现出强烈的感情和表情、穿着五颜六色的衣服，做出疯狂的手势、大声说话，那么对于周围的人来说，你可能让他们感到不知所措。然后他们就会远离你，从而让你更加确信人们不想听你说话。所有这些都以一种习惯性、无意识和自动化的方式发生。当伴侣参与到一个系统中时，系统往往是看不见的。毕竟，鱼是最后才发现水的。系统是一支双人舞。他们共创了系统。

神经官能症是在朋友的帮助下得以维持的。

一些最具破坏性的是恶意系统。一旦一个人感到受到攻击、诋毁、轻视、忽视或受到任何方面的伤害，他会倾向于反击。这个人变得不太愿意对伴侣在行为和言语上表达友好。而另一方注意到了迎面吹来的凉风，他会觉得被冒犯了，不太可能为这段关系提供任何温暖。在这种情况潜伏数月或数年之后，感觉被攻击的人必然会反过来攻击他们的伴侣，以一种不断升级的方式。任何同慈悲、慈善或慷慨相关的迹象都将在这场攻击中消失。善意的系统与此类似，但方向相反。如果你对我慷慨，我就倾向于对你更加友好。这可能会朝着积极的方向升级。然而，我悲哀地观察到，恶意的循环比它正在衰退的同胞——善意的循环艰难得多。

对于有效的伴侣、家庭或个人治疗来说，与系统协同工作至关重要。最困扰接受治疗的伴侣的是他们根深蒂固的系统。如果治疗师迷失在他们对话的内容中，系统就会被忽视，治疗就会失败。

/ 识别系统

为了适当地干预系统，个体首先必须能够认识到，系统正在发展中。以下是治疗师和伴侣或伴侣双方参与到系统中的一些指标。

// 治疗师和伴侣之间的系统

这些是当治疗师开始在治疗中与某个系统"勾结"时出现的一些症状和迹象。

①治疗师失去中立，被他人的行为、信念或感受触发；

②治疗师发现自己扮演着一个不习惯的角色，如警察、法官、好或坏的母亲或父亲、无助或过分乐于助人者、受害者、迫害者、启蒙者、救助者或失望者；

③治疗师发现自己在系统中占据了一个位置，如提供建议、拯救失败者、远离感受、努力工作（因为这对伴侣不工作），或者是因为治疗师伴侣的过错而偿还来访者伴侣中的一方，这里只提到几种可能性；

④治疗师变得愤怒、沮丧、不知所措或无聊。这些通常是一种系统接管治疗的迹象；

⑤治疗师在会话中的活力感下降，可能会犯困；

⑥治疗师可能会觉得自己过于努力了。这次治疗过程中，来访者可以感受到治疗师的用力；

⑦治疗仍停留在表面上。治疗素材给人一种肤浅的感觉。在没有增加深度的情况下，反复讨论某一议题。治疗师被内容迷惑了。

// 亲密伴侣之间的系统

以下是伴侣之间正在发展一种系统的迹象。

①反复争吵，无法解决问题；

②每个人进入一个习惯性的角色；

③互动变得可预测和自动化；

④这种互动正在循环和被强化；

⑤这种互动持续地证实了每个人的核心信念；

⑥伴侣之间的绝望感越来越强烈。

/ 系统中的干预

识别系统是干预系统的第一步。下面是干预伴侣系统的协议，以及干预治疗系统的协议。

1. 从内在觉知到一个系统正在进行

作为一个治疗师，你可能会注意到你很无聊、被触发，或者在扮演上面描述的角色。你可能会意识到你有反移情反应，或者有一种模糊的感受——有些东西"不对劲"。虽然这在一定程度上可能是对你自身议题的诊断，但也可能是你被招募到某个系统中的角色。请注意这一点。在观察这对伴侣时，你可能会开始注意到他们之间或你和他们之间有重复发生的系统的迹象。

2. 后退

暂时减少你的参与程度，这样你就能看到更大的图景。在一分钟内，不要听来访者说的内容，而要注意他们的角色和互动的性质。就像莫瑞·鲍恩（Murray Bowen）所建议的那样，一个人只有深入了解两支球队，而不是只关注一名球员，他才能更好地理解一款足球游戏。观察系统在没有干预的情况下是怎样运作的。允许你的好奇心提问："这里发生了什么？"

3. 将定义操作化

看看你能否用行为的、可观察的术语来命名正在发生的实际事件。系统中真正的互动步骤是什么？举例来说，如果一个来访者在向前推动而其他人在抗拒，你可能会注意到：

①她的声音变得越来越大、声调越来越高；

②他看向别处；

③她的语言变得富有攻击性，以此来吸引他的注意力；

④他的肩膀下沉，下巴变得紧绷；

⑤她大声重复自己的话；

⑥他是沉默而严肃的。

你试图回答两个问题：系统是如何被创建和维护的？每个人是如何参与的？

4. 不加评判地为他们在做的事情命名

通常情况下，你会意识到一个系统正在发生，但你给它的命名都是主观的，并且会致力于立即改变它，而不是进一步研究它。在内部，当你参与一个系统时，你可能会感受到自己的无情。你可能会想："我做的每一件事，你都抗拒。""你为什么不振作起来，停止抱怨？""和石头说话没准会更有趣。""你为什么不放松呢？"你把每件小事都夸大了。冷静一点儿。"虽然这些刻薄的评论可能会在内部浮现，但它们并不是命名一个系统的有用方法，因为来访者如果感到被评判，他们就会中止治疗。为了重新演绎这些角色，可以将"你为什么不放轻松？"变成"你的感情很强烈，对吧？"将"跟石头说话没准会更有趣"变成"你倾向于用强大的分析能力来领导他人"，将"你为什么不停止抱怨？"变成"你让自己看起来像需要照顾的小动物一样"。给一个系统命名是一种比谴责更值得庆祝的方式，这是跳出系统的第一步。

在命名一个伴侣参与的系统时，一定要让双方都参与进来。你可以这样说："我注意到你（海伦）越想让别人听到你的声音，你（特洛伊）就越想证明这不是你的错。你（特洛伊）越想证明这不是你的错，你（海伦）就会变得越沮丧。这导致你（海伦）会加强你的表达。然后特洛伊会变得更防御。"你也可以让这对伴侣自己说出这个系统的名字："花点时间，思考一下自己的感受和行为。你能说出你演过的角色吗？"你是在教这对伴侣走出系统以及如何谈论它。这有助于培养伴侣的观察者自我。你也可以循序渐进地问一些问题来帮助他们把系统分解成各个部分。

治疗师：当她大声重复她的话时，你会怎么做？

特洛伊：我试着让她知道，她有点儿夸张了。

治疗师：你会怎么称呼你的这一部分？

特洛伊：呃，我不知道。正义捍卫者，也许吧。

治疗师：你是怎么保护自己的？你的身体是如何参与其中的？

特洛伊：（想了想）我眯起眼睛。

治疗师：太好了！你现在能做吗？海伦，当他这样做的时候，注意你内在发生了什么。

海伦：我感到生气。他根本没在听我说话！

治疗师：好吧，你可以在这种沮丧和愤怒中待一会儿，注意它接下来想让你做什么。

海伦：嗯，我想把它塞进他的喉咙，我太生气了。

治疗师：你会怎么称呼你的这一部分？

海伦：疯狂的塞满者。

治疗师：好吧，让我们给你一个机会释放一下疯狂的塞满者，但要用慢动作，只说一句话。这样做的目的不是为了折磨特洛伊，而是为了研究你们俩是如何合作来强化这种模式的。可以吗，特洛伊？

特洛伊：可以。

治疗师：好吧，特洛伊，让她知道你什么时候准备好了，然后她会像她通常做的那样，除了只说一句话，然后你可以研究你的内在怎么做。然后我们就能知道这是会让她平静下来还是火上浇油。

这种类型的程序能够让这对伴侣探索让他们深陷其中的系统的循环强化本质。

在与海伦的互动中，治疗师可以采取许多替代途径：

①治疗师可以帮助海伦研究她感到不被倾听时的感觉。这可能会导致早期的客体表征；

②治疗师可以和特洛伊一起探究海伦的行为升级引发的潜在伤害和信念；

③治疗师可以帮助特洛伊进一步研究他的防御承诺，并将其与使用它而产生的现实进行比较；

④治疗师可以和海伦一起探索她不断升级的承诺，并将其与它所创造的现实进行比较；

⑤治疗师可以探索动双方的力是如何一起工作的——以上面为例。

5. 在这个系统中为你的部分负责

如果你发现你参与了系统的创建或维护，那么对自己的那部分负责是很重要的。这不仅会使你更通人性，而且会适时地为元信息沟通建模，并有助于澄清系统循环的性质，而不是指责某一方或将另一方视作困难的唯一原因。举个例子，如果你一直在注意一对伴侣中比较会说话的那个人，你可能会说:"哎呀,我注意到我大部分时间都是在和弗兰说话,而你,萨曼莎,更多的是在倾听。萨曼莎似乎没那么受关注。这种事在咨询室外也会发生吗?"

6.反思每个人的性格策略是如何卷入其中的

每个人在系统中的参与是其内部性格策略过程的反映。例如,弗兰很早就学会了如何掌控局面,若她不如此行事,她的需求就不被满足。只要走进房间,她就立刻发号施令。另外,萨曼莎学会了不让自己吸引太多的注意力,但她成了一个很好的倾听者,并发展了与他人的关系。弗兰暗地里希望她能找到一个足够强大的人,这样她就不用照顾所有的事情了,但她却先发制人,悄悄地溜进了领导者的角色。萨曼莎暗自希望有一天她能找到一个想深入了解她的人,但她习惯性地抢先一步,悄悄地问别人一些问题。每个伴侣对她的角色都有一个期望值(valence),而这些角色往往倾向于从另一半身上激发出对应的性质。弗兰最后对自己说:"我知道没有人会照顾我。"萨曼莎自言自语道:"我知道没有人想要了解我的世界。"因此,在投射性认同和习惯角色的一点点帮助下,一个人的核心信念每天都在得到确认。

7.欣赏系统的防御如何为每个人工作

与其把每个人在系统中的参与视为讨厌的治疗障碍,对治疗师来说,重要的是,至少在内部,在防御发挥作用时庆祝其好处。对于弗兰和萨曼莎来说,这听起来可能是这样的:

治疗师:弗兰,你很擅长掌控一切。你一进来,马上就清楚了今天的治疗方向。不要犹豫,马上开始。你知道自己需要什么,并能真正地追求它,但在此之前,你希望萨曼莎能更多地照顾你,你不必总是采取主动。你似乎拥有一切,所以很容易忘记,你也有需求。

治疗师:萨曼莎,你倾听得很好。你对别人有那么多的关注。你总是问我过得怎么样,每次进来都认真地看着我。上周我感冒的时候你很关心我。

你让弗兰做引领者。这确实能让很多人喜欢你，但是，你总是发现，自己在他们优先列表的另一端。

在这个例子中，治疗师命名了这对伴侣进入根深蒂固系统中的角色的利与弊。

8.获得在正念状态下研究系统的允许

现在你可以和这对伴侣一起探索这个系统是如何工作的。你可以研究每个人的贡献，以及这两个人的互动关系是如何以一种循环的、自我强化的方式相互作用的。如上所述，治疗师可以让这对伴侣慢慢地、一步一步地了解这个系统，研究每个人如何每时每刻组织建构自己，以及这种组织建构方式如何系统地影响伴侣。治疗师要唤起他们的好奇心："所以，我知道这有多棘手了！我想知道，是否可以探讨一下你们每个人是如何被这种模式捕获的？也许我们可以把它分解成小块，慢慢来，观察两边的驱动因素。这样可以吗？"

9.设计一个实验来研究系统

为了更深入地探索一个系统，你需要设计三种类型的实验。第一种是探索互动的循环性质的实验。最好先遵循这条路线，因为它将责备从系统中剔除，从而使每个人以后更容易专注于他或她的个人部分。第二种是探究每个人对其角色的个人倾向的实验。第三种是为建立联系提供新选择的实验。

如果我们跟随弗兰和萨曼莎，我们会首先构建一个实验来探索这对伴侣互动的循环本质。我们可以让弗兰为她在"掌控"模式下的身体构建一个雕塑，并让萨曼莎专注地正念觉知，她是如何围绕这一模式组织自己的。相反，我们可以让萨曼莎把自己的身体塑造成一个让别人走在前面的人，然后看看弗兰是如何组织建构自己的。我们可能会发现，弗兰越负责任，萨曼莎就越躲在后面；萨曼莎越躲在后面，弗兰就越负责任。当他们以这种方式进行实验时，他们会发自肺腑地感觉到，双方是如何在无意识中唤起对方难以忍受的角色的。在这一点上，他们可以开始看到自己的行为是如何影响互动的，而不再责备对方。他们可以看到他们共同创造的体系的力量，并开始思考个人角色的意义。

第二种实验会更深入地研究每个伴侣对系统的贡献。我们可以让萨曼莎对弗兰说一句话，比如："我会照顾你的。"治疗师随后会追踪并获得报告，说明接收者和发送者是如何处理这一过程的。弗兰能接受这个提议吗？她是如何完成从引领角色到这样的转变的？弗兰可能会反对说，这是不现实的。毕竟，萨曼莎以前从来没有这样做过！弗兰的某些部分可能仍然认为这是萨曼莎的缺陷，实际上，这是萨曼莎的优势（至少部分是因为弗兰愿意抢占这个角色）！在这种情况下，治疗师可能会提出一些直接和有形的支持形式，而不仅仅是言语支持。一种可能是，弗兰靠在椅背上，由她的朋友扶着。再一次，追踪每个人对这种角色变化的反应。这里我们要特别注意的是，对于弗兰来说，让自己被照顾是多么困难；而对于萨曼莎来说，承担起照顾他人的角色是多么困难。每个人都学会了不要在关系中扮演这些角色。他们中的每一个人都因抵制被照顾或对他人负责而变得防御。这是非常重要的觉知，否则，每个人都将责怪对方的系统，没有力量改变自己的部分，从而影响系统。

在第三种实验中，治疗师提出了新的可能性并表演出来，这样这对伴侣就可以体验他们各自是如何围绕可能有滋养的东西进行组织建构的。在这种实验中，每一方都向另一方提供一小部分缺失的体验，或者尝试一个新的角色。尝试一种新的行为包含了某种风险。弗兰没有变得自力更生，因为人们以一种可靠的方式照顾她的需要。事实上，为了避免进一步的失望，她变得自立起来。这种角色结构受到被精心设计的实验的直接挑战。在这种情况下，一个实验可以让弗兰自由地对萨曼莎表示关注和兴趣（弗兰会变得"更容易接受"），而萨曼莎可能会更主动地支持弗兰（萨曼莎会变得"更强大"）。实验是在正念觉知状态下分别进行的。接受者会像以前一样研究和报告她的内在反应，但重点是她能获得多少滋养。把滋养按小块分发出去，这样就不会太危险。让每个人尽情享受。帮助他们两个人花时间接受它，感受它对他们身体的影响，这样他们就能形成一个参考点，在训练之外，他们可以回到这个参考点。这也将开始帮助这对伴侣寻求新的角色。当他们这样做的时候，再次让每个人追踪，新的角色是如何影响她的。萨曼莎提供了更多的支持，弗兰也接受了，这对伴侣可以看看，接下来会发生什么。这通常会创造出自我维持的善意循环。

/ 运行中的系统的梗概

下面的每个梗概都说明了一个特定的系统。阅读对话，看看你是否能说出这对伴侣或治疗师被何种系统所困。本章的最后提供了答案，以及一些进一步探索的可能性。

// 系统 1

马蒂：我只是想看看足球比赛，我不知道这有什么难理解的。你为什么总是进来问我问题？

莉兹（身体前倾）：我有一个星期都没见到你了。你似乎把越来越多的时间花在出差上，而当你回家时，你只想看电视。我不觉得我想要让我们花点时间在一起是一种罪过。（她在沙发上慢慢靠近他）

马蒂（微微转过头去）：这不是犯罪，莉兹。我只是需要一些时间，在这段时间里，你不会在我面前提出需求。

评估和干预

这是一个经典的追寻者和（或）远离者系统。从一个人身体前倾而另一个人转身上可以看出来。马蒂是负责隐私和自主权的副总裁，利兹是负责连接的副总裁。他们彼此之间的姿势可能会引发一个更正式的实验，在这个实验中，他们会用心地创作和研究一个雕塑，体现这种动力。他的入侵感和她的空虚感可以通过雕塑进行探索，或者简单地放慢互动。注意当他拒绝接触时，她会发生什么；当她坚持接触时，他又会发生什么。最后，重要的是重新创造雕塑，让他们每个人都感觉更好。这让他们有机会获得一些资源，建立一种新的关系模式。

// 系统 2

罗尔夫：你能不能冷静下来，不要把一切都夸大了。

楚迪（越来越大声）：我没有夸张！你就不能听我说吗？你已经一个星期没回家了。你从来都不在家！你想做的就是离开我！

罗尔夫：我离开了六天，不是一个星期。我不知道这有什么大不了的。没人会把你的脚砍掉。我现在就在这里，不是吗？

楚迪：不，你不是把我的脚砍了下来。你是把我的心切掉了！（痛苦地哭泣）

评估和干预

这一对被困在一个系统中，其中一个体现理性，另一个体现情感。对任何一对伴侣来说这都是很有价值的资源，但在这里却两极分化了。双方都不相信对方能给这段关系带来什么。重要的是，首先要和他们一起探索，他们如何唤起了对方的互补作用。这样，她就能学会珍惜他的理性，而他也能学会珍惜她的感情。她因没有被听到和看到而受到的伤害，需要被看见。我会让他对她说："我可以看到你，也可以听到你。"

我会和他一起探索，他是如何对情绪化的人进行组织建构的。他是否觉得自己有责任必须解决她的问题？他是害怕她像他母亲一样发疯吗？面对强烈的情感，他会感到害怕和无能吗？她的感受会不会唤起了他关于自力更生和艰苦奋斗的自我规训，然后又对她重现了出来？只要让他在她表现情绪的一两分钟时间里保持正念觉知，就可以得到很多治疗素材。可以邀请他在内在追踪当她表达情感时产生的形象和记忆。最后，寻找一个机会，在她表现得很情绪化时，他可以简单地以慈悲和非侵入的方式消化这种感受。

我会让她追踪这对她内在的影响。如果她冷静下来，他会发自肺腑地认识到这个方法是有效的，并且会有一个参考点，让他可以在治疗过程之中和之外都回到这里。反之，我们可以构建实验来更深入地探索他是如何为了理性而不得不放下情感的。

// 系统 3

简妮：我们今年夏天去巴哈马度假吧！

雪莉：简妮，你有没有想过那要花多少钱？

简妮：雪莉，人只能活一次。我们有信用卡。你可能会得癌症，明年就死了。让我们活得更精彩些吧。

雪莉：你所谓的"活得有滋有味"在三年前就宣告破产了。你想再来一次吗？

简妮：别这样，别墨守成规了。让我们坐在沙滩上，喝着玛格丽塔酒，那一定很有趣！

评估和干预

这个系统看起来就像一个超我和一个本我在相互冲突。这里的每个人都否认了自己的一部分，并依赖伴侣提供它。简妮依赖雪莉的保守、考虑未来、对资源的谨慎。这让她可以放纵自己冲动的一面。雪莉最初被简妮吸引正是因为她的冲动和活力，后来她开始认为这是有问题的。简妮为他们两人的生活增添了色彩。双方都不认为对方为自己提供了容器，这些容器让他们不太成熟的一面得以表达。一个有趣的干预可能是让他们互换角色。这将允许每一个人走入一个她软弱的领域。角色转换可以是戏剧性的。我建议他们在转换角色时保持正念觉知，这样每个人都能看到自己喜欢新角色的哪一点，以及反对这种存在方式的是哪一部分。在某个地方，简妮学会了依靠别人为她提供保守的、面向未来的功能。雪莉被训练得远离她的冲动，失去了生活的乐趣。在系统开始改变之前，治疗师需对这些进行研究。

我们需要设计实验，让每一个人都可以为自己的不同而冒险。雪莉需要挑战自己，让自己更冲动。可以在治疗中安排实验，让她每一刻都跟随自己的冲动，注意发生了什么。毕竟，如果让简妮享受所有的乐趣，这公平吗？简妮还需要探索她对责任的抗拒，并分享沉溺于个人享乐的好处。在某种程度上，这可以是一种成就，因为它减轻了雪莉对她们两人的责任。

// 系统4

哈罗德：今年夏天，我们去巴哈马吧。

多莉（慢慢地）：我不知道。

哈罗德：你会喜欢的。这是一个很好的对生活节奏的改变。

多莉：我们就待在这儿吧。

哈罗德：（有点生气）我们总是待在这儿！

多莉：那你自己去吧！

哈罗德：我想让你跟我一起去。你是我的妻子！这到底有什么问题？

多莉：我又不是你的！

评估和干预

哈罗德越是推动，多莉越是抗拒。如果足够抗拒，她可能会唤起治疗师和伴侣的推动。治疗师可能会变得沮丧和不耐烦，并采取与哈罗德类似的对抗方式。更有效的做法是让治疗师带头支持多莉对自由的追求，而这正是多莉固执的根源。如果治疗师和伴侣都积极支持这种防御，多莉就不会觉得自己是唯一一个坚持这种防御的人，她会开始卸下这种防御。在正念觉知的状态下，哈罗德可以注意到，当她对他说"不"时，其内在会发生什么。这个词是怎么如此强烈地唤起他的绝望以及更强烈地表达他的观点的希望的？他的心理结构中是否有一个原型使他倾向于扮演一个不耐烦的推动者的角色？他是在重演他小时候看到的某一幕吗？就像所有其他系统一样，首先要探索这两个角色是如何互动而使对方表现得更恶劣的，然后再探索吸引每个人走向他或她的角色的个体心理。最后，帮助伴侣构建一个新的现实，在这个现实中，推动和反抗被一种更实用的模式所取代。既然哈罗德对多莉的防御，也就是通过抵抗来保护她的自主权如此敌对，那么教导他如何支持多莉对自由的渴望，而不是试图破坏它就非常重要了。这很可能会让多莉产生一种截然不同的立场，她会永远感激这种不用依靠自己击退控制和入侵的力量的方式。

// 系统 5

芭比：你懒得想我，是吗？

伍迪：你在说什么？你总是早上一起床就对我发牢骚吗？

芭比：至少我是个人。你只是坐在那里，完全以自我为中心，你只会读你的报纸。真失望！我以为我嫁给了一个好男人！

伍迪：（走出房间）哼！

评估和干预

　　恶意系统是非常顽固的。如果感觉被攻击，一个人很容易反击回去。这种倾向很容易被自我强化和自我维持，并会传递给几代人。为了打破这种模式，治疗师必须首先帮助伴侣看到循环的本质或问题。在许多人看来，这是另一个人发起的，并且每个人都将花费大量的时间和精力试图证明这一点。治疗师可以在这一点上宣布一个平局，因为他们永远无法达成一致。在这里进行心理教育通常是很有帮助的。一个恶意的系统可能会阻止治疗发挥效果，进而使治疗师沦为法官或警察的角色。在进行任何一种内在的探索之前，这种动力必须停止，因为它会严重损害关系的安全。解决这一问题的两种有效技术是替身和关爱日，在本书第3章中描述过。

　　还有许多其他常见的系统，如给予者和（或）索取者，说话者和（或）倾听者，功能不足和（或）功能过度，支配和（或）顺从，生病和（或）健康。它们都具有自我强化和互补的特性，根据过去的历史和早期的伤害，每个伴侣都对自己的角色进行了定位。由于系统具有循环和自我强化的性质，因此，与它们一起工作的程序是相当稳定的。练习6对与系统一起工作进行了回顾。

练习6　与系统一起工作

- **识别系统**。例如，一方拒绝任何提议，而另一方继续推动。

- **在内部庆祝它的创造力和力量**。例如，在一个公开谈论独立是危险的环境中，这能够帮助这个人保持自主和自我意识。"推动者"在一个对他或她的需求不利的环境中学会了坚持。

- **客观地命名系统**。例如，"你是一个自由斗士。你的一部分会确保你不会被任何人摆布。"准确地为你用感官观察到的东西命名，例如，"每当海伦（或我）提出什么建议时，你就会皱起眉头，交叉双臂，低头看着地板。""海伦，你真的知道如何在困难的时候坚持下去。你的自由战士和你的坚持者角色真的互相协作了，是吧？"

- **设计一个实验来研究系统**。先获得来访者的好奇心和允许。"我们在这里尝试一下，可以吗？如果海伦牵着你的手，温柔地带着你在房间里转一圈，你会看到当她这样做时，你们每个人的内在发生了什么。"让他抵抗更多的拉力，或者让她更用力地牵手，让他们注意到这对系统的影响。

- **设计几个实验来研究系统的各个组成部分**。探究他如何学会抵抗以维护自己的自由，而她如何学会坚持以得到照顾。探索潜在的伤害和信念。

- **设计一个实验来提供缺失的体验，或者尝试一个新的角色**。例如，这种缺失的体验可能是不受摆布的自由。让海伦捍卫她不行动的权利。例如，你可以按住她的脚，海伦可以帮助自己挣脱。这将使她的角色从一个推动者变成一个为自由而战的人。海伦缺少的体验可能让她的需求被及时地满足。

第 **11** 章

与意义一起工作

人们的生活和当下的体验是由他们所采用的**世界模式**（models of the world）所构成的。这些模式包括解释、信念、假设、富含感情的形象、记忆、被这些记忆和形象赋予的意义，以及由于这些内部和外部体验而采取的性格策略。

例如，一天早上，詹姆斯和米基被城市工人叫醒，他们需要两人把车挪开，让出通往街下面的下水道系统的通道。米基小声地自言自语道："让他们吃甜甜圈，坐着玩会儿手机，然后我来挪车。"而詹姆斯起床去挪车。他赋予这个事件的意义是，米基认为他这样做是理所当然的，不关心他，认为他会这么做的，并且不愿意以任何方式支持他。他把车开走，怒气冲冲地回到家里。他的世界模式是缺乏真正的支持的。他完全靠自己，如果有什么事情要做，他就得去做。米基在他心中的印象是受到他满载情感负荷的母亲影响的。而他母亲是一个以自我为中心的女人，她相信她儿子的存在是为了取悦她。他意识到，在世界上，她无法满足他的需要，他通过自力更生来适应。为了避免自己希望得到支持却无法得到的失望，他告诉自己，没有人能真正支持他。这一信念普遍适用于其他人。他寻找信息来支持这一信念。自力更生的性格策略成了他唯一的盟友。随着时间的推移，他长大了，并与米基建立了关系。当她采取行动照顾自己时，他很容易觉得这是他早年与母亲的关系的重演。他给她的行为赋予了某些意义——"她不在乎我，她认为我这样做是理所当然的，她对支持我不感兴趣。"这些解释决定了他的体验，正如他大步回到家中，决心在米基的"自私"行为面前维护自己，并且在他们来接受治疗时，他仍然如此。当然，基于她早年遭受的伤害，对于詹姆斯对她的无情描述，她也赋予了自己的意义（"他看不见我，这多么绝望"）。在这个温柔而敏感的地方，他们是伴侣经典争论的显著素材。

治疗的一项重要任务是帮助人们发现世界的模式，这些模式影响着他们与伴侣当下的体验，也影响着他们的余生。首先通过建立安全感，然后将他们的注意力转向内在，选择一个主题，深化他们发自肺腑的体验，然后开始寻找他们用来构建世界意义的解释和信念。

一旦含义变得清晰，治疗的工作就是深化来访者对他或她如何构建、选择和维护其所持有的信念的体验，并帮助其创造挑战这些信念局限性的体验，这可以通过各种技术和方法来实现。在一种方法中，治疗师可以要求来访者自愿接受带有局限性的信念，不仅在他或她的头脑中，而且让身体也接受它。这有助于深化对它发自肺腑的体验和对它的掌握感。随着这种治疗的发展，你可以问来访者与体验相关的词是什么（"你身体的这种姿势想表达什么？""这种悲伤是在谈论什么或回忆什么？"）。围绕着信念和策略的意义和记忆，便能够开始进入意识层面。上面是对这对伴侣的描述，下面是在探索意义时，治疗如何展开的。

治疗师：当米基躺在床上、你出去挪车时，你对自己说了什么？你是如何理解她的行为的？

詹姆斯：显然，她根本不在乎我！（这是他的解释、他的信念）

治疗师：这让你生气，是吗？我能理解这个。（触探这种感受）

詹姆斯：是的，如果做成了，那一定是我干的。

治疗师：你觉得很孤独，是吗？（触探这种感受）

詹姆斯：是的。

治疗师：詹姆斯，你能在内在花点时间，和这个你感到孤独的地方连接一下吗？（深化）

詹姆斯：好的。（沉默了一会儿）我整个童年都有这种感受。（一段记忆出现了）

治疗师：这种感受很糟糕，是吗？花点时间保持孤独感，注意它在说什么。（追寻意义。他被问到对于孤独有什么看法，有怎样的与之相关的信念和解释）

詹姆斯：它就像在说："为什么没人帮我？"

治疗师：在一张纸上写下："我想要帮助你"，然后递给米基。可以带着80%的真情实意对詹姆斯说这句话吗？

米基：可以。

治疗师：好的，詹姆斯，米基会对你说话。她的话并不刻薄，所以你不必保护自己。当你听到她的声音时，只需注意任何自动出现的东西。你可以注意到感受、知觉、想法、冲动、记忆、形象，或者什么都没有也没关系。准备好了就告诉她。（他示意米基开始，她说了那句话）

在这里，我们通过提供潜在的滋养来挑战这种信念。治疗师正在追踪詹姆斯如何对这种滋养进行组织建构。提供的特殊滋养类型是童年时错过的经历。在这种情况下，这是可靠的帮助和支持。作为一个成年人，他对缺乏支持这一点特别敏感，因此他会倾向于将他的伴侣解释为无视他需求的，并忽略相反的证据，在缺乏信息或不顾其他信息的情况下也依然这样进行解释。显然，这很容易导致他与伴侣的冲突，特别是如果她对被误解很敏感的话。

治疗师可以要求来访者寻找他或她给任何特定体验赋予的意义。以下这些问题会很有帮助："当他或她这样做时，你会告诉自己什么？""那种感受、知觉、姿势、手势似乎在说什么？""当回忆重现的时候，你有怎样的感受？""发生这种情况时，你对自己的生活、自己和其他人做了哪些决定？"确保只有来访者真正沉浸在他或她的体验中时，你再提出这样的问题，这样就不仅仅是一个没有内在连接的"理解"练习。

为了使过程不变得过于理性化，重要的是在体验本身和来访者提供的体验意义之间，留有变化的余地。以下是在我们结束时，詹姆斯可能出现的情况。

詹姆斯：好的。（沉默了一会儿）整个童年，我都觉得没人愿意帮助我。（一段记忆出现）

治疗师：让你自己真正进入那段记忆。让自己感受，自己的身体变得更年轻、更小。只有你一个人。你需要一些东西，但似乎没人注意。（让来访者沉浸在记忆中）当你待在那里时，注意你开始相信生活和其他人是怎样的，以及你开始做出怎样的决定。（寻找他给出的体验和他随后的决定）

詹姆斯：没人在乎。（这是他对这段经历的解释）

治疗师："好吧，让你自己感受一下，住在一个没有人关心的房子里是什么感受。当你越来越深地陷入这种信念时，注意你的身体发生了什么。（治疗师再次引导他回到自己的体验中，希望深化他与内心的连接，并产生更多信息和展开）

詹姆斯：我不知道。（治疗师注意到他的脖子收紧和伸直）

治疗师：你的脖子变得更挺直了，是吗？（触探姿势变化）

詹姆斯：是的，我想是的。

治疗师：你为什么不让你的脖子像它想要的那样挺直，看看你是否能告诉外界这种挺直想表达什么。（再看看挺直的意义）

詹姆斯：（愤怒地）它在说："去你的！我自己能行。谁还需要你？"（这就是姿势变化的意义，以及随之而来的情绪）

在这个例子中，治疗师在意义和现实体验之间摇摆，每一步都会增强和深化另一步。通过不断参考实际经验，治疗师帮助詹姆斯与他内在深处的那部分建立连接，这个部分让他产生并体现没有人可以支持他的信念。他可以开始看到，即使面对米基提供的、可得到的支持，他在过去的孤独体验的基础上也还是拒绝了这种支持。通过这种连接，他可以开始看到，自己坚持选择了过去的信念，以及他如何确保让他人以这样的方式对待自己。进一步的工作可能会让他从现在开始获得更多的支持，并开始软化他以为的米基不支持的形象。

一个人赋予特定体验的意义绘就了这个人生活的底色。詹姆斯的关系很大程度上受到了一种没有人支持他的信念的影响。这种信念对他组织建构体验有着巨大的影响。这导向了一种自力更生的策略。和我们所有人一样，他有选择地寻找确切的证据，而无视了现实的其余部分。这给他的生活和他的关系涂上了孤独的色彩。对与意义一起工作的回顾见练习 7。

练习 7　与意义一起工作

• **问有意义的问题。**"当他或她那样做时，你会告诉自己什么？""他们的感受、知觉、姿势和手势似乎在说什么？""这段记忆引发了怎样的感受？""发生这些时，对于生活、自己和他人，你做了哪些决定？"寻找信念、决定、策略、解释。只有当来访者沉浸在他或她的体验中时，你才能这样做。

• **在意义和体验之间摇摆。**继续回到发自肺腑的体验，这样你就不会以虚无的洞察而告终。让来访者参考他或她的体验提出意见。一旦来访者意识到他或她赋予了体验意义，立即让来访者返回体验本身，以获取更多信息。

• **提供挑战信念的体验**。在治疗中构建一个让伙伴参与并挑战信念的体验。它可能是一种潜在的滋养句、触摸或其他类型的互动。任何与伴侣或与你的互动都可能挑战这种信念，这将有助于个体：（1）了解他或她如何积极利用这种信念来回避某种类型的滋养；（2）为如何接受这种滋养提供参照点。

第 **12** 章

与强烈的情感一起工作

随着治疗的进展和深化，人们往往会被强烈的情绪所压倒。这与我们目前强调的正念觉知状态不同。事实上，强烈的情感表达是由正念觉知的缺失带来的。这对体验者和倾听者来说，可能都是难以承受的。它涉及对内在**发泄流**（abreactive flow）的屈服，但可能具有溃坝的力量，伴随着感情的泛滥。有时，它涉及自发的身体运动，如蜷缩、打和踢的冲动或是遮住眼睛。通常，它伴随着变得更快或更深的呼吸。

作为社会化过程的一部分，我们都学会了克制自己的感情。一些文化比其他文化更坚信这一点。有些文化允许表达愤怒，但不允许表达悲伤；有些文化允许表达悲伤，但不允许表达愤怒。北美白人中产阶级文化中的男女性别培训也是如此。为了抑制一个人感情的任何部分，一个人必须与自己的肉体和心灵世界分离。这种遏制会对精神造成破坏。在治疗中，人们有时会感到足够安全，这可以解除他们对知觉的一些限制。作为一名治疗师，重要的是要知道如何恰当地把握住它们。

/ 如何处理强烈的情绪

当人们正在体验强烈的情绪时，不适合分析、教育、建议、坚持正念觉知或寻找意义。在表达强烈感情时，要确保你和伴侣都不卷入其中。在情感释放后，意义和洞察力将从情感本身显现出来。只需与来访者保持联系，并仔细追踪他们的体验。如果不觉得侵扰他人，身体接触会非常有帮助。这通常最好由伴侣提供。

　　教导伴侣如何成为情感海绵。所有人需要做的就是保持慈悲、吸收感受，欣赏伴侣的情绪易感性。对于一个认为他或她的职责就是让另一方感觉更好的伴侣，或者对朋友遇到困难而感到内疚的伴侣来说，这通常是困难的。处理感受通常需要来访者探索如何接受感受以及如何表达感受。在我们的文化中，我们常常没有意识到，情感的表达是信任的象征，是表达者内心的礼物，它非常珍贵。表达者往往会将对情感的贬低、修正或忽视看作对情感的诋毁。向不能接受感情的人表达感情就像对牛弹琴。

向不能接受感情的人表达感情就像对牛弹琴。

　　我的一对来访者伴侣，女方情绪非常显露，而男方总是让她安静下来。当她在治疗中变得情绪化时，她的男朋友便会关切地说："现在事情没那么糟，你没必要哭。"她停止哭泣，瞪着他。我问他，在看到她表现得情绪化时，他的内在发生了什么。他说他觉得自己对它们负有责任，他不能袖手旁观。我建议他，这可能是一个"不要做点什么，坐在那里！"的例子。我会为她的感受负责，这样他就可以享受她的接触和情感上的连接，这如果被恰当地体验，他们会感觉像是性能量。我接管了他对他人负责任的职能，这让他能够以不同的方式理解她的情感世界。她哭了一会儿，我不停地让他知道，我会对她的感受负责（她知道，她仅仅是想让他倾听，在哭的时候，她很享受自己和他的连接）。

宣泄有助于身体放松并且对那些与感受脱节的人有益，但就其本身而言，宣泄在改变、维持当前体验的潜在信念方面可能效果有限。确保在情绪消退、情感的潮水退去之后，你再开始寻找与之相关的意义。努力改变情绪背后的世界模式。例如，如果一个人相信"没有人接受我"或"我不配得到我想要的东西"，这可能会导致恐惧、孤独、愤怒和剥夺感。允许来访者表达这些感受，这可能会有所帮助。找到并检查与这些感受相关的核心信念至关重要。如果这些都没有被探究，那么信念就会导致当下的行为，而行为往往会强化或证实信念。

/ 支持防御

人们抵制情感表达的原因有很多：他们对情感感到羞耻；出于怨恨和惩罚他人的缘故；文化的约束，比如"男人不哭"和"脆弱是软弱的"；这种感受可能使人太痛苦、太压抑或太虚弱。有时，人们需要发展额外的滋养，然后才能进行深层感受的情感表达。他们可能需要知道，他们不会迷失在感情中，或者有人与他们在一起。他们的外部生活可能需要稳定。他们可能需要提前知道伴侣的反应。有时，来访者会被伴侣告知，他们应该更坚强，他们在小题大做，或者在表达时，他们可能会得到干巴巴的建议，而不是情感上的连接。帮助倾听者学习如何倾听，以及帮助表达者学习表达是很重要的。

由于在某个时刻我们都被压抑过感情表达，人们通常会试图在感情开始时控制或阻止它。首先，你可以鼓励来访者，让他们的感受浮现出来，并向他们保证这个地方欢迎他们的感受。然而，如果你注意到他们开始防御，企图让自己不受情绪影响，那么是时候支持这些企图控制情感强度的防御了。当然，相对于支持持续的宣泄，这是一个180°的转变。矛盾的是，通过支持情绪管理，来访者实际上更有可能相对充分地感受和表达，因为他们不是独自一人为自己防御。他们感受到自己的防御受到了尊重，与防御的支持者建立了更深层次的联盟，无论是你还是他们的伴侣。这种深化会产生更大的情感流动。在实践层面上，你可以帮助来访者的伴侣以身体的方式提供这种情绪管理的方法。例如，如果简开始哭泣并用手捂住脸，可以让她的伴侣艾米丽把手放在简的手上，这会让简感受到，她并不是唯一一个在那种情绪里的人，而一些用来维持防御的能量可以回到情绪本身。如果她以胚胎的姿势蜷缩在沙发角落，她的伴侣可以帮助她蜷缩起来。这会增加亲密感，让感情自然深化，无须强迫或努力。

/ 创伤和强烈的情绪

强烈情感的表达对治疗师来说是非常有趣和有益的。可以通过废纸篓里用过的纸巾的数量来衡量治疗的好坏！情感表达是戏剧性的，就像真实的事情正在发生一样。但这也可能会对来访者再次造成创伤。仅仅是在没有新资源的情况下重新体验感情，很可能会重新唤起一种创伤和受害感。因此，在没有新可能性的情况下，不建议让某人产生强烈的感情。与最初的伤害不同的重演才可行，无论是伴侣握住他的手，进而产生了与最初的创伤不同的结果，还是他或她在自己的立场上采取在最初情况下被抑制的行动。如果一个人能够在困难的情况下代表自己采取行动，那么造成创伤的可能性就会降低。例如，如果在治疗过程中，来访者将被伴侣批评的感受转移到他或她的母亲身上，并开始重新体验到早期情况下的绝望和不可避免的感受，那么治疗师最好能安排来访者或其他人站出来支持他或她。这样伤害就不会简单地重演。伴侣可能会被认为是盟友，在早期情况重演时为其提供防卫和保护。

/ 小结

帮助一对伴侣进行激烈、无害的情感互动，这将极大地深化亲密感、满足感和伴侣关系。与在伴侣中有着强烈情感的一方合作，可以开辟新的互动渠道，并有机会极大地加深亲密关系。来访者了解到，他们不必修复其他人的情绪，因为情绪通常是强烈的、非常甜蜜的、接触和连接的来源。在童年时期，他们不得不掩盖自己的感情，因为他们的父母不能接受这些。那些由此产生的、他们与自己和他人的关系的裂缝可以开始被疗愈。

帮助一对伴侣进行激烈的、无害的情感互动，这将极大地深化亲密感、满足感和伴侣关系。

第 **13** 章

与退行状态一起工作

内在小孩（inner child）是不存在的。这听起来像是在说"上帝已死"一样。但事实上，人的**本我**（id）与脑垂体之间并没有一个小孩。真实存在的是一种被时间固定的意识状态，是一种退行的、与恍惚类似的状态。对于大多数人而言，这种状态可以是自发形成的，也可以是治疗师或伴侣有意为之。这就是受伤最初发生的状态。它也是一种包含了玩耍、创造力、活力、快乐、愉悦、自由、兴奋和冲动的状态——当我们努力长大时，这些品质往往会被遗忘。知道如何有效地与嵌入在这种状态中的意识一起工作会对治疗大有助益。与亲密伴侣的儿童状态建立和谐关系也有益于治疗。

下面一个例子，说明了与儿童意识状态工作如何为一段关系带来资源。在一次治疗中，布丽安娜在约翰脸上看到了淡淡的微笑。布丽安娜说："这就是我爱你的地方，但我估计之后再也看不到了。你的笑容让我想起了你小时候的照片。"听到这些，约翰咧开嘴笑了。这种更年幼的状态开始出现了。我问布丽安娜，如果遇到照片上的小男孩，她会说些什么。布丽安娜回答道："我会叫他出来玩。"我接着说："那你何不现在就这么做，看看会发生什么。"于是，像和小孩子说话一样，布丽安娜用甜美的声音呼唤约翰："约翰，出来玩呀！"他咧嘴一笑，又转向她一点，不过之后他的脸色变得阴沉起来。我说："你的内在发生了什么？"他说："不错，现在让内在小孩出来是安全的，但是以后呢？"这个阶段的他年轻、活泼、情绪饱满、思想开放、富有创造性，也在这个阶段，他决定将这些隐藏起来，而我们恰恰又正处在这一阶段。然后，我们将研究他是如何放弃这一性格，转而选择一种更受保护、更聪明、更成熟的个性的。之后，我们探讨了这种保护给了他什么益处以及是如何影响他的伴侣和关系的。在治疗结束后，我接管了那个指导他闭嘴的声音，相反地，让他坚持自己的偏好，让他年轻的那部分在这段关系中拥有更多的自由。

孩子们仍在进步、发展中。他们的信念和性格策略都还处于形成阶段。在**退行状态**（regressed states）下，人们可以获得成人意识所不了解的特定信息、感受和决定。有些情感伤害并不存在于成人大脑的言语区域。与儿童状态合作，人们可以直接接触这些感受和决定。当回到最初受伤的场景时，治疗师和伴侣能够利用现有资源重现当时的场景，带来不同的结果。这可以提供一个全新的、发自肺腑的参照点，一套关于自我、生活、他人的不同信念也可以由此产生。一位来访者的父亲在她还是小女孩的时候就离开家去当兵了。但是她父亲从未告诉她为什么要去当兵，所以她一直以为是因为她很差劲。长大后，她也把这种信念带到了她的成人关系中。她经常认为自己有缺陷，觉得她爱的每一个男人最终都会像她父亲那样突然离开。我们重演了这一场景来纠正她。她需要听到："亲爱的，我爱你。我想告诉你，我必须要去当兵。但这并不是因为你做错了什么，我是非常爱你的。"我们让她的男朋友扮演她父亲，最后她如释重负地哭了出来。有时，通过重演最初的场景，结果模式的其余部分也会受到影响。

/ 觉察儿童状态

儿童状态可以自发出现，也可以由治疗师或亲密伴侣故意唤起。有一些明显迹象能够表明这种状态可能存在。如果你开始寻找这些迹象，你便会发现它们。反之，如果你没有意识到儿童状态有可能存在，那么你将会错失与儿童状态一起合作的机会。以下是儿童状态存在的一些迹象。

①脸部变得更加柔软，看起来更小，更人畜无害了；

②言语变得更简单；

③声音更小、更柔和、更显年轻；

④身体姿势变得更孩子气，例如，用手背擦眼睛、撅嘴；抬头看，像是在看一些高得多的人；喜欢卷自己的头发；

⑤在反移情中，你觉得自己才是需要被照顾、被保护的孩子的父母。

这些变化是微妙的，除非大脑觉知到儿童状态真实存在，否则很容易错过它们。这一状态经常会出现，不过会很快被更具防御性的状态所取代。因此，儿童状态一旦出现，你需要多加注意，迅速与其连接。由于人们在伴侣面前很容易退行，所以你需重视这一现象，这有助于利用机会。

／唤起儿童状态

如果有迹象表明儿童状态开始出现，我们可以让它在当下变得更加稳定。你可以表现得像一个富有同情心的成年人，用简单的语言和柔和甜美的声音邀请儿童出来，直接和儿童交谈或让伴侣与儿童状态交谈。你可以说："我看到你啦。""你想玩捉迷藏吗？""你好，亲爱的。"等。如果来访者回想起了往事，与其一起谈论它，不如帮助来访者沉浸在其中。例如，你可以说："让你自己沉浸在那段记忆中，感受一下和那些大人一起坐在大沙发上。你可以感受到他们让你穿的塑料内裤。你可以听到爸爸的声音，他变得越来越疯狂。"与处于退行状态的人一起工作，比让他们简单地报告一段记忆更有效。

确保你的干预措施不会让
来访者受到二次创伤。

确保你的干预措施不会让来访者受到二次创伤。让来访者重温记忆本身是没有用的。不过，如果来访者带着当时没有的资源回到原始场景中，那是有用的。来访者可以带着他们的伴侣、带着拥有智慧和力量的成年自我或者带着你来保护自己。回到过去，不是简单地重新体验一次或是发泄情绪，重要的是让来访者接触到作出决定和创造性格策略的时刻，这样他们就可以不被自己性格的局限性所伤害，学会正确抉择以及如何继续前进。

/ 与儿童状态一起工作

当儿童状态出现时，治疗师可以使用多种干预措施。当然，治疗室里的亲密伴侣也可以采取干预措施。在开始一段关系时，人们希望伴侣成为自己在早期童年时错过的好父母。在治疗中，我们可以对此进行试验。我们可以与儿童状态合作，以更滋养、更安全、更有慈悲心的方式重温过去。在这种情况下，来访者会在一个非常温柔的地方，深刻感受到被看到或者触摸到。当然，这一过程常常伴随着对伴侣的无尽感激。因此，只要有机会，让伴侣以一种甜蜜、友好的方式与儿童状态互动。如果伴侣对儿童状态有敌意，那么治疗师必须亲自和儿童状态互动。不过在这之后，治疗师必须让来访者的伴侣再次尝试。也许在另一次治疗中，伴侣对儿童状态有敌意的原因就能够被找到。其实，这种敌意可能对于自己儿童部分的敌意。例如，如果他（她）

曾因为软弱而受到羞辱，那么他（她）便会倾向于与伴侣一起重演这个情景，重现自己所体验的事情。

儿童需要的是一个明智而富有同情心的成年人，而不是一个心理治疗师或是对其有需求的亲密伴侣。我们不能表现得像一个治疗师，而是应该把他当作真正的儿童来对待。同样地，我们也要教伴侣这样做。

非常重要的一点是：不要对儿童状态做出虚假承诺或者对他说谎。树立好榜样。不要让儿童状态与父母疏远，但同时也要为儿童状态的健康着想。也许像大多数儿童一样，他（她）可能会接受触摸，但是也有可能将触摸视作一种侵犯。因此，首先要征得儿童状态下的来访者的同意，再仔细追踪来访者对不同程度触摸的反应。你可以擦干他（她）的眼泪，与之拥抱，保护其儿童状态，并满足其所有的生理需求，如探索环境、变得大声和充满活力的需求。

孩子们生活在一个神奇的世界里。你可以和他们一起玩，和他们说悄悄话，拥抱他们。告诉他们，你是一个友好的人，会站在他们那边，这也是很有效的。记住，不要对他们撒谎，也不要做出你无法兑现的承诺。发现问题所在（"怎么了，亲爱的？"）。认同他们的感受（"这根本不应该发生"）。深入了解儿童的孤独感。通常情况下，创伤感是被秘密锁住的。大家都希望不用保守秘密。提供慈悲心。帮助来访者为他（她）在童年时期错过的事情而哀伤。

下面是一些主要原则和干预措施。

1. 把成人部分看作儿童的资源

除了儿童状态外，来访者也有成人的意识状态。在这趟回溯过往的旅程中，让来访者带着成人部分，获得知识、智慧、保护性和力量才是至关重要的。这也有助于避免二次创伤，便于在儿童状态、成人状态、伴侣的成人状态和你之间结成联盟。

2. 探索对于儿童是怎么样的

一旦关注到来访者的退行状态，你和伴侣就可以开始深化这种状态。你可以积极引导，让儿童说出当时的感受以及这段经历的细节。弄清楚在儿童身上到底发生了什么。调查他（她）的希望、恐惧和困惑。探索无力感。大多数儿童都有这种感觉。在小时候，他们往往对大人无能为力。问问小孩子周围环境是怎样的："现在，你在学校里。当你环顾四周时，你看到了什么？当约翰尼走近时，你看到他在笑，注意此刻你的身体是如何反应的。"沉浸在记忆的感官细节中有助于深化这种状态。用现在时态而不是过去时态进行反应。实际上，大多数深化过程是由治疗师而非伴侣来完成的。

3. 理解并接受儿童

儿童最想要的是被关注、被接受和被理解。鼓励儿童表达他（她）的感受。向伴侣解释这种需求。你可以问："你会对一个如此害怕的小女孩说什么？"如果伴侣不知道如何做，你可以做示范。然后让伴侣跟着你，尝试直接与对方的儿童状态交谈。教伴侣学会反思性倾听、追踪、使用触探句，特别是对于儿童的感受与需求。澄清错误体验："没有成年人会这样对待一个小孩子。"证实正确体验："因为你继父嫉妒，所以你妈妈才没表现出来，但是她真的非常爱你。"

如果他（她）正在努力控制自己的情绪，请在旁协助或者让伴侣协助他（她）。例如，如果他（她）哭了，也捂住了自己的眼睛，请伴侣把他（她）的手放在眼睛上。这样做的目的是支持防御，让他（她）不必投入全部精力。这样也可以获得更深层次的信息和感受（参见第 110 页"与防御一起工作"）。

4. 回答问题

通常情况下，孩子们会困惑有什么发生了。但是周围没有人向他们解释。因此，他们有时会自己编造解释，并且重点关注"事情变成这样，责任在谁，错误在谁"。治疗师和伴侣可以这样解释："有时候，爸爸和妈妈确实相处得不太愉快。就像两个小朋友一样，他们经常吵架。但这并不是孩子的错。杰米，这不是你的错。你的父母对彼此很生气。这不是你的错。""我不知道他为什么要打你。有时他只是太生气了，气到打人的程度。但是，一个爸爸这样打他的女儿是不对的。"一定要真实回答，向儿童解释世界是什么样的，是如何运作的："一切事物都会有生老病死。亲爱的，我知道你很爱你的奶奶，希望她留下来。我也希望她能和你在一起。但是鸟儿会死，蚂蚁会死，臭鼬会死，甚至成年人也会有生老病死。我知道这很令人伤心。"同样地，你可以自己做，也可以指导伴侣这样做。

5. 安慰

孩子们需要安慰。孩子之所以会遭受创伤，很大程度上是因为没有一个智慧的、富有同情心的成年人与他们交谈，他们只能独自面对一切。安慰可以是语言的，也可以是非语言的。但请记住，触摸是儿童语言。鼓励伴侣提供安抚性的触摸。你可以以伴侣的名义问："玛丽，艾伦想要与你握手，可以吗？你想让她抱你吗？"请征得许可，特别是当你的行为对小孩来说是一种侵犯的时候。如果有一些明显迹象出现，例如，看到一个人，你想要触摸，或者你有触摸他（她）的冲动，那么它表明，这正是你心中所想。

6. 向儿童解释事情会改变

孩子们有种深陷于家庭和生活的感受，事实上这种感受真实地存在，但成年人有时候却是无法感知和欣赏的。孩子们不会意识到事情终归会改变，也不会知道，长大后他们会有更大权力，世界很美好。他们开始相信，他们在约五个人的样本基础上形成的世界观，可以类推到其他人身上。因此，小孩子认为，如果爸爸妈妈没有时间陪伴自己，那么其他人也永远不会有时间。他们可能会采取这样一种策略：期望余生中只有自己一人。如果这样一个孩子接受治疗，那么治疗师可能会说："我知道你现在感到很孤独，但是你要知道事情会改变。长大后，你会遇见一个对你感兴趣的人。那个人甚至现在就有话要对你说。"这样，伴侣有机会说一些同情儿童的话，例如，"我会听你说的"或"我有时间陪你"，弥补对方儿童时期所缺失的经历。在退行状态下，儿童认为时间是永恒不变的。他们相信正发生的可怕的事情永远不会停止。但是事实上，这些可怕的事情基本都会被及时终止。让儿童知道危险已经过去是非常重要的。你要告诉他：一切都结束了，现在没人会这样对你。对于一个儿童来说，这可能是缺失的、极重要的信息。你可以做一个实验来证明这一点。例如，对于一位曾遭受过性侵的女士来说，你可以和她丈夫做个试验：她丈夫会把手伸到妻子身上某个"安全"的地方，她可以对丈夫说"不"。这样妻子会直观地明白，她可以拒绝，丈夫也会倾听并做出适当的反应。

7.让儿童表达出他（她）需要什么

儿童很难向缺乏同情心、心烦意乱的父母说出自己的需求。当你与退行部分交互时，记得为这些需求留出足够的空间，以便需求能够被看见、被理解。你可以让伴侣反映自己的需求，看看父母现在是否愿意满足一部分需求。如果能够满足，让父母采取行动。但不幸的是，童年时期的需求往往永远无法在成年后得到充分满足。为错过的东西进行哀悼也很重要，这样可以使伴侣从不可能完成的任务中解脱出来。

8.如果条件允许，提供缺失的体验

许多性格策略病因与童年时缺失的体验有关。在一些重要的发展体验中，孩子缺乏的经常是：安全感和受欢迎感；不受操纵、不受支配和不被羞辱；丰富的可用资源，如爱和时间；能遵循自己独特方向的自由；如其所是地被爱，而非因其成就而被爱；被认真地关注和倾听。一旦进入了儿童状态，看看这个孩子缺失了什么经历。在关注到了这些感受和体验之后，在当下设计这样一种体验，给孩子提供这些缺失的经历。在我见过的一对夫妇中，一方觉得她在童年时代不被允许做真正的自己，所以才导致了现在的结果。在

一次治疗中，我们进入了儿童状态下对这一经历感到悲伤和愤怒的地方，让这段经历在她的伴侣关系中得以重现。在治疗的后期，我问另一半，在她的内在是否有一个地方可以合法地支持她的朋友为自己的权利而斗争。她说："是的"，并对错过了这一成长体验的内在小孩说："你喜欢什么就做什么，我会和你在一起。"顺便说一句，对她来说，对一个孩子说这句话比对一个成年人说要容易得多。

> 事实上，你不能回到过去，也不能改变过去。但是，你可以帮助对方，改变他（她）对过去的看法，并且围绕过去进行性格构建。

// 保护与纠正性重演 ❶

受到虐待或者被忽视时，孩子们有时是独自一人面对的。如果孩子的部分正在重温这些经历，请让伴侣成为其儿童状态的保护者。让伴侣做父母没有做的事。我们可以重演童年时期的某个重要场景，比如孩子开始对世界有基本认知。然后，在你重演的时候，让伴侣纠正其童年的错误。事实上，你不能回到过去，也不能改变过去。但你可以帮助对方，改变他（她）对过去的看法，并且围绕过去进行性格构建。毫无疑问，每个人都希望伴侣能够纠正他们童年时期的错误。如果这种情况没有出现的话，我们都会感到失望或

---

❶ 这项技术是由理查德·蔡辛（Richard Chasin）和萨利·安·罗斯（Sally Ann Roth）取自《一对夫妻：四种现实》。CHASIN R, GRUNEBAUM H, HERZIG H. One Couple: Four realities[M]. New York: Guilford, 1990, pp. 129–143.

愤怒。此外，我们一般也不会羞于直接或间接地向我们的伴侣表达这种想法。这里所描述的过程使这种欲望得以表现出来，从而让这种欲望变得更加意识化，减少一段关系中的驱动力。扮演是童年的媒介。无意识是永恒的，在谈论一个人受到他人的无意识形象影响时，它起着纠正性重演的作用。至少，正确地再现童年时代的场景，伴侣会对对方的受伤地带变得更加敏感和富有同情心。在这个过程中，他们也会对伴侣产生一种感激之情。

　　回顾这个例子。贝丝向她的伴侣抱怨说，她总是感到被冷落。我要求她让无意识送来一个在遥远过去产生的、让她有同样感受的形象。她记得有一次，她的哥哥带着一张马戏团的票来到她家。可是票只有一张，她妹妹也想去。最后，票被妹妹拿走了，而贝丝独自在房间待了一下午，面朝墙壁哭个不停。我们首先要明白这几点：

　　①母亲没有立规矩：要么两姐妹都去，要么谁都不去；

　　②贝丝哭了好几小时，母亲也没有去安慰她；

　　③妹妹没有站在贝丝这边，说："如果贝丝不去，我也不会去。"

　　这一场面是家庭模式的再现。在这种模式中，以上三个要素始终是缺失的。贝丝长期被她的母亲、哥哥和妹妹抛弃，以至于最后贝丝认为，全世界都不欢迎她。之后，贝丝把这种想法转移到她的丈夫身上，并且经常试探她丈夫。但是，这种行为会让贝丝越来越有种被全世界抛弃的感觉。当我问她是否想以一种更好的方式重演这一幕时，她回答道："是的，我想。"之后，由她的丈夫布莱恩扮演她的母亲，而我则扮演哥哥。我把票给了她的妹妹（由一只泰迪熊扮演）。我们以不同的方式演绎，有人为她出头，有人关注她的感受。其中，布莱恩（扮演她的母亲）说："你不能这样做。我不会让你丢下贝丝。"然后我们重演了她妹妹和哥哥去看马戏表演后的场景。让布莱恩（贝丝母亲）坐在贝丝身边，在贝丝哭泣时抱着她，和她说话。这与布莱恩平时的角色截然不同。在这个场景中，布莱恩（母亲）对贝丝被抛弃表现得很愤怒。这一幕不仅以纠正的方式被重演，而且为当前关系中的新角色建立了一个参考点。

9. 帮助儿童状态重新考虑他们当时形成的信念和解释

这是与儿童状态一起工作的一个重要目的。看看儿童对生活、自己和其他人所作的决定。命名这些被用来适应孩子成长环境的信念与策略。在前面的例子中，贝丝认为她是不受欢迎的。治疗师可以这样对她说："所以你认为没人想和你在一起？"面对痛苦时，贝丝采取的策略是撤退到任何人都无法触摸的地方，这种策略也被称为"离他们越远越好，这样他们就不会再伤害你了"。但是，这种策略最后会让人有种被遗弃的感觉。

在命名了信念和策略之后，至关重要的是要赞扬来访者在实施策略时的适应能力、创造能力和伟大智慧，然后提供一种新的体验，对这些信念和策略提出质疑。伴侣往往可以提供这种体验。看着配偶在如此脆弱的状态下工作，他（她）会变得温柔，会倾向于同情一个受伤的孩子（而不是一个愤怒、挑剔的成年人）。在这个例子中，布莱恩向贝丝伸出手，或者对她说："我想和你一起。"看看她是否能开始接受。只有在儿童的感受和世界被连接并且验证后才能这样做。在对信念结构发起挑战之前，要留有足够的时间。如果来访者难以接受，治疗师可以帮助她，把它拒之门外，而伴侣则提供一点纠正的体验。在这个案例中，治疗师发现贝丝在内在说："他只会像其他人一样再次离开。"治疗师在她耳边说，而布莱恩则伸出手来。在提供了保护行动后，贝丝内心会想要相信布莱恩。尽管她感觉这像是在冒险，她也可以开始吸收滋养。

在另一个例子中，山姆对艾米莉像老鼠一样的行为感到越来越无语。山姆越生气，艾米莉表现得越像老鼠。就这样，他们陷入了循环。我让山姆说说，为何他觉得艾米莉像老鼠一样。他说他已经学会了为自己挺身而出，艾米莉也应该这样。在山姆看来，艾米莉就是个躲在桌子下的小孩子。艾米莉也点了点头，认可了山姆的说法。事实上，这也很好地概括了艾米莉从小到大在这个世界的感受。我问山姆，如果他发现一个孩子躲在桌子底下，他会怎么说。他说："你现在可以出来了，亲爱的，没事了，现在很安全。"当然，这与他平时批评艾米莉的立场截然不同。之后，我要求山姆对艾米莉说这句话。山姆变得柔和了，艾米莉也开始觉得，和他在一起更安全。这也让山姆学会了一种全新的、富有爱意的交流模式，或者如何和一个被吓到的人打交道（而不是进一步吓唬她）。如果时间允许的话，我想，反过来让艾米莉对山姆说这句话会很有趣。山姆性格中脆弱的一部分被他情绪化的父亲打败了。实际上，艾米莉是因为他们俩才躲在桌子底下的。

10. 帮助孩子为失去而哀伤

我们都无法改变童年。伤害和缺陷都是真实存在的，这些都是我们心理的一部分。如果一个孩子被虐待，并被告知她不受欢迎，即使围绕事件的信念和性格策略得以改变，过去也无法被挽回了。她可能需要为童年时缺乏温暖、关心和欢迎而哀伤。即使她的丈夫能满足其中的一些需求，她也能欣然接受，但她的父亲是个工作狂，从不在家，这是无法否认的事实。

/ 小结

与伴侣治疗和儿童状态一起工作有许多益处：

①处于儿童状态的来访者可能会重新组织建构在成年后已经变得僵硬的信念和策略；

②倾听的一方可能会表现出更大的同情心，并学会把防御去个人化，把他（她）之前抵制和诋毁的行为表现出来；

③可以为不同的角色和互动建立一个新的参考点。

值得注意的是，这种工作方式需要把重点放在一个人身上，伴侣则需要在其中扮演支持性的角色。如果起支持作用的伴侣因为没有得到足够的关心而受伤，那就危险了。在这种情况下，不要花太多的时间在任何人身上，而是尽可能地来回循环，尽管这样做会使治疗不可能像本章所描述的那样深入。

与儿童状态一起工作，提供了这样一个机会，来访者可以深入了解和审视自己的信念和策略，从这些信念和策略产生的那一刻的有利角度出发。在伴侣面前与伴侣的儿童状态工作，倾听者肯定会发展对于伴侣以及她或者他的受伤和防御的慈悲心。例如，如果伴侣倾向于抵制对方，来访者可能仍然会感到沮丧，但他们不会再个人化。来访者可能还记得在那次治疗中，他（她）了解到抵抗是儿童在争取自主权——这是一场光荣的战斗。知道了这一点，并出于对自由斗士的同情，他（她）就不太可能去迫使反抗者远离自我，强化反抗和坚持的循环。

如果伴侣扮演富有同情心的成年人的角色，并按照描述的方法与儿童状态对话，那么来访者将会把亲密伴侣视为盟友和支持者而不是敌人。这不仅带来了智慧，还带来了一个可以整合到关系中的参考点。练习 8 对与退行状态一起工作进行了回顾。

练习 8　与退行状态一起工作 ❶

1. 与内在小孩建立联系

"这里是你更年轻的部分。我能和这个小女孩谈谈吗？"确保有一个强大的成人状态作为基础。"你真的很生气，是吗？""所以你在看你爸爸妈妈打架。你一直是一个人吗？"让处于儿童意识的来访者描述他（她）在哪里，他（她）的感受等。用现在时态和孩子说话（"那感觉真的很糟糕，是吗？"而不是"那时的你一定感觉很糟糕。"）。可以教导伴侣这样做。

---

❶　参考了罗恩·库尔茨和乔恩·艾斯曼的工作。

2. 探索儿童的体验

帮助儿童发展记忆、愿望、需求、痛苦、感受、知觉等细节。"让你自己看到，你的妈妈和爸爸在吵架。你可以听到他们愤怒的话语，你可以注意到你的身体是如何收紧的，你害怕有坏事发生。"使用所有的感官。让儿童状态留在这个世界上。

3. 证实他们的体验

"那一定很可怕。""你觉得你必须照顾他们，对吧？"帮来访者为失去而哀伤。理解他们的感受的意义，他们的所作所为是一种创造性行为，诸如此类。让儿童状态的潜意识清楚，你是站在他（她）这边的，而不是在批评、羞辱他（她）。"我知道你有多努力。""当然，你会做这样的事情来取悦你的爸爸。爸爸的爱是如此重要。"治疗师和伴侣都可以提供这些。

4. 确定正在被记起的场景中什么是重要的

"注意这其中的重要之处。"

5. 探究伤害及其意义：策略、决定和被采纳的限制性信念

"所以你决定再也不让自己相信任何人了？""你觉得好像没有人在乎你。""你必须友善，否则他们不会喜欢你。"承认策略和决策的创造力和智慧。

6. 从更宽广的视角来解释这一体验

"有时候爸爸和妈妈就是合不来。亲爱的，这不是你的错。没有一个小女孩能让他们在一起。""你妈妈病得很重，所以即使她想，她也不能太关注你。""爸爸不得不去当兵，但那并不是因为他不爱你。"

7. 解释事物可能或将会有的、不同的可能性

"小女孩不应该试图阻止她们的父母打架。""你现在不需要照顾我了。""我有个小女儿，我从来没打过她。""等你长大了会变得既强大又强壮，我会再次与你见面。""那只狗现在不在附近。"治疗师或伴侣都可以扮演这个角色。

8. 发展对事情不同的感知

展示差异。创设一个挑战信念的实验。"让你自己在内心体会，不用照顾我是什么感受。""你会长大，会找到愿意照顾你的人。""你会注意到如果你哭，你的伴侣或我是否嘲笑过你一次。"

9. 以更有力的方式重新创造场景

让伴侣提供缺失的体验。

10. 回到成人状态

"在我们暂时告别之前，小女孩还需要什么？"

第 **14** 章

改变与整合

改变的种子在治疗中播下，却在现实生活中生长。当来访者将他们在治疗中学到的知识综合运用到他们的日常生活中时，真正的改变才会到来。不要将治疗中的戏剧性体验误认为改变。精神宣泄并不是改变，好的治疗并不总是戏剧性的。在你与核心信念工作、研究和探索它们之后，来访者会意识到他（她）对它们的忠诚以及它们所提供的保护功能。然后，来访者就可以尝试新的选择。如果现在他（她）能体验一些不同于旧的、限制性的信念，它们就会开始受到挑战。伴侣治疗的一个强大力量通常是，配偶或伴侣可以立即提供缺失体验的某些方面，它们往往可以挑战旧的信念。

改变通常不是突然发生的，而是以一种缓慢的方式侵蚀旧的信念，一个人的性格就是根据这种信念形成的。以往的性格策略的局限性及基于这些策略而形成的模式，会逐渐变得更加灵活。

好的治疗并不总是戏剧性的。

当一个人能够吸收他或她以前不能吸收的滋养时，改变就发生了。当限制性的信念和性格开始受到质疑、新的信念开始形成时，它就会出现，把个体从自动化的性格策略中解放出来。

当伴侣双方不再用对方来确认旧的信念，当相互和自我强化的角色本性开始在关系中减少时，改变就发生了。每个人都变得不那么容易被伴侣激发，相反，他们会对伴侣的伤害和防御产生同情。

改变是随着时间的推移而发生的，并且它有助于个人和伴侣整合新的信念和结构。它是一个有机自发过程的结果，这个过程从命名限制开始，比如信念和性格策略，让来访者沉浸在对这些限制的感知中，然后允许有机自发的治疗过程展开。来访者在治疗中学习如何更充分地体现他们的独特性，这种渴望会带来改变。作为治疗师，你将帮助引导来访者：（1）阐明个人和伴侣组织的当前形式的经验；（2）提供有机会去做、感受或相信不同事物的经验。在第一种类型的实验中，来访者和治疗师命名、探索和赞美旧的性格结构和信念。第二种类型的实验是改变的基石。作为治疗师，你不能强迫来访者将旧的信念转变成新的信念。你不需要为之负责，也无须强行改变，因为改变的发生超出了描述的机会范围。

以下对实际治疗的描述说明了本书中使用的一些原则和技术，通过8个步骤，伴侣会逐渐地发生改变，它们包括：（1）参与；（2）描绘模式；（3）建立一个实验，研究伴侣双方全方位的互动；（4）探索个人贡献；（5）探索阻抗和防御；（6）创造新事物发生的机会；（7）整合；（8）完成。在大多数治疗中，人们会以一种不那么线性的方式从一个步骤跳到另一个步骤。有些治疗可能只关注这些步骤中的其中一个。尽管治疗的开展并不总是那么清晰明了，但这是真实治疗的概要，是一个关于改变是如何在伴侣动力中发生的粗略的介绍。以下是对8个步骤的描述。

1. 参与

治疗总是从参与开始。通过触探每个伴侣的感受和当下的进程来加入他们。如果不首先与来访者建立良好的关系，这里所描述的技术都不会起作用。

如果治疗师能够以人为本，那么上述的追踪和触探技巧将会是快速建立融洽关系的有力工具。下面是一个临床实例。

简和亚历克斯这对伴侣就亚历克斯是否应该在简说话时看着她展开了激烈的讨论。她试图引起他的注意，而他则试图想出一些规则来保护他避免她的愤怒。我让两个人都知道，我只是在倾听对方传达的潜在情感，而没有帮助他们达成一个过早的协议。我对她说："你希望他在你说话的时候看着你，当他不看着你的时候，你会感到受伤。"我对他说："你想知道规则是什么，这样你就能提前知道她什么时候会对你发火。"

2. 描述自我强化模式和性格策略

描述个人的性格策略和相互自我强化的模式，这已经占据了这段关系中的主要地位。这些可以在治疗内容中被看到，也可以从姿势、手势、节奏、信念、记忆、紧张程度和知觉以及许多其他类型的内在体验中被推断出来。

简的感受从来没有被她的父母认可过，只要她的丈夫亚历克斯在她说话时表现得心不在焉，她会变得非常沮丧。当简心烦意乱的时候，亚历克斯就会想起他那爱演戏的母亲，进而变得退缩，以守护他的精神世界，从而进一步激发了简因他的无视而感到的痛苦。简的性格策略是用越来越激烈的方式表达自己，努力让自己的声音被听到，而亚历克斯的策略是撤退以保护自己。简现在的策略是以引诱亚历克斯退出的方式维持的。亚历克斯的策略是诱导简，让她激动起来。它们以一种相互加强的循环方式相互作用。这段关系的症状就是不断争吵。治疗的关键是自我强化性格策略的相互作用。

3. 引导这对夫妇进入正念觉知状态，并建立一个实验来探索自我强化系统

引导伴侣进入正念觉知状态。设置实验，先进行系统性探索，再进行个人化探索、过程性探索和性格探索。

与这对伴侣命名了互动顺序之后，我构建了一个实验，在这个实验中，当简说话时，亚历克斯将他的头稍微转开，在亚历克斯这样做时，简开始在正念觉知的状态下追踪她的体验。这是对互动的一个物理隐喻。我希望这能帮助她接触到内心的空虚和恐惧，这种空虚和恐惧让她想要确保他的注意力不会四处游荡。之后我就可以请她设法引起他的注意，看看她的努力结果如何。她可能会（大声地）说："亚历克斯，你为什么不能对我稍加关注呢，哪怕一次也好？"当亚历克斯听到这句话时，他可以注意发生了什么。他可能会说："我只想离她越远越好。"通过这种方式，伴侣双方可以开始理解每个人的行为是如何被唤起和强化为一个不好的反应的。（在实际的治疗中，我们跳过了探索互动的系统性质的步骤，但在之后的治疗中，我们又回到了这个问题上。）

4. 探索个人的贡献

探索每个人的贡献和内在组织建构。当他或她进行这种探索时，可能会进入退行或高度情绪化的状态。在这个阶段，人们也会建立发自肺腑的连接。洞察是具身化的，而不仅仅是认知化的。

我们没有探究这种互动的系统的本质原因是，即使在简考虑到这个实验的时候，她也会开始哭泣，以反应她生命中如此长时间被忽视的痛苦。在她哭的时候，亚历克斯问我是否可以伸手摸她。这种互动已经不同于她通常对亚历克斯表达的两极分化的愤怒和他相应的退缩行为。在我指出他是在自发地表现出相当程度的同情心和临在感（给当前的过程命名）后，亚历克斯直接问简，他是否可以触碰她，她回答说也许一只脚或一只手的触碰可以给予她安慰，这并不会打扰她。简说她为他们的情感世界的相通而感动（缺失的体验），为了加强缺失的体验，我让亚历克斯对简说一些话，让她直接面对她的核心信念（"没有人在乎我的感受"），从而为她提供从小就缺失的经验。这句话是："我听到了，我在乎你的感受。"

5. 通过支持来探索阻抗

通过支持来探索阻抗和防御。简保持性格策略的部分方法是不注意或低估她的伴侣实际上出现在她面前的时间。通过让她的伴侣提供给她这类阐述，她要么可以体验她是如何忽视它的，要么可以从中吸取滋养。在这种情况下，简说："这种感觉很陌生，我不想相信它。"在请求他们的允许和再次让他们保持正念觉知后，我对她耳语道"不要相信它"以支持这种抵抗，同时亚历克斯把他的话重复了几次。我支持她的抵抗，而不是反对她的抵抗，这使简得以放松她的身体，她轻声哭泣，并开始吸收亚历克斯对她的关注。

6. 创造机会让不同的事情发生

在治疗中创造机会或突出互动，让伴侣双方可以冒险以不同的方式互动。现在是让来访者尝试新选择的时候了。

当被问及在简轻声哭泣时，他的感觉如何，亚历克斯回答说："我觉得和她更亲近了。"与他们通常的循环相反，他没有退缩，她也没有用她的高强度情绪压倒他。他们两人都暂时放下了他们特有的性格策略，开始了一个新的、积极的自我强化的循环。

7. 整合

建议创建一些任务或练习，以帮助伴侣融入新的互动模式，并整合和扩展这些新的体验。这个时刻可以重复，因为他们已经找到了他们自己的道路。进一步的整合可以让伴侣一起考虑如何在治疗之外使用这些信息，以及指导他们在身体中充分体验这种新的互动带来的感受。另一次治疗将更多地关注他的退缩倾向和他有关生命不安全的信念。

8. 完成

来访者会自然地产生一种完成指定课题的感觉。他们会自动恢复日常意识，讨论治疗和对他们来说重要的事情，然后准备离开你的治疗办公室，回到正常的生活中。

╱ 整合

随着伴侣的核心信念和性格策略开始变得更加灵活，治疗师可以帮助他们，将这些改变整合到他们的生活中去。伴侣治疗是实施和稳定这些改变的一个特别有效的方法。新的方法和行为、情感的和认知的模式以及系统可以立即被整合到伴侣的互动序列词典中。整合包括了新信念的开花、结果，以及将它们融入关系中的过程。它也包括吸收以前很难被吸收的滋养的能力。这意味着要敢于冒险，在与他人的互动中，更充分地体现自己的独特性。不仅仅是简单的洞察力，它意味着要积极地消除旧的压抑情绪，让一个人隐藏的部分开始被人们看到。在治疗中，这是仅仅了解和理解还不够的地方。我们需要承担真正的风险，而这些风险往往与旧的信念和模式背道而驰。整合意味着吸收新信息，也意味着深化和巩固新的变化。它包括将治疗的效果与治疗之外的伴侣生活联系起来。

例如，随着治疗进行，玛丽安开始允许自己从彼得那里吸收更多的情感滋养。她对丈夫不支持她的抱怨被为什么她很难得到照顾、安慰、赞美和关注的好奇心所代替。在继续研究彼得因付出的贡献不被认可和承认而受到伤害的同时，我们做了一些实验——首先探索、然后挑战玛丽安吸收滋养的能力。即使是彼得向她伸出手这样简单的事情都会激发起一种她即将被利用，或者这只手很快就会被抽走，留下她独自一人，再次失望的感觉。我们还探索了这些事件的历史，以及随之而来的、传递到彼得身上的情绪。玛丽安吸收了越来越多的情感上的滋养。在一次高强度的治疗中，她坦白了自己对于依赖伴侣供养自己的信念和感受，之后，她准备慢慢尝试一些不同的东西。当彼得向她伸出手时，她会尽量握住他的手，同时仍然注意那些抑制她的信念。她开始放松了一些，让自己变得不那么自力更生了，但对她来说，牵他的手仍然是一种风险。最终，她开始意识到，这只手并不是在欺骗她，而是在说："我在你身边。"这与她在成长过程中收到的信息截然不同。为了巩固和整合这些变化，我让彼得大声地对她说出来，以便玛丽安能注意到她能接受多少，以及她身体的知觉如何。这和那些探索滋养是如何被抵制的言语实验不同。她变得更能区分彼得和抛弃她的父亲，当彼得说"我在你身边"的时候，她全身都能感受到一种柔软的感觉。作为帮助她进一步整合、稳定和深化这些变化的家庭作业，我请她在接下来的一周中记下她能找到的、所有支持彼得的陈述的证据。

/ 识别整合

整合阶段需要不同于早期治疗阶段的治疗干预。因此，当整合发生时，能够识别它是很有用的。它通常显示出以下特征：

①表达强烈感情后的平静感；

②互动和内在心理模式的额外灵活性；

③对旧观念的质疑，对紧张身体的放松；

④新信念的可获得性；

⑤更灵活、更少防御性、更具滋养性的新型互动模式；

⑥降低伴侣互动中被触发的情绪强度；

⑦直觉地感受到伴侣问题不应该被视为个人问题；

⑧更少的防御性；

⑨更容易倾听彼此；

⑩情绪被触发时对自我和他人有更多的同情；

⑪更强的正念觉知和存在于伴侣关系中的观察者自我。

/ 如何与整合一起工作

在普通意识或正念觉知中，治疗师都可以与整合一起工作。用某种整合过程来结束治疗通常非常有用，这种整合过程可以巩固治疗中取得的任何进展。随着治疗结束，花在巩固治疗中已经做出的改变上的时间会更多。这就需要更多的整合和类型干预。以下是治疗师可以采取的一些整合方法，以及如何应用这些方法的一些临床例子。

// 言语实验

在治疗的早期，言语实验被用来唤起前意识素材。然而，在整合阶段，它们可以被用来巩固新的信念。在前面的例子中，玛丽安可以开始以一种在以前只引起她的反对和防御的方式接受彼得的话："我在你身边。"当以这种方式使用言语陈述时，来访者应该被引导去体会文字或行动与过去相比产生的新效果。治疗师可能会说："当你听到这些话时，注意你的身体是如何接受它们的。"

// 在身体中锚定

让来访者感受和享受他或她在身体上的心理变化。治疗师可以询问来访者或伴侣，这些变化是如何影响他们的呼吸、姿势、能量，以及他们如何向对方呈现自己的。他们可以被要求坐、笑、站，并以这种新的信念看着对方。

// 尝试善意循环

伴侣经常陷入一种恶性循环中。当这种循环开始让位于善意循环时，治疗师就可以探索新的自我维持系统，就像他（她）探索不那么令人满意的表兄弟——恶意循环一样。当一方做出善意、同情、理解或接受他（她）的伴侣的行为时，治疗师可以追踪伴侣的反应，并找到愿意回馈善意的地方。从对一个人的欣赏反应转变到对另一个人的欣赏反应，这可以有力地证明，善意也可以自我延续。

// 用新的信念重温过去

开始建立新信念的人可以从新的信念结构的角度向伴侣复述他（她）的人生故事（当然是删减版）。例如，一个人可能在二年级时被取笑，并认为这个世界是残酷和不友好的，一个新的信念可能是"人们想要和我一起"。这个人可能会重新讲述这个关于被戏弄的故事，在这个故事中，他或她不是因害怕别人而钻入地缝里，而是为自己挺身而出，并与霸凌者成为朋友。

// 实践新型互动

如果治疗中产生了一种新的、更积极的互动方式，并且这种方式对这对伴侣来说似乎是有滋养的，他们可以被鼓励去练习。例如，在我接待的一对来访者伴侣中，很明显，他需要给自己更多的空间，直接说出他是谁、他想要什么，而不是努力地取悦他的伴侣。我也清楚地意识到，要想让这段关系维持下去，她必须改变那种让他保持距离的、自力更生的强硬态度。我们一起研究每个人是如何进入他或她现在的组织建构的。随着他们的意识在这些领域的发展，并开始在直接和放缓的领域中冒更多的风险，他们的互动开始转变。治疗师可以让这对伴侣在不同的情境中扮演不同的角色，这样新的信念或互动模式就会变得更加习惯化。

// 探索新的信念或模式的语言和身体表达

一旦信念结构发生改变，来访者就可以探索新方向的语言和身体表达。例如，如果伴侣中的一方允许自己变得不那么优越，在朋友关系中变得更加平等，治疗师可能会要求他为这种新的动力创造一个雕塑，并说一些以示平等的话语。他想到的是"你和我是平等的"或者"我不想再把自己凌驾于你之上了"。他可能不再抬起下巴来显示自己的优越感，相反，他可能会将头保持在和你同一水平的高度上。让双方都注意并追踪他们对这一声明和姿态变化的内在反应。你甚至可以让伴侣一起跳舞或做运动，这也体现了一种新的关系方式。

// 为困难做准备

心理变化需要时间来适应。在一开始，它们就像新植物的嫩芽，很容易被践踏。为了让他们更坚强，来访者可以为可能出现的困难情况做好准备。他们可以想象这样一种情况：他们一直在努力解决的问题可能会出现，但会以不同的方式被解决。这可以通过可视化或角色扮演的方式完成。男方用新方式学会了倾听女方的心声，但很明显的是，如果不接受治疗，这种能力很难被维持下去。与之前不同的是，他没有把她的要求视作强制他改变或对他性格的攻击，他开始在不同治疗中将她从诋毁他的母亲转变为另一个有着与他自己的需求一样的人，直到他可以根据自己的偏好说"是"或"不是"。我让他们练习了好几次，并且特别注意他在一开始用老方法听的地方。在以这种不同的方式听她说话之前，我们会制止这个动作，看看他是如何失去自我中心感的。

// 总结治疗中或治疗后发生的情况

对于治疗师而言，最简单的整合技巧之一是总结治疗中的事件和主题。这有助于把这对伴侣的一切联系在一起。治疗师可以强调治疗的主题和发生的变化，以及正在进行的工作。并不是每次治疗都要用丝带整齐地包裹起来。声明未完成的内容是很重要的，它提供了一个书签，以便重新查看未完成的问题。

// 与伴侣讨论他们如何使用治疗中的信息

不仅仅由治疗师产生关于如何进行整合的想法。一旦这对伴侣离开治疗室，他们可能会被问到想要如何利用这些信息和治疗中取得的进展。例如，你可以在一个人的退缩问题上下功夫，以引起对方的理解，而不是让他或她习惯性地抗拒。在治疗结束时，可以询问来访者，他或她想如何在治疗之外使用关于伴侣的这些信息。另一个例子是，如果你和一对伴侣探索了接近者——退缩者系统的动力，在对话接近尾声时，你可以问他们，既然他们都体验了各自对循环的贡献，他们将如何继续下去。

// 创造一个典礼或仪式来庆祝改变

当一段关系发生重要变化时，进一步整合它们的一个方法是创造一个典礼或仪式。他们可以邀请朋友，也可以自己举办。一对伴侣来到树林里，把结婚戒指扔进小溪里，以此来庆祝他们不正常关系的结束。有些伴侣会重新宣誓。其他的伴侣则发展了一种宽恕的仪式，在这个仪式中，两人彼此交流了对两次外遇事件的感情残留，然后交换礼物。显然，这样的仪式只有在对困难的素材部分进行了充分的工作之后才能进行。

// 日记、绘画、舞蹈、运动

辅助活动如日记、绘画、舞蹈和运动，都可以帮助整合过程。如果这对伴侣以前是不平等的，让他们表演一场平等的舞蹈。让一个刚开始自信的人画出自信的自己。让一个对自己的方向感更有信心的人，创造一个能把方向感传达给对方的姿势。让一对伴侣写日记，记录他们在一周内是如何应对愤怒的情绪的，特别是记下任何新的变化。

// 想象带着新的信念度过一天

让这对伴侣在接下来的一周内想象新的模式会显示出怎样的效果。它们可以从新的信念或互动模式的角度描述典型的每日活动和互动，特别是要注意突出与已经习惯的模式的区别。例如，当她不想发生性行为时，他可能会想象仍被对方需要，花时间依偎在她身边，保持没有发生性行为的亲密关系，而不是陷入他不被需要的想法中，然后对她生气。

// 家庭作业

家庭作业有助于将治疗的效果与外界联系起来。家庭作业通常是行为或认知导向的。来访者可以被要求注意证据，这些证据将支持对他们自己、他们的伴侣或世界的新信念。他们可以被要求实施一种他们在治疗中尝试过的、倾听伴侣的新方式。他们可以被特意要求，为伴侣提供他们在一周中所寻求的滋养。他们可以练习在治疗中探索的互动元素，比如对伴侣说"不"的能力。在治疗过程中，如果一个人在陈述自己的需求时遇到困难，治疗师可能会要求他（她）每天陈述一次希望从伴侣那里得到的东西。家庭作业可能包括与伴侣练习以一种新的信念的姿态走路或站立。任何支持来访者在治疗过程中继续下去的东西，对整合来说都是有用的。让伴侣自己生成作业是很有用的，这样可以避免感觉自己像是一个抗拒的学生遇上了一个独裁的老师。也要确保在下次课上和他们确认作业做得如何，以及可能出现的、阻碍他们完成作业的情况。除非你做了所有这些，否则作业不会被认真对待。

// 有意识地进入旧模式，并与新模式进行对比

让伴侣们重演他们的老套路。让他们注意旧方法的有用之处，以及他们过去的姿势和角色的问题所在。然后让他们对比这种方法和新的方法，以及它的好处和风险。让他们比较旧的组织和新的组织。让他们构建身体雕塑，以体现出不同类型的组织是可以相互合作的。

// 建议阅读、参加支持小组或参加课程

简单的辅助活动如阅读、加入一个互助小组，或参加一个治疗以外的课程，这可以帮助他们把治疗主题放在意识层面，彼此给予帮助并继续进步。

// 讲故事

治疗师可以让他或她从自己的生活或小说中讲述一个故事，说明并强化这对伴侣刚刚体验的治疗旅程。听到其他人对抗了类似的恶魔、遇到了类

似的风险并克服了它们，这有助于巩固主题，并提供维持已经取得的进展的希望。

// 内在小孩的整合

如果你一直在研究意识的小孩状态，有一些具体的整合技术可能会有用。你可以让伴侣抱持来访者（和其小孩状态），并给它滋养。伴侣可以和内在小孩交谈，欣赏他（她）的创造力、足智多谋和善意。小孩状态处于活跃中的人，他（她）的成人部分也可以与他（她）自己的小孩状态交谈，并将其作为整合活动的一部分。

// 询问他们需要完成什么

在疗程结束时，询问来访者在回归正常生活之前是否还有其他需要。这时，你可能会建议他们花点时间坐下来看看治疗的结果，或者做一些低压力的活动，如一起安静地散散步。

弥合治疗和外部生活之间的差距是很重要的，这个问题应该在开始发生变化时加以解决。许多有关让来访者参与、主题素材追踪和创建各种深化实验的程序已经被深入讨论过了，通过这些，伴侣可以探索他们应该如何组织建构关系。为了进一步提升对伴侣之间的互动方式的理解，了解下一章中不同性格方式之间的互动也是非常重要的。

伴侣心理治疗中的性格策略

导　语

　　卡罗尔想让杰克尽快答应与她结婚生子。她拘谨地坐在沙发边上，语重心长地说："嗨，杰克，我们在一起已经两年了。我不理解你为何不能停下脚步，着手考虑咱俩结婚生子的事。你总是固执己见！"杰克在沙发上挪动了一下，坐得离她更远了。他慢吞吞地说："我只是需要时间考虑考虑。"

　　以上对话的内容看似是关于婚姻和孩子的，但话语背后隐约反映出两种不同性格的人之间的互动，这两种性格会互相激怒对方，不断加剧矛盾。卡罗尔偏向于行动、前进和速度，而杰克倾向于放慢脚步并坚持己见、决不妥协。她越是施压，他就越想反抗；他越反抗，她就愈发绝望，并自发采取行动，这会促使杰克进一步反抗。无论他们谈话的内容是什么，这种关系动力都会出现。虽然这种关系是循环的，但它最初是由个体的性格组织触发的。身为治疗师，如果你能从双方互动的话语中暂时抽身出来，便能识别不同性格的互动模式。许多伴侣之间的冲突和疏远都是这种互动的结果。

　　了解性格策略的相互作用将为你提供强有力的评估和干预工具。本章将描述一系列性格策略，以便你能够在心理治疗过程中将其识别出来。此外，本章还将阐述病因、核心信念和感受、基于躯体指标的模式识别、典型的移情／反移情问题、防御系统、能量以及治疗方法和应对上述性格策略的具体技巧。在每种性格策略下，我们均设置了一个实操练习，这样你就可以通过亲身体验真正掌握所学。如果你已经对每一种性格策略进行了知识内化，你就能更好地运用它们。

第 **15** 章

性格策略

什么是**性格策略**（character strategy）？在成长的过程中，我们也逐渐地认识世界，学会如何保护自己以及如何从特定的环境中汲取自身所需的养分。例如，假设你身在一个九口之家，你在七个兄弟姐妹中排行居中，你的父母经常吵架，你就需要找到一种方式引起父母的关注。通过观察和不断尝试以及与生俱来的生理本能，你也许会发现，最好的办法就是夸大自己的感受和问题，大声且情绪激烈地说话，在生活中制造戏剧效果，穿惹眼的、颜色鲜艳的衣服。你懂得如果这样做，你至少可以获得一点点内心渴求的关注。然而这只是性格策略的开端。

如果发展到严重的程度，我们称为**表演型人格障碍**（histrionic personality disorder）。我们要讨论的不是病态的障碍，而是程度较轻、不那么生硬的同源词——性格策略。我们所有人都在某种程度上参与其中、无法幸免（如果我们刚好是治疗师，那就另当别论了。治疗师无疑已经对性格策略免疫了！）。性格策略是一种应对困难环境的创造性的、智慧的适应机制。通常，至少在初始阶段，这些策略是对过度泛化和自发的非正常环境的理智反应。这是痛苦的直接来源。

性格策略通常是对非正常环境的理智反应。

儿童时期，大约在五个人的影响下，我们便容易得出结论：世界上其他人之间的互动也是像我们这几个人一样。例如，我们断定其他人一定也像上文提到的那对父母一样专注于某件事，如果我们想要得到他人的关注，就必须以激烈的情绪和夸张的方式行事。这种信念构成了性格策略的基础。性格策略好比开车回家。一旦你熟知了路线，就再也不用思考怎么开车回家了。你的车自发地载你回家。随着时间的流逝和事件的重复，性格策略变得自发化，愈发不易被改变。自发化最初是创造性的，因为它有助于简化、预测和调控我们的世界。但是，随着时间的推移，它变得僵化和过度泛化，因而对参与其中的个体的经历、行为和感受起到了限制作用。这种自限性及其对亲密关系的影响是治疗的主要焦点。

／典型的性格策略

我们的文化中有许多常见的性格策略。本书所讲的性格策略源自罗恩·库尔茨，以身体为中心的哈科米心理疗法的创始人❶，他所用的概念源自亚历山大·罗文（Alexander Lowen），并通过去病态化，对此进行了改良。罗文所用的概念源于威廉·赖西（William Reich），而赖西又是从弗洛伊德那里借用的。这些特殊的策略名称没有那么神圣，它们与《精神疾病的诊断和统计手册（第四版）》（DSM-V）手册中的人格障碍有许多相似之处，但性格策略程度较轻。它们不一定是病态形式，但由于其固有的局限性，它们可以造成痛苦。

每种策略都有其倾向、核心信念、利弊、**躯体成分**（somatic components）、典型的互动和感受模式、来自治疗师或亲密伴侣的典型的反移情反应、未被满足的需求、病因和防御性措施。深入探讨每一种策略远远超出了本书的能力范围。然而，从个体性格策略及伴侣互动模式层面对伴侣关系进行评估，

---

❶ KURTZ R. Body centered psychotherapy: The Hakomi method[M]. Mendocino, CA: Life Rhythms, 1990.

这对于理解和干预治疗非常有帮助。鉴于此，后文将介绍性格策略的基本原理，以及在实践中如何使用这些知识。

不能将个体等同于一种性格策略，就像不能将你等同于你的车一样。你开着车到处跑，它带着你去任何想去的地方。你甚至可能会对它产生认同感，开始把自己想象成一辆新款宝马车，一辆 20 世纪 60 年代、车身侧边还有花朵图案的大众面包车，一辆 1953 年的边境线敞篷车，或者一辆造型夸张的摩托车。但是，不要把性格策略误认为**"自我"**（self）。否则，你的来访者不会原谅你的。他们是驾驶员，不是汽车！

> ## 不要把性格策略误认为是"自我"。
> ## 否则，你的来访者不会原谅你的。

表 15-1 列出了一些常见的性格类型的基本倾向。注意你处在哪个位置。在情绪压力下，你倾向于做什么？试着用这些倾向评估来访者。要知道，很少有人只使用一种性格策略。大多数人用一种策略保护或补偿另一种策略，以分层的方式将几种性格策略结合在一起。

表 15-1　性格类型的基本倾向

性格策略	倾向	潜在的精神障碍
克制型（containing）	不合群／退缩	精神分裂型人格
保存型（conserving）	崩溃	依赖型人格
自我依赖型（self-relying）	拒绝崩溃	反依赖型人格
扩张型（expanding）	欺骗性、有魅力、威胁性	自恋型／反社会型人格
忍耐型（enduring）	反抗	自我挫败型／自虐型人格

续表

性格策略	倾向	潜在的精神障碍
生产型（producing）	通过行动寻求慰藉	文化认可型人格
吸引型（attracting）	引起注意	表演型人格

每一种策略都嵌入了关于自我、生活和他人的某些核心信念。人格是围绕着这些信念和随之产生的情感来组织的。表15-2说明了一些常见的性格策略及其潜在的核心信念：

表15-2　性格策略与对应的核心信念

性格策略	核心信念
克制型	内部和外部世界都是危险和不受欢迎的。
保存型	对我来说永远不够。我不应该强大。
自我依赖型	有需要或依赖他人都是危险的。
扩张型	如果我敞开心扉、展露真我，我会被支配、被操纵、被羞辱。
忍耐型	我不可能在享受自由的同时被爱。
生产型	我仅仅因为自身表现突出而被爱。
吸引型	我需要努力才能赢得关注和爱。

当你观察和倾听来访者之间的互动时，注意每个人的性格倾向，以及这个人内在信念的外在表达符号。你可以通过其姿势或手势、话语、说话或走路的速度、言语素材的主题以及伴侣之间互动的模式，感受到某种信念的存在。

例如，你可能会注意到其中一方通常听从另一方，你可以看出是谁占据主导地位。这可能是保存型性格策略与扩张型性格策略相互作用的标志。你可能会注意到，其中一方说话和行动都很慢，而另一方坐在沙发的边缘，准备采取行动。这可能是忍耐型性格策略和生产型性格策略之间的互动。你可能会注意到其中一方的抱怨围绕着没有被看见的主题，而另一方则理性分析了所有的感受。这可能是吸引型性格策略与克制型性格策略之间的互动。记住，很少有单纯明了的性格策略的案例。进行伴侣心理治疗时，你可以指出并探索这些信念，它们是如何形成的，现在是如何被维持的。你可以平缓地为来访者创造机会，推动他们突破性格策略的限制，拓宽伴侣之间互动方式的更多可能性。

/ 性格策略的相互作用

一个人当前性格策略的维持多多少少与朋友和伴侣的助力有关。例如，吉利安的性格倾向是不合群和（或）退缩。她有一个核心信念，即世界是不安全的，她的内心感到害怕。因此，当她与群体在一起时，她心门紧闭，表现得害羞和孤僻。人们认为她不合群，所以让她一个人待着——进而证实了她不受欢迎的信念。

赫伯倾向于与海伦对抗，海伦变得绝望，坚持按她的方式行事，并努力争取她想要的，这反而证实了赫伯的信念，即人们不会尊重他的自主权。而海伦感到被忽视了（没有人注意她），这种信念（属于吸引型性格策略）因赫伯对她缺少回应而不断得到加强。信念和核心情感是人们性格组织的基础，但人们倾向于选择、求取或培养能够强化他们信念和核心情感的伴侣，这便是导致伴侣问题最重要的原因之一。

> **信念和核心情感是人们性格组织的基础，**
> **但人们倾向于选择、求取或培养能够强化**
> **他们的信念和核心情感的伴侣。**

∕ 小片段

下面的小片段是在伴侣心理治疗中遇到的典型情况。当你阅读每一个小片段时，请注意哪些性格策略在起作用，以及一方的性格策略如何引发其伴侣的性格策略。显然，在实际的临床治疗中，你不会像前文所述这般，从一句对话中做出许多性格诊断，但你通常可以从一个小点分析出一个面。

片段 1

杰克：我受不了你这么需要关注。你为什么就不能独立自主一次呢？

丹尼斯：（温顺地）我要求得不多——只要 5 分钟的关注。

片段 2

桑迪：今天我有很多事要完成，我们开始吧。

山姆：你为什么就不能放松一下？你总是逼着每一个人前进。

片段 3

凯：你说你还没有订机票？！我永远不能指望你！怎么搞的？

辛西娅：我不知道。我只是忘了。

片段 4

布拉德：我只是觉得向你表露感受，我会感到不安。

米歇尔：你从来没有向我表露任何感受。我简直心寒至极！简直了，就这样吧。

片段 5

约翰：我没有什么问题。你才是那个总是有问题的人。

雷：是的，我想你是对的，我只是不再坚持性开放了。

答案

① 自我依赖型 / 保存型

② 生产型 / 忍耐型

③ 生产型 / 保存型

④ 克制型 / 吸引型

⑤ 扩张型 / 保存型

表 15-3 展示了在伴侣心理治疗中常会听到的抱怨，以及抱怨者和被抱怨者的性格类型。抱怨者对伴侣的抱怨既能反映出自身的情况，也能反映出伴侣的情况。永远不要把一方对伴侣的陈述当成绝对真理。这些陈述总是自利性的，不可避免地运用了移情和投射进行粉饰。显而易见，很多陈述都是对性格的评判。但这些可以给你的推断提供更多的线索。

表 15-3　伴侣心理治疗中的抱怨与性格类型

你对伴侣的抱怨	伴侣对你的反诉	抱怨者的性格策略
在你身边我没有安全感。	你为什么不能敞开心扉？	克制型
你从未给我任何帮助或支持。	对你来说永远不够！	保存型或自我依赖型
让我们把注意力集中在你的问题上。	别装了。	扩张型
你试图操控我。	别再反抗了。	忍耐型
你就不能快点调整好状态？	放松一下，我们需要情感上的联结。	生产型
你从来不听我说，也不关注我！	你在夸大其词。	吸引型

抱怨者在谈论伴侣的同时，也展示出自身的性格。一位好的治疗师会同时考虑这两个方面。

通过察觉性格倾向、潜在信念和伴侣关系中抱怨的实质，以及许多其他迹象，如姿势、节奏和自我强化模式，每对伴侣的性格逐渐变得清晰。治疗师一旦弄清楚这些知识，便能够对受性格影响很大的个体和伴侣进行适当的干预。

永远不要把一方对伴侣的陈述当成绝对真理。

第 **16** 章

性格策略的具体类型

以下是关于 7 种性格策略的概要，内容涉及如何辨识性格策略、移情和反移情问题、躯体成分、病因、防御以及应对不同性格的来访者可能有用的实验和方法。当你关注来访者时，请记住，觉察每一对伴侣是以哪两种性格策略相互作用的，以及这些策略与伴侣问题有何关联性。

/ 克制型

// 辨识这种模式

强烈依赖**克制型**（Containing）模式的人可能会表现得焦虑、恐惧、担忧、困惑、僵硬、孤僻、紧张、与他人脱节、怪异、茫然、情绪低落和呆板。

他们的眼神惊恐、缺乏热情、闪躲、无神。他们很难与别人进行眼神交流，动作呆板、不协调。他们的身体往往看起来向内收缩和紧绷，头部和身体的其他部位不像一个有机整体。他们的声音听起来略显机械、没有起伏。

他们的行为不合时宜、难以捉摸。他们会和你谈论想法而非感受；他们显得孤僻，避免与人亲近，看上去害羞和局促。他们会怀疑和别人之间的关系，对治疗师也是如此。他们倾向于使用抽象的、隐喻的和理智的语言，不带任何情感，甚至在谈论自己时，他们会省略人称代词。他们倾向于用理智而不是感受来回应生活。他们很难觉察自己内心的发展状态，对自身的了解也不够深入，因为他们试图压抑内心正在产生的强烈情感。

在治疗中，这类人通常会理性地处理"问题"。他们偏向于理性的讨论，不会袒露自身的感受。一旦被他人侵犯边界，拥有这种表达模式的人会变得极度敏感。他们很难触动他人，也不易被他人触动。然而，他们或许对他人的感受、想法和动机非常敏感。

"克制强烈的感受"是对这种模式最好的诠释，这种强烈的感受，尤其是恐惧伴随着愤怒的感受，能够击垮和分裂脆弱的自我。为了维持这种克制状态，克制型性格策略需要动用大量的肌肉力量，同时还要避免与他人进行情感交流。

他们正在交往的亲密伴侣通常会抱怨他们缺乏情感、沉默寡言。他们抱怨这些人没有一丝一毫的情感流露，也不与他人分享感受，在情感上表现得吝啬而疏离。这会滋生伴侣的挫败感和愤怒，从而强化克制型策略的人在人际关系中的危机感。

于是就形成了一个循环机制，在这个循环中，愤怒和沉默寡言相互增强。他们的伴侣通常会被他们的灵敏度、分析能力和冷静所吸引，尤其是在他们过去有过一段陷入困境的关系时。然而，过了一段时间，这种状态逐渐消失，伴侣对其缺乏情感联结的抱怨将变得势不可当。

// 病因

克制型性格策略是对源自外在和内在危险感的反应。为了避开危险，这类人倾向于远离他人，甚至远离自己的内心情感世界。这类人通常天生就高度敏感，或是在一个不受欢迎的环境里长大。他们的高度敏感可能造成了他们与周围一切人、事、物的极度不协调。因此，他们在儿童时期没有形成归属感，也没有与他人成功联结。由于身心环境都很恶劣，他（她）学会了避开他人和自己内在的痛苦。虽然这种模式的出现往往是因为拒绝型、性格冷漠或心怀仇恨的父母，他们因孩子做出任何生命能量的表达而对其进行惩罚，但也有另一类情况，婴儿怎么安慰都不奏效，善意的父母也无能为力，这给父母带来了很大的压力，于是父母做了一些事情，使婴儿感到更加不安，并且感受到了父母的愤怒、沮丧和担忧带来的危险感。没有成功联结、安全感和关爱的缺失，这直接导致了克制型性格策略系统的生成。婴儿和父母之间这种基本的错配往往是这种性格策略产生的根源。也可能是因为父母没有注意到孩子早期的身体创伤，这导致孩子得出了这样一个结论：世界是一个危险和不适宜生存的地方。

// 核心信念和感受

这种模式潜在的核心信念是：世界是严酷和危险的；我肯定是有什么问题或者异样之处；如果我显得有活力，我就会被摧毁；我感到不安全；这里不安全，我在这里不受欢迎，我不属于这里；如果人们了解我，他们就会不喜欢我；这种情感态度或生理偏见，后期用言语被表达出来，我们称之为信念，它通常形成于生命的初期：在子宫里，在出生时或在婴儿出生之后几个月的那段时期。陌生感、格格不入、与众不同的感觉都源于最初的恐惧。收缩身体可以避免体验对内在和外在世界的恐惧，以及对抗必须克制生命能量的愤怒。表达自己的情感变得非常困难，因为这种表达本身被认为是危险的。克制成为一种习惯，窒息感和压抑感随之而来。最终，"这个世界是严酷和危险的"的想法趋于稳定。这类人学会了通过向内收缩身体的方式抑制自身的生命力量。在表达情绪的同时，他们会加快呼吸，并触发呼吸功能的自动肌肉抑制，这是充分体验鲜活感所必需的。克制型的人感觉自己快要窒息了。自发的反应强化了他们的信念，即可怕的事情即将发生。这反过来又强化了"世界是危险的"这种想法，触发了防御性反应。这种模式无限循环并自我强化，这就是一个简单的反馈回路。外在世界的退缩和拒绝也存在类似的循环。一个人不与人交往，会给人留下一种不友好、奇怪或高傲的印象。鉴于此，其他人往往让他一个人待着，从而强化了"这个世界不欢迎我"的想法。在亲密关系中，这类人的伴侣通常因为他们无法亲近而生气并数落他们。因此，倾向于组织普遍体验类型的核心信念创造了特定的体验，它们旨在避免和阻止个体获得改变自己所需的资源。

// 防御系统

防御系统（defensive system）中固有的孤僻、不合群和克制型的自我提供了非常有限和微弱的安全感。在体验严酷和不受欢迎的世界以及内心的恐惧时，这种安全感给人提供了一种防护。这种人创造了一个虚假自我，就像一位使者一样，它在抵抗外在不受欢迎的世界，并小心翼翼地隐藏真实的自我。这种人也可能通过遵守规则、不招惹是非、轻轻呼吸、回避真实情感等方式而不被人注意到，借此让核心自我受到保护。但由于这类人表现得像冷漠的局外人，他们很难与亲密伴侣以及他人联结。这导致了浅薄的交情，他人缺乏足够的温度去改变这个人感到不安全和不受欢迎的信念。相反，他们似乎证实了自己的想法：世界是危险的，他们不受欢迎。他们的伴侣抱怨他们缺乏情感、很难交心。

// 缺失的体验

在成长过程中，他们缺失的重要而有滋养性的体验是那些受欢迎的、安全的、放松和自由的、大声的、不受束缚的、活跃和富有表现力的感受，是接触和温暖、自由地给予和接受、归属感和成为当下人类活动的一部分。在聚会上，哪怕是同谈笑风生、玩得尽兴的朋友们一起洗碗碟这种易事，对于克制型性格策略的人而言，也是不可能做到的。

// 性格优势

克制型模式的人往往非常敏感，他们分析能力强、创造性强、想象力丰富。他们知道如何在必要时控制情绪，并能成为优秀的、富有逻辑的、理性的思考者。他们也非常了解如何挺过危险的境遇。他们知道如何逃跑、如何躲藏。他们有充沛的精力完成需要注意力高度集中的任务，适合精神性的工作（部分原因是这类工作提供了一个远离冰冷和严酷的现实世界的避难所）。

// 治疗问题

当克制型性格策略的来访者接受治疗时，他们表现出来的问题可能是频繁的恐惧和焦虑，他们感觉自己无法融入，与自身无法联结；他们的伴侣抱怨他们无法交心或缺乏情感和亲密感。治疗师通常能察觉到表象背后的意愿，即学会"如何做个真正的人"。这类来访者在这个世界上迷失了，他们需要找到一种舒适的存在方式。

首先需要解决的问题包括对自身活力的抑制、他们对伴侣还有治疗师产生的危机感、他们刚刚体验过且存在的恐惧感、他们对自身活力被抑制的愤怒以及他们自我存在感和边界感的发展。

这种性格策略治疗的主要目标是：

①与治疗师、治疗环境、他们的外在生命（尤其是与伴侣）建立一种安全感；

②帮助来访者理解和放下自发的不合群倾向；

③帮助来访者触探自己的核心信念和感受，但不要让其在情感上无法承受，使其尝试一些缺失的体验；

④让来访者变得柔和、敞开和放松，能更加自然地表达，并在亲密关系中找到慰藉；

⑤深入察觉来访者的边界；

⑥开始拓宽他们的边界，让感觉成为其自身体验的一部分，允许来访者与他人自发地进行愉快放松的身心交流；

⑦一旦他们的不安全感和不受欢迎感被强化，治疗师就要打断其与伴侣之间的人际互动。

// 一般治疗方法

通常，在应对克制型性格策略的来访者时，治疗师需要非常缓慢地进行治疗，并告诉来访者的伴侣也这样做。这就好比孵鸡蛋需要适宜的温度和极大的耐心，因为你正在处理一个非常脆弱的东西，他们在早期经历了深度的伤害。在很长一段时间内，你可能看不到什么进展，他们在测试你是否安全和值得信任。谨慎对待和尊重他们的身体和心理边界，一旦察觉到他们身体收紧或对你关闭心门，要及时进行处理。无论何时，第一要务是注意他们在治疗室内与你、与他们的伴侣之间建立的安全感的情况。这样你才能与他们的潜意识开展合作。尽可能多用触探句，不要机械地重复。围绕触探句展开多种尝试（如使用触摸、眼神交流、有感染力的话语），当来访者开始出现恐惧、退缩的冲动或身体反应时，停止实验并及时处理。以缓慢、温和的方式推行上述一般治疗方法，这是应对克制型模式的人最有成效的基本方法。

在伴侣治疗中，遇到这种性格模式的来访者时，治疗师要首先确保伴侣之间建立了安全感。帮助伴侣之间减少攻击和敌对的互动，帮助来访者的伴侣了解对方潜藏的脆弱。如果伴侣理解克制型模式中固有的创伤类型且避免复盘，同时因对方主动触探的微小尝试而对其进行赞赏，这将是十分有益的。让伴侣进行触探。例如，伴侣可以与来访者进行眼神交流，向对方伸出一只手，或者说一句热情友好的话。治疗师需要一路引导来访者的伴侣输出一些潜在滋养的、象征安全的东西。与伴侣一起探索，他们之间的互动机制是如何使一方不被需要、不受欢迎、不安全的信念变得根深蒂固的。重点强调伴侣双方各自所起的作用。

应对克制型模式的特殊困难在于治疗师试图表明理解来访者，但思想又不能完全深陷其中。克制型模式的人一旦被理解，会做出良好的回应。他们经历了很多内心的困惑，并对内心活动进行了大量的思考。大脑冒出来的任何念头都会引发其对事情的大量思考和讨论。为了对抗这种习惯——但同时又必须在内心深处让他们感到被认可和支持，治疗师必须频繁使用当下体验触探句。如果来访者无法辨识自己的体验，不要感到惊讶。治疗师只需使用触探句，等待来访者重组并继续前进。不要试图说服来访者觉知到什么。在内在的某个地方，某个部分正记录事实：你正在密切关注，而且似乎明白发生了什么。在此基础上，你可以与来访者建立牢固的治疗关系。

对于治疗师和来访者的伴侣而言，支持来访者情感的克制而非试图消除这种防御，这也是极其重要的。因为这种防御是个体维护脆弱的自我意识（如果说不是生活）的关键。不要试图让这类人减少克制，或者不要使其因为克制而感到羞耻。你的任务是让来访者安心，让他相信你是站在他这边的，你自始至终是温柔、安全、真实、尊重人的，并且能看到对方内在自我的价值。治疗师亲身示范如何变得放松、有活力、和对方联结，这也很有效。来访者的伴侣一直在抱怨他（她）的情感克制，并试图反抗。不要支持伴侣采取这些无望的努力，这些努力只会强化克制型性格策略。相反，治疗师要努力引导伴侣支持这种防御。例如，如果一个人紧紧地交叉双臂，试图通过躯体克制自己，治疗师要让这个人的伴侣帮助其控制这种肌肉收缩。如果允许他（她）这样做，克制型模式的人通常会如释重负，并对伴侣产生亲密感，也给自身与克制之间的对抗提供了避难所。

避免对抗、反对、节奏太快、声音太大或咄咄逼人，以及任何可能导致克制型模式的人认为不人性化或感到恐惧的事情。

// 具体技能

针对克制型模式，与来访者保持沟通并小心翼翼地追踪其内在体验尤为重要。命名并支持发生的任何事情，以抵消其不被接纳的感觉。聚焦这个人与他自身价值感的联结。研究他如何体验和解释触摸和眼神交流。

可以使用的言语体验句子包括"你在这里是受欢迎的"或者"你在这里是十分安全的"。其他可能的选项还有"你内心的一切都是人性中本有的""你感受到的一切都是自然的""你无须害怕内心的任何东西""你属于这里""体会自己的感受，这是完全可以的""你没有错""想要……是非常自然的事情"。如果你在心理治疗实践中使用了这些句子，一定要询问来访者关于基本体验有何反应的报告，尤其是如果来访者在内在状态中待了很长时间或慢慢进入到分析状态的时候。也许伴侣说了进入句，来访者回应道："我在你身边怎么可能感到安全？"在这种情况下，你可以让他（她）仔细观察自身是如何围绕安全感进行组织的。探索来访者是如何克制他（她）的身体和能量的。接着又如何影响他（她）的伴侣以及生成了何种机制，寻找问题的答案。然后告诉来访者少一点克制，探索相同的维度。

支持防御系统时，当他（她）自发进入内在状态时，你不要打断他，这便是在支持他（她）克制的需求。一旦来访者信任你，支持防御是非常有益的。接管内部的声音——尤其是那些建议自身保持谨慎或是那些含有批评性、评判性、轻蔑以及在语气和态度方面消极的语调——这可以给来访者提供心理距离，同时，还需练习自发地对这些声音不予回应。不要让来访者的伴侣支持任何敌对的或评判性的事情，因为来访者可能没有足够的心理距离，进而可能会开始产生不好的体验，他们会觉得伴侣消极的声音不断在耳际回荡。如果你支持消极的声音，而来访者没有觉得你是敌对的，那你一定要小心翼翼的。一旦出现躯体干预的时机，你可以让其伴侣接管来访者强加给自己的抑制活力的收缩感。来自外部的抑制力量通常会增加安全感和轻松感。

帮助来访者觉察他们如何抑制自己的生命能量。让他们有目的地觉察，并从内在研究它。例如，如果他们说话轻声细语，你可以鼓励他们更小声，同时在正念状态下研究当前的模式。你需要充当帮助他们抑制活力的角色，这样他们就能体验到自我表达的自然冲动。你可以尝试与躲避目光对视的来访者或者他（她）的伴侣进行眼神交流或转移视线的实验；或者在来访者身边放些抱枕，使其感受到安全感。这两个实验都可以在他们的伴侣支持防御的情况下进行。触探和深化来访者与他们对生活的渴望之间的联结是非常重要的，这是一切的基础。

// 临床案例

乔迪偏理性，与吉姆之间的交流不多，吉姆经常抱怨她寡言少语。这样做似乎只会使她变得更难亲近。在约见时，每当谈到吉姆劝她要敞开心扉以及她对此如何回应时，她就会耸立肩膀，头向前倾。在她屡次重复这个姿势后，我开始触探。她之前一直未察觉自己的肢体动作。我让她在正念状态下重复这个动作，看看有什么随之而来的记忆、冲动和话语。她记得小时候，她的母亲怒气冲冲地满屋子追赶她，拉扯她的头发。乔迪会蜷缩在桌子后面，假装她是一只兔子。很明显，她的成长环境缺乏安全感。我问她是否愿意让吉姆帮她托起肩膀。她说："好的。"我觉得吉姆愿意这样做，因为这意味着他们之间有了更多的交流，最终我向吉姆提出了这个请求。他也回答说："好的。"他快速挪动身体，坐在乔迪身旁，帮助她托起肩膀。吉姆这样做之后，乔迪明显放松了。过了几分钟，她说感觉真好。就好像"吉姆在做我父亲从未做过的事情——保护我"。这是她童年时缺失的体验。此时，吉姆不再像往常那般说她是"冰冷的石头"，进而疏远她，他现在就在乔迪身旁，他们如此亲近。在约见中，她第一次热情而感激地看着他，并说了一句："谢谢！"

// 体验克制型模式

身为治疗师，从内心体验这个策略和其他策略，这是具有启发性的。它提供了基于自身体验而非仅仅运用理论进行导航的能力。现在你已经对克制型模式有了一定程度的了解，如果你想体验这种模式，可以尝试一下。书中针对每种模式都提供了可以尝试的实操练习。现在我们在某种程度上或许能够理解克制型模式的人内在的一些问题。下面的实操练习旨在深化你对该策略的理解。

花点时间放松自己，进入内心，注意你的呼吸、身体、感受、知觉，以及想法、画面和记忆的瞬息变化。让它们在那里，不要去评判，不要试图改变任何事情，也不要有改变的冲动。

现在，意识告诉你这个世界是危险的，你的内心存放着可怕的东西，你必须保持克制。你想远离外面的世界，也想远离内心世界。尽己所能投入内在的能量。不幸的是，你的内心世界也充满了恐惧，你需要躲避。当你呼吸时，收紧胸腔，试图阻止空气进入肺部。尽量让自己变得渺小和隐形。尽量减少移动。

你以这种状态接触他人，试图表现得正常并融入其中，但在内心深处，你知道你是不同的。如果有人与你接触，你会低下头。如果有人触碰你，你要么身体往后缩，要么内心极度抗拒，这样对方就无法与你接触或触碰了。

过了一会儿，进行几次深长而平缓的呼吸，甩动四肢，在房间里轻轻地走动，伴随着令人镇静的音乐，这将帮助你重新与身体联结。

／保存型

／／辨识这种模式

依赖**保存型**（Conserving）性格策略的人会显得需要和依赖别人、柔弱、惹人怜爱、孩子气、甜美；能量状态低；看似单纯、不具威胁性、安全；这类人关注的重点是被抛弃、无助感和缺乏支持的问题。

他们看上去身体虚弱，身形通常偏瘦、胸部凹陷；眼神里含着恳求和哀怨，似乎在表达着悲伤和渴望；说话轻声细语，天真无邪，四肢会摇来晃去。你也许会拒绝这类人的需求；也许会因他们与你建立了一种依赖关系而产生慈父、慈母般的价值感，为他们感到难过，自发地想去帮助他们；也许会觉得，因为他们看起来没有威胁性，你就不必重视他们。尽管他们是在向你寻求帮助，但是在治疗中，一旦他们倾向于拒绝你提供的一切，你可能会对此感到沮丧甚至恼火。你因自己未能帮助到他们而感到内疚，因他们缺乏感激之心而恼火。同样的问题也适用于他们与伴侣之间的关系。

他们常见的问题包括抑郁、能量状态低和缺乏动力、感到孤独和悲伤、对工作或成功缺乏兴趣、因感觉不被爱或没有得到足够的关注而导致的人际关系失败，以及缺乏力量和威信导致的问题。这些来访者可能正在体验被亲密伴侣抛弃之感，抱怨伴侣不给予支持或不重视他们的需求，他们不得不独自承受这一切，精疲力尽。此外，他们的伴侣可能会对他们进行恶语谩骂而不用受任何惩罚，因为保存型模式的人毫无抵御能力。

对保存型模式者的治疗方法会影响治疗师和来访者之间的关系，当保存型模式的人跟随治疗师时，他们会唤起治疗师的领导力。当他们崩溃并让自己成为受害者时，治疗师会鼓励他们设定边界，并在追求目标时更加有威信和魄力。他们会把治疗师当作滋养的源泉，却不愿意自己采取必要的行动。

// 病因

这种性格策略的人试图表现得像小猫小狗一样娇小、惹人怜爱，从而获得支持和滋养。这种模式也是为了保护自己免遭失去支持的极度失望。他们认为，"与其接受支持之后再失去，不如直接拒绝对方的支持。"这反映了他们潜在的需求常常被忽视。他们保存自身拥有的少量的情感供应，并且不会消耗太多精力使自身的需求被外在世界满足，他们觉得外在世界具有剥夺性和不支持性。他们的生理机能倾向于依赖他人而不是调动他人，他们的家庭环境往往不允许他们成为有真正需求的、有力量和威信的人。

// 核心信念和感受

使用这种策略的人通常认为世界是空虚、缺乏温暖和滋养的，没有人在乎或支持他们。这种信念源自他们在儿童时期需求没有得到满足的切身体验。在一个典型的场景中，在饥饿、孤独、害怕或尿湿的情况下，他们无人照看，几小时不停地哭泣。他们的看护人可能专注于别的事情，或者根本没有时间回应婴儿的需求。基于这些体验，他们确信任何照顾、关注或支持都是暂时的，他们需要保护自己免遭这些事物即将离开的伤害。别人提供支持会受到他们的质疑，因为提供者可能别有用心，或者提供的支持可能是暂时的或不符合他们的需求的。结果是，这些提供的支持未经审查就被拒绝了。因此，这些人觉得没有人为了他们而存在，他们不能继续独自完成这一切。他们意识不到提供者的沮丧，提供者试图提供一些滋养，但经常被他们拒绝。

人际关系中，他们往往是"给予者"，试图说服他们的伴侣照顾他们。在他们成长过程中，这种角色往往在他们的家庭系统中被习得和强化。他们**有过度渗透的边界**（overly permeable boundaries），内心深处有一种因得不到照顾而愤怒的情绪。因此抱持这些信念，这类人错过了可获得的滋养来源。

他们认为自己在这个世界上是孤独的，但他们没有能力照顾自己，尽管这是他们需要的能力。

他们不信任支持，因为他们没有得到可靠的支持。他们不相信真的有人在那里，为了他们而存在。这种信念的形成确实有一定的历史原因，但它阻碍了他们意识到有人曾经真的在那里为他们而存在，这种信念引发强烈的情感，如悲伤和愤怒，这种情感支配着整个系统并建立了人际关系动力，并且（或者）这种动力最终不断地证实了这种信念。

// 防御系统

保存型模式保护个体免受更多的能量损失、无法忍受的失望和失去宝贵资源、支持、爱和关注的痛苦。这种模式有助于把他（她）刻画成一个无害的、惹人怜爱的人，从而保护他（她）免受他人的攻击。这类似于一只弱小的狗向一只强壮的狗暴露弱点，从而排除了竞争和威胁的可能性。这种策略倾向于（至少在最初）引起一些人的同情、慷慨和保护，就像前文提到的小狗。他们不指望滋养会出现，甚至在滋养出现时，他们也意识不到，以此来保护自己免遭失望。这必然强化了他们在世界上缺乏他人支持的信念。

// 缺失的体验

在发展过程中，个体没有得到可靠的温暖、关怀或支持，于是渴望在当下拥有亲密关系、成就感和满足感。他（她）没有体验过足够的心理甚至生理上的能量供应，不断地请求给予支持，然而并没有接受或注意到支持，也没有对此心存感激。他们既害怕被抛弃的痛苦，又希望被照顾，两者之间有一种内在的冲突。他们还有些不愿意接受别人提供的支持，因为它似乎不是出于爱而被提供的。只有当个体相信自己被爱着，才能依靠他人不断提供的支持，变得不再那么害怕接受支持。

// 性格优势

这类人靠很少的能量就能生存，他们不会对他人构成威胁，而且整个人保养得很好，散发出单纯、幽默的气质，身体富于青春活力。他们很容易沟通，热情、深情、对别人感兴趣，是忠诚的朋友。他们也很容易表达感情（愤怒的情绪除外），他们是助人型职业的不错人选。

// 治疗问题

基本的治疗目标是使其明晰他们缺乏接受滋养的能力。这并不是说照顾或拯救他们（即使你和他们的伴侣可能强烈地感觉被拉向这个方向），而是开展实验来帮助他们觉察到自身的接受困难，并探索他们对接受的怀疑，比如，"它会被拿走""这种给予不是我需要的""给予不是出于爱"等。他们需要重新拥有自己的优势、力量和能力，意识到滋养并接受滋养是持续性的，学习识别潜在的支持来源，并从中接受滋养。

可能涉及的重要领域包括潜在的抑郁、愤怒、孤独和对生活中缺乏支持的悲伤，以及早期被抛弃的感觉。倾听潜在的愤怒是很重要的，当它浮出水面时，就触探它。这是一种潜在的力量来源。

保存型性格策略的人不会因为害怕被抛弃而大声抱怨。他们很容易与扩张型性格策略的人建立关系，这类人会引领，而保存型性格策略的人则跟随。他们的伴侣会抱怨他们缺乏主动性，但又促使他们保持弱小的状态，而无法变得强大。他们有时会被自我依赖型的人吸引，因为他们羡慕这类人的能力。保存型性格在伴侣关系中往往具身体现了双方的需求。自我依赖型的人把他们的需求投射转移给保存型的伴侣，然后轻视伴侣的情感需求，就像他们轻视自己的需求一样。

他们基本的问题包括通常在腹部感受到的空虚感、无法接受支持，以及对那些抛弃他们或未能满足他们需求的人感到愤怒。他们需要发现并利用自己的性格优势，以及学习如何接受滋养，并发现是内在的什么阻碍了他们接受滋养。

// 具体技能

可以设置实验为来访者提供一些潜在的滋养——一张纸巾、一个枕头，或者一只伸出的手，让来访者注意他（她）的内在反应。这最好交由其伴侣来做。有一次，当一个来访者进入正念状态时，我递给她一盒纸巾。她哭了起来，拒绝了纸巾，因为她因害怕失去而非常不愿意接受任何东西。她想起了种种令人失望的过往。自然而然，当她可以接受滋养时，她会犹豫或拒绝。当你继续提供滋养时，对方会更加清晰地意识到他（她）的自动拒绝。当拒绝者的伴侣提供滋养时，你可以接管他（她）的部分。你可以进入一场有意识的争论。你可以接管"不，不要接受！"这一部分，来访者的伴侣负责争取让其接受馈赠。如果来访者不能接受某种滋养，你可以试着让滋养变小。例如，来访者很难适应自己成为焦点。在治疗中，她以加快语速谈论一周的事情的方式，小心翼翼地避免察觉到我的目光集中在她身上。当她开始留心并意识到自己的体验时，她觉察到了强烈的不适感。在发现了这种感受之后，我努力尝试，看她是否能接受30秒的关注，并留意这种关注是如何滋养她的。

治疗师或来访者的伴侣可以支持他（她）身体的某个部分，在这个部分，他（她）正在尽力自我支持。例如，有一次，在伴侣心理治疗中，我注意到丈夫习惯性地用手托住头，我让他的妻子帮助他完成这个简单的动作。起初，他感到如释重负，随后是对自己通常不得不独自完成这一切而感到悲伤。在另一种情况下，我让来访者的伴侣看看，将身体靠在对方身上有什么感觉，并探索成为依靠方而非被依靠方是什么感觉。在这个案例中，治疗师将心理动力转化为躯体动力，以便能更深入地研究心理动力。

保存型性格策略的个体有一个根本的问题：他们觉得自己没有能力照顾自己。他们紧锁膝盖以使自己感觉强大。作为一种躯体策略，你可以告诉他们站起来，解除膝盖的紧绷感，或者把双腿合拢，靠得更近一些。这往往会引出他们内心深处的软弱和孤独感。

在感受到痛苦情绪时，来访者会习惯性地、强烈地收紧腹肌。这种收紧是调节空虚感的一种方式，表达了对关爱和亲近的渴望。在正念中研究这种张力，或者让伴侣接管它是另一种可行的方法。

言语实验包括这样的陈述："你不必独自承受""我与你同在""我会在你身边""我会支持你""我会帮你找到方向""你可以得到你需要的东西"。最好让伴侣说出这些话，但重要的是他（她）是认真的，而不是因为你的要求而这么做。可以稍等片刻，当你认为来访者的伴侣很可能会自发地支持来访者时，再建议做这个实验。

躯体实验可以是要求伴侣站或坐在来访者后面，把一只手放在他（她）的肩膀上，或者支撑他们身体的某个部位，来访者似乎在努力保持身体这个部分的挺立。当提供躯体支持时，你可以问："他（她）的手似乎在对你说什么？"然后让来访者的伴侣大声说出这句话。

// 临床案例

艾米跟着乔治走进治疗室。她看起来疲惫而瘦小，眼里透着恳求。乔治是个大块头，带着迷人的微笑，眼神令人生畏，他开始讲述最近在公司取得的成就。艾米仰慕地看着他，偶尔补充几句他伟大的轶事。他说，他搞不明白他们为什么要接受治疗，但如果她有问题，他愿意为她这样做。她支支吾吾地说，当她在乔治家中时，他招待其他女性，这让她很难过。很明显，乔治在这段关系中占据主导地位，艾米很容易被忽视。我不禁想知道她是如何把自己变得如此渺小的。我注意到她坍塌的姿势、轻声细语和她的眼睛。我触探她说话的风格："你的声音很小，对吧？"我让她再说一遍她的委屈，但声音变得更小了。我让双方一起研究她的声音对彼此的影响，她说感觉自己更加渺小和无助。他说喜欢艾米温柔、女性化的嗓音，这听起来很友好。接下来，我让她试着比平时大声一点，让他们再次研究这种变化的影响。她试了一次，但她的声音仍然像之前一样温柔。我示范了以更大的声音说话。她又试了一次，立刻退缩了。我说："这让你退缩了吗？"她表示赞同："感觉不像我，好像我不应该大声说话。"当我们继续探索这一点时，家人对坚持己见的她持有的态度相关的记忆，以及她接受性别培训（女孩不能发火）的画面，浮现出来。在她的理解和允许之下，我接管了她身上指导她顺从的那部分，这样她就可以对此产生一些看法。在邀请她指导我和她内心的声音听上去几乎一样之后，我重复了她说的话："保持平静，如果你生气，没有人会喜欢你。"她开始生气，她的声音终于变大了一点。

因为她和男朋友在一个关系系统里，我们也需要探索这对他的影响。看起来乔治需要一个他可以支配的人。在和他一起探索的过程中，我发现他来自一个以"要么支配别人，不然就被别人支配"为座右铭的家庭。他选择了前者作为精神上的自我保护。随着治疗的进展，我们既研究了她与自身能量的关系，也研究了他对被支配的恐惧。当他们离开办公室时，他递给我一张

5 美元的钞票，站得比我高一个头，他说："这是额外给你的一点小费。"我明白了，他的能量系统有更多的工作要做。

// 体验保存型模式

要从内心理解这种模式，需要从站立开始。根本因素是否认自身的力量。你组织身体的方式是试着用韧带悬挂，而不是用肌肉支撑自己。实现这一点的方法是锁住你的膝盖，把骨盆向前倾，这样上半身正面就会向前伸出来一点。现在想象能量从你的身体中排出。你很难站立起来。你感到虚弱、疲倦，对改变现状感到绝望。你看起来就像一只需要帮助的可爱的小动物，四肢松弛地摇晃着，没有能量。为了保护自己，你的胸腔在心脏周围向内收缩了一点。你的呼吸变浅了。你觉得自己被支撑住了。让你的头向前一点，这样你就能保持平衡。用你自己的能量很难站起来。头部向前的重量都施加给胸腔了。这种向内收缩使深呼吸变得更加困难，它有助于保存型模式持续下去——没有进行深呼吸，你感觉不到自己的力量，也没有真正放松的感觉。

你内在的看法是："我需要你的帮助，需要你满足我——我能量不够，我不够独立。我会一直依赖你。"这里有巨大的需求：渴望、空虚和软弱。你周围的风景看起来空空如也，就像一片沙漠。一旦有人出现，你都想得到他（她）的帮助。你的内在有一种拒绝分离、拒绝剪断依赖的纽带。你的身体试图传达你感到多么悲伤、需要精神支持、幼小和虚弱，你的世界是空虚的，你独自一人身在其中。你回想起了你生命中被抛弃和无人支持的时光。当你与他人互动时，尽量保持无威胁性和渺小，以激发他们的同情心。看看这在你的朋友身上唤起了什么！

过一会儿，做几次深呼吸，回想起你生命中滋养的部分，你经历过的爱情和友谊，允许自己挺直身体，从保存型模式中脱离出来。

/ 自我依赖型

// 辨识这种模式

自我依赖型（Self-relying）模式基本上是对保存型性格策略的补偿反应，但自我依赖者与后者有许多相同的成长经历和信念。基于自身经历，这些个体断定他们不能指望别人回应自己的需求，所以他们内在的组织促使其自主处理一切事情。他们不允许自己对别人有太多需求，因为依赖给他们带来了太多的痛苦、失去和失望。他们往往疏远他人。他们不愿意表明自己的需求和脆弱，这减少了与他人联结的可能性。他们对伴侣生气是因为缺乏支持感，他们通过看似独立来掩盖这种感受。

这种性格策略的人身体笔直挺立，处于一种蓄势待发的状态，随时准备迎接生活的挑战。他们的脖子僵硬地立在肩膀上，而嘴唇看起来需要支持，就像婴儿需要吸吮，却不被允许这样做一样。胸腔向内收紧以保护心脏。他们像孤零零的枪手一样站着，膝盖紧锁，臀部收紧。

// 病因

美国的文化积极支持和赞赏这种性格策略。美国建立在自力更生的牛仔神话之上，他们在荒野中闯荡，克服一切困难生存下来。美国的文化对需求感到恐惧。尤其是对男性来说，"需要"只是一个由两个字构成的词语而已。它是不受青睐的，是软弱的表现，并且不应该在公共场合出现，甚至不应该在私底下表现出来。除了对自我依赖模式的文化认可外，这种模式的家族病因与保存型性格策略大同小异。在生命的早期，自我依赖者明显感觉到无法获得任何滋养。为了避免内心空虚的痛苦，自我依赖者避免向他人寻求支持和滋养。这种自我依赖根本上是对需求的否认，保护内心免遭进一步失去和剥夺的痛苦。一位来访者描述了她的哥哥还在蹒跚学步的时候，他们的父亲就教育他成为一个男子汉，让他从一张高高的桌子上跳下来，他照做了，但是摔得泪流满面。他们来自一个不能容忍孩子有需求的家庭。两个孩子的需求都被忽略了，他们被教导要学会自己战斗。

// 核心信念和感受

基于过去的种种失望，这类人采取自我保护的信念，比如，"我是孤独的；我必须自己完成这一切；这里没有人为我而存在；如果我不做，它就不会被完成，我不需要任何人。"这使他们具备了某种能力，当他们独自挣扎着支撑自己时，这种能力掩盖了内在的崩溃感。无法忍受的失望、失去和背叛的感受是造就看似能干的外在的原因。他们担心一旦开始接受别人的帮助，他们会崩溃。他们不确定自己能否接受支持而不感到自己很幼稚。

// 关系

由于他们不再寻求帮助和支持，并把自己塑造成自力更生的人，这让人觉得他们没有需求。必然地，这加强了他们"得不到支持"的信念，也加强了对生活和亲密关系中缺乏支持的愤怒。自我依赖型的人很难做出需要别人支持的行为。相反，往往是朋友们向他们寻求支持，因为他们看起来独立自主、很有能力。亲密关系中的伴侣可能会因为他们拒绝接受支持、将其拒之门外而感到沮丧。因为这类人没有太多期待，在治疗中，他们似乎独自完成了整个过程，只是偶尔回应治疗师。在这种情况下，治疗师和伴侣都可能会感到自己是多余的和沮丧的。

// 缺失的体验

缺失的体验指的是可信赖且慈悲地给予支持、爱和关注。儿童需要明白，他们的需求是重要的，而且会被以恰当的、支持的方式予以对待；他们需要明白他们可以主动寻求和接受别人的支持。自我依赖型性格策略的人，其家人往往是注意力分散的或全身心投入别的事中，而忽略了孩子的需求，或者他们成长的家庭文化本身就惧怕依赖。

// 性格优势

这种性格策略的人很有能力，他们办事高效，他们觉得自身这些特点只是不被爱的安慰而已。他们能忍受痛苦、突破困境、自力更生。他们很少向他人寻求帮助，自己处理所有的事情，自己照顾自己；即使遇到难以处理的事情，他们也会自己硬撑。

// 治疗问题

这类个体以一种自主的方式参与治疗，对治疗师几乎不抱期望，治疗师可能会感到自身无关紧要。需要注意的基本问题是他们对独立的期望、他们拒绝支持的倾向以及潜在的失落感、被抛弃感、对缺乏滋养的愤怒感。所有这些都体现在他们与伴侣的关系中，他们希望伴侣提供儿童时期缺乏的滋养。仔细观察并指出他们是如何主动劝阻伴侣不支持他们、拒绝或中止对方提供的帮助然后因此而生气的。创造一个安全的环境，让他们满足自己的需求。

// 具体技能

治疗师可以探索自我依赖型的个体是如何远离伴侣的，并帮助他们接管这种情况。例如，如果他们认为不应该接触伴侣，因为他们会被抛弃，治疗师可以帮忙阻止他们接触伴侣，无论是在身体上还是言语上，这样他们就会感受到被压抑的接触和联结的潜在需求。伴侣可以对他们说滋养句，例如，"你不必独自完成这一切""你不必强大""你可以依靠我"或者"我在这里和你在一起"。你可以和他们一起研究，他们是如何阻止伴侣提供滋养的。例如，伴侣可以确切地询问对方希望如何被触摸，然后提供这种触摸。然后，自我依赖型的人可以研究他（她）如何接受滋养，或者他（她）是如何中止这一过程的。可以构建这样的情境，在这种情境中，自我依赖型的人身体依靠着伴侣，探索个体或者关系系统有什么感受。这个人习惯于自己支撑的身体部位，如头部，可以被伴侣接管。

// 临床案例

在治疗中，乔希经常批评艾米工作不力。他生气地问："为什么总是我一个人做所有的事情？"他高昂着头，像一个试图成为优秀童子兵的小男孩。他继续说："你总是把所有事情都留给我做。"

艾米大声说："乔希，你总是在我还没来得及做之前就抢着把事情做完了，比如洗碗这件事。晚饭一结束，你就立马起身开始洗碗。这就好比一个人尸骨未寒，你就将其入葬了。"乔希看起来很疲累，他现在用手掌托着头，胳膊肘放在沙发后面。我说："你看起来真的很累，乔希。"他回答说："是的，但如果我停下来，事情就没办法做完。"我说："你休息一会儿，我们让艾米暂时担负一下重任，怎么样？"乔希说："好哇，没问题，就像我依靠在她身上一样！"我说："好吧，我们试试。艾米，你愿意让乔希在你身上靠一会儿吗？"她果断答应了。"好，艾米，你走到乔希背后如何？这样他就可以完全靠在你身上了。确保你给他需要的、尽可能多的支持，这样他就不会有摔倒的危险。"她照做了，他小心谨慎地向后靠。慢慢地，他放松了，发出一声叹息。我问他："你感觉很不错，对吗？""是啊，但我不能指望她以后在家做这个。"我接着说："注意你的身体是如何参与那个想法的。当你说这句话的时候，身体就开始稍稍前倾。即使你正在享受被支持的片刻，你也做好了它随时被夺走的准备。"

我们继续以身体的方式探索，他让艾米进入内心有多困难。有时，我接管了他内心的声音，指导他完全依靠自己。在其他时刻，我与艾米保持联结，留意她在亲密关系中扮演这个异乎寻常的角色是什么感觉，以及她感到受阻时如何撤回支持，从而证实他的信念。随着时间的推移，他愈发能够接受她更长时间的支持。尤其值得一提的是，我对他采用了躯体疗法，因为我知道，我用语言永远无法说服他摆脱深深植根于他内心的信念。

/ 扩张型

// 辨识这种模式

扩张型（Expanding）性格策略是对被羞辱或被支配的感觉的反应。这类人在一段关系中抢先占据主导地位，以确保这种情况不再发生。他们往往显得引人注目。然而，这个角色具有一定的欺骗性。他们的策略是引人注目的，这样人们就不会挑战他们。他们可能会因自己的重要性而显得自大、坚忍、无坚不摧、威胁性强，但这种粉饰假象的背后隐藏着脆弱和容易受伤的自我。在肢体上，他们的胸腔向外扩展、眼神犀利、下巴扬起，表现出高高在上的样子。这种风格的人往往很有魅力，很容易担任领导职务。他们把自己塑造成重要人物。他们的关系建立在领导者或追随者的动力基础上，这种动力关系使他们脆弱的情绪难以被觉察。在内心深处，他们承受着掩饰得很好的伤痛，这使其与他人保持距离，但也保护了自己的心。

// 病因

在儿童时代，他们有过被支配、被操纵和被羞辱的经历。他们意识到最好用坚韧来掩盖自己的弱点，以避免被欺负。他们的父母以牺牲孩子为代价来行使权力，孩子感到无能为力、渺小和受控制。这些父母可能感受到了自己与孩子们争夺权力，而孩子们获得权力的唯一途径就是欺骗和操纵。这些孩子学会了如何战胜他人，在别人利用他们之前先占据支配地位。

// 反移情

治疗师或亲密伴侣可能会仰慕这个人，因为他（她）看起来如此重要，取得了如此多的成就。你也许会感到怀疑、被操纵、警惕，或者被他们顽固的确定性吓到。

// 核心信念和感受

这种性格策略的人很可能会觉得在这个世界上，要么他们支配别人，要么被别人支配。表现出真实的感受是不安全的，他们会被操纵或羞辱。其他常见的核心信念包括："我必须坚强""我不能脆弱"。

// 防御系统

最好的防御是进攻。这种风格的人认为先发制人、主动出击是确保自身安全的最佳方法。支配总比被支配好。如果他们占据主导地位，他们就不会被摆布或者被支配。他们外在的表现远比内心实际的感受更强大、更具威胁性、更加笃定，他们以这种方式抵抗儿童时期特有的无助、软弱、无能和被羞辱的感受。当然，这使得他们与别人保持距离，从未有机会体验真实的自我被接纳的感觉。

// 缺失的体验

对这类个体而言，缺失的体验是摆脱被利用、羞辱和操纵。在他们坚韧的外表下，隐藏着对安全感的需求，即真实地表达需求和显露弱点，而不被评判或操纵。

// 性格优势

这类个体往往魅力超凡、坚强、有领导力和公众演讲能力。他们对权力应对自如。他们体现了确定性，有敏锐的悟性，能够洞察并聚焦于他人的弱点。这类人将大量的注意力用在揣摩别人的心理，尤其是别人的致命弱点上。他们也慷慨大方，有富有创造力、魅力的一面，但这可能容易让对方觉得欠他们的恩情。

// 治疗方法

治疗的主要问题之一是探索他们不愿意向自己、治疗师和他们的伴侣展示的、真实的自己。在看似一切正常的外表下，往往隐藏着他们对他人的蔑视，而这种蔑视反过来又掩盖了对于自己被利用或被操纵的愤怒。他们的伴侣通常很难接受这些感觉，他们可能需要主观上把自己当成曾经利用和蔑视朋友的那些人的替身。在深入治疗之前谈论这个是有帮助的。在探索儿童时期的问题时，他们可能会发现深深的羞辱感和无力感，以及不肯示弱的坚定决心。

治疗师应探索伴侣的关系层次，聚焦于二人是如何共同努力让扩张型性格策略的人保持无坚不摧和处于优势地位的。这为探索来访者如何构建无坚不摧的自己开辟了道路。治疗师可以使用口头陈述句，比如，"你可以脆弱，没关系的"或者"我可以看到你的脆弱"。其伴侣可以说"你可以向我展示真实的自己""我不想用权力来控制你""你可以告诉我你的需求"或者"你可以设定我们之间的界限"，治疗师可以探索来访者的回答。他（她）的伴侣可以扬起下巴或手臂，蓄势待发开始接管。伴侣可以站在他（她）面前，身体扩张，保护他（她）脆弱的心灵。治疗师伺机追溯来访者儿童时期做出的决定和重演系列事件，在这些事件中，来访者的伴侣支持他（她），以及支持他（她）展露真我和脆弱的权利。治疗师可以指明：这段关系很安全，没有任何利用。如果确实如此，观察这对伴侣对这句话有何反应。治疗师可以设置实验，在实验中，来访者能够觉察到，自己拒绝展露脆弱和真实的自我。治疗师观察在来访者的官能冲动和外在呈现之间发生了什么。帮助来访者觉察到他（她）如何抑制自我的真实表达。为他（她）提供在伴侣面前展露真实自我的机会的同时，要接管这一点。

记得用非评判的方式触探欺骗性的部分："骗子又出现了吗？"让他（她）来检测自己的真实性："你觉得这是真的吗？"

治疗师指明来访者是如何对其伴侣施加权力，以及伴侣是如何与之配合的。来访者发现，他（她）最好的自我保护方式是不惜一切代价占据高位，包括撒谎或欺骗。这些决定需要被纳入意识。当个体允许治疗师或伴侣更进一步看到他（她）的弱点时，一定要记得触探并突出这个阶段。

　　鉴于性格往往是在亲密伴侣的帮助下维持的，有一点也非常值得探索，即这类人的伴侣是如何做到在输出自身力量的同时，又在亲密关系中体现双方的弱点的。

// 临床案例

　　乔治和妻子希拉一同前来接受治疗，希拉比他年轻，看起来娇小甜美。乔治胸膛开阔，下巴微微扬起，目光敏锐，似乎直视着治疗师，治疗师开始感到有点紧张。乔治就座后说："你好！今天我们将会在这里做什么？"希拉静静地坐在那里，乔治开始谈论自己在建筑工地当主管的工作。身居高位似乎很孤独。治疗师触探到了这一点。接着他告诉治疗师，希拉有出门困难症，而他厌倦了开车带她到处逛。她承认这是她的错。乔治的一举一动都是为了将别人的注意力从他身上转移到治疗师或希拉身上。

　　经过几分钟的控制后，治疗师说："我发现你和希拉说话的时候，下巴抬高了一点。"希拉插话说："是的，我也注意到了，你为什么要这么做？"治疗师（小心翼翼、不以任何方式操纵或胁迫地）对乔治说："我也不知道原因，但是如果你对此感兴趣，我们可以找到答案。这取决于你。"乔治回答说："好的，我愿意尝试。亲爱的，你觉得如何？"她点点头。治疗师说："好的，你可不可以把下巴再抬高一点，让我们看看这对你妻子有何影响。希拉，试着想象你走出家门，看看当他这样做时，你的焦虑是减轻了还是加重了。"乔治抬起了下巴。希拉看着他。"好奇妙，我觉得自己变渺小了，不太想出去了。"她看起来很困惑。治疗师停顿了一下说："好的，乔治，现在把下巴降低到常规高度，你们双方都留意一下，这一举动对你们有何影响。"希拉承认："我感觉好一点了，就像我们处在同一高度。"乔治回答说："我不太喜欢这样，感觉好像我要受人摆布。"他的下巴又回到了之前扬起的高度。

　　当他们继续探索这个简单的动作时，显而易见，乔治需要一个渺小且缺乏能力的人，这样他才能感受到自己的高大和能干。我们继续探索希拉变得更强大的风险，并提供机会，让乔治尝试把下巴降低到希拉里可以接受的高度，看看是否会发生像过去一样的事情。希拉里还需要探索她与自身能量之间的互补关系，这样她就不会继续迎合他们之间的关系机制。

// 体验扩张型模式

想象一下，你是一个孩子，在学校的话剧演出中，你没有获得真正想要饰演的角色。你垂头丧气，回家告诉了父母。他们听你说完后，非但不同情你，还大笑起来，嘲笑你的眼泪。你决定再也不让自己变得脆弱了。你将膝盖锁住，收紧骨盆，张开胸膛，下巴微微向上倾斜，双臂微微向前，就像随时准备出击一样。你不会让自己再被操纵了。你很强大，看起来具有威胁性，这样人们就不会试图控制你或干涉你。你的眼神变得凌厉。试着在这种状态下与他人互动。片刻之后，让自己轻松地呼吸，放松，回归到正常的自我状态。

/ 忍耐型

// 辨识这种模式

忍耐型（Enduring）模式的人显得压抑和紧缩。他们情不自禁地感到必须对一切负责，但与此同时，又喜欢反抗任何试图让他们负责的人。他们有一种深深的负罪感和受害感，他们意识到直接表达愤怒会导致社会关系的终止，因此他们不愿意直接表达反抗，而是采用间接的方式来表达愤怒的情绪，如投射性认同或被动攻击。他们表面上看起来顺从、没有威胁性；但内心会抵制其伴侣（和治疗师），试图保持一种脆弱的自主感。他们需要别人引领，因为他们很难主动发起行动。因此，其他人（尤其是他们的伴侣）会推动他们，但是会受到他们的全力抵抗，转而引发更持久的推动。他们感到羞愧和自卑，并通过沉默寡言或独守内心世界来保护自己免受更多的羞辱。他们非常忠诚且执着。他们的行为是出于义务感，而不是出于喜悦或冲动，这两者都被扼杀了。他们选择义务而不是自由，因为选择自由似乎会产生无法承受的后果，例如，失去爱或产生严重的内疚。同时，他们又渴望自由，就像窒息的人渴望呼吸新鲜空气。

这类人往往看起来矮小而沉重，肩膀担负着重压，俯身向前。他们的眼睛呆滞、缺乏灵气。伴侣和治疗师可能会对这类人感到恼火、失去耐心；也可能会情不自禁地推动、催促或者想戏弄他们。他们也可能对伴侣和治疗师感到厌烦，因为他们的生活似乎不断地陷入困境和静止。

他们的基本策略是试图在内在被动等待以脱离危险。这种策略也是以自由和自主之名进行抵抗的体现。他们坚持自己说"不"的权利，别人想让他们做的事情，他们偏不做，但他们会以一种令人恼火的方式完成这件事。他们因直接表达愤怒而受到过惩罚，所以愤怒只能以隐蔽的方式进行表达。他们非常善于承受重担。他们总是意识到被羞辱的可能性。他们就像西西弗斯神话中被责罚、不断往山上推石头的人，当石头快抵达山顶时，又滚落下来。他们扮演着饱受批评的、无辜受害者的角色。他们很难冒险尝试摆脱与伴侣之间的艰难或虐待的处境，他们会无限期地处在对他们不利的关系中。

// 病因

这类人往往成长于压制自主权和自发行为的家庭文化中。母亲经常侵犯、支配、过度干涉孩子并使其产生负罪感。父亲通常是顺从的，很少参与其中。只有顺从，他们才会得到爱。孩子在忠于自己和忠于母亲之间犹豫不决。他们觉得表达自身的自然需求会伤害管教型的母亲。最终，他们把压制主动性进行内化。童年的经历告诉他们："要与我保持关系，你必须服从。"这种信念深植于心，但伴随着强烈的怨恨。这类人卷入了为自己的自由和自主权而进行的坚决的斗争中。

// 核心信念和感受

这种模式的人认为，如果他们想被别人接纳，就必须把真我和自身的自然冲动隐藏起来。他们觉得为了得到爱，必须顺从。对于想要得到的东西，他们有一种绝望感。有一种根深蒂固的不变的信念。他们的态度反映出一种坚定的决心："我不会屈服。我必须忍耐。如果我表现得真实，我就不会被爱，所以我不能表达真实的自我，但我也不会变成你想让我成为的样子。"

// 防御系统

如果他们开始坚持自己的主张，他们是在保护自己免受羞辱、失去自主权和失去爱的威胁。为了实现这些，（1）他们试图找到正确的存在方式，并把这种行为当作自身具有的行为（不幸的是，这种方式是以牺牲自己的活力感和能动性为代价的）；（2）当别人试图引导他们采取行动时，他们会抵制，因为他们觉得自己的自主权受到了威胁。像美国新罕布什尔州（New Hampshire）的州训一样，"不自由，毋宁死"（Live free or die）。当然，这种抵制会导致他人继续推动其前进，这更加证实了他们的判断：必须更有力地抵制，这样才能维护自己的自主权。

// 缺失的体验

他们最渴望的是有人支持他们遵循自身的引领、冲动和选择，支持他们捍卫自主权和说"不"的权利，而不会牺牲一段关系。他们想确认他们将不会受到儿时经历的羞辱，即使他们坚持自我、真实地表达愤怒，他们仍然会被爱。

// 性格优势

他们的优势包括坚持、可靠、能吃苦，以及即使在破坏性或虐待性的情况下，他们依旧是忠诚的伴侣。

// 治疗方法

一旦伴侣中有一方使用这种策略，来访者会抱怨当自己只是试图做"正确"的事情时，却被另一方伤害或推着往前走。他（她）会抱怨伴侣控制欲强，对待这样的来访者需要很大的耐心。不要试图推进或进展太快，否则你会发现自己被悄悄地反抗，就像他们的伴侣被反抗一样。帮助他们的伴侣支持而不是反对这种抵抗，这样他们就不会认为别人在设法剥夺他们的自主权。这很困难，因为一种循环模式可能已经形成，在这种模式中，来访者的伴侣因对方反抗他（她）的需求而感到沮丧，因此会要求更多。立即停止任何针对他们的羞辱，否则治疗室将成为又一个使他们感到不安全的地方。随时准备好面对来访者因受害而勃然大怒的时刻。不要责怪受害者，即使你很清楚是他们引发伴侣做出这种行为的。相反，在正念中与他们一起研究他们是如何唤起加害行为的。让他们自己命名吧。不要试图引领他们，否则他们反抗的时间可能比你引领的时间更长。重点之一是帮助他们跟随自己的自然冲动，并把愤怒直接表达出来。寻找伴侣之间的打趣或幽默的时刻。强化并进一步讲述这些时刻。

// 具体技能

创设实验来说明来访者无意识地说"不"的倾向。让他（她）的伴侣提出几项要求，同时让负担沉重的来访者留意自己对要求的即时、负面的反应。伴侣可以说："我想让你……"，然后停下来，不说具体的项目。这个实验可以清楚地展现来访者无意识中的反抗倾向。然后让来访者故意反抗伴侣，并且真正地享受这样做。让他（她）注意反抗之后的良好感受。你可以建议来访者，让他（她）的伴侣扮演所有曾试图让他（她）做某事的人，并观察他（她）想做什么来回应这些人。伴侣已经扮演了这些人，这只是让他们意识到。寻找未完成的表达，比如"你不能强迫我"或"我宁愿死！"。给来访者提供机会直接说出这些话，而不是通过反抗表现出来。治疗师要记住，永远要支持来访者的反抗，不要反对；并教会来访者的伴侣也这样做，他（她）不会因为反对抵抗而得到来访者的信任，相反会永远失去信任。

让伴侣留意，面对来访者的反抗，他们的身体系统发生了什么。通常结果是不耐烦和沮丧，这导致了进一步的推动。当然，这会引起与期望相反的反应。重要的是，这对伴侣对此变得相当清楚。让伴侣提供一个言语声明，例如，"我们可以按你的方式做""你需要多长时间都行""你可以生气，没有关系""你可以做你想做的，我仍然爱你"或"你可以说'不'！"

在伴侣在场的情况下，探究来访者在自主权和羞辱方面遭受的伤害，这样伴侣对这些敏感的方面会变得小心谨慎。帮助伴侣支持来访者反抗的倾向和为自由而战斗的权利——这是一项神圣的使命。这可以帮助伴侣不再热衷于推进和催促来访者做一些事情。治疗过程进展得很慢，这样来访者就能给自己提供动力从而走得更快，这种动力是治疗师或伴侣无法给予的。

治疗师要帮助来访者觉察到自身的愤怒，并以有效的方式直接表达出来，无论是对他（她）的伴侣还是其他人。然后帮助其设定边界，直接表达出他（她）想要什么和需要什么，以对抗他（她）喜欢屈从的倾向。让来访者和在场的伴侣一起练习这个。伺机寻找轻松和幽默的时刻，尽力让这些时刻的小火苗燃烧成熊熊火焰，它们是治疗这种背负重担的来访者的直接良方。

在一个实验中，我曾经让一个忍耐型的来访者闭上眼睛坐在那里，而我和他的妻子收集捍卫他自由权的沙盘雕像。我们带来了狼、相扑手、黑暗尊主达斯·维达（Darth Vader）、士兵以及由许多其他动物和人物组建的军队。然后我让他睁开眼睛，我说："我们愿意为你的自由而战。"他依次拿起每个雕像，一边默默地审视了大约 10 分钟，一边微笑着。他的妻子说："我也要加入你的军队。"他笑了："谢谢！这正是我想要的。"我尝试过的另一个实验是，让喜欢催促来访者的伴侣在房间里慢慢地、轻轻地拽着对方往前走。

这为他们的关系提供了一个身体隐喻。

// 临床案例

艾伯特正在与希拉交往。艾伯特说话慢条斯理、深思熟虑。希拉不断地抱怨他之前没有去做的所有事情。他不遛狗、不整理报纸、不叠衣服，也从未主动为他们的假期预订机票或酒店。在她的严厉批评下，他的内心觉得，也许她说的是对的，自己一无是处，但他的外在行为却总是反抗她。他总是说："我会在想做的时候抽时间整理报纸，而不是遵照你的时间。"她感到沮丧，试图通过强化自己的需求，以使他满足她的需求，而他却通过独处和不理睬她来抵抗这种要求。艾伯特坚持说，希拉对他如此生气，对此他表示十分不解，因为他"一直在努力尝试和她好好相处"。他在治疗中以无辜受害者的身份出现。

治疗师尝试的首个干预措施是让希拉考虑一下，她想从艾伯特那里得到什么。艾伯特开始集中注意力，并示意自己已经准备好聆听希拉的要求。她说："我希望你可以做今天的晚餐。"艾伯特双唇紧闭，神情严肃，一语不发。最后，治疗师问："当她这么说的时候，你内心发生了什么？"艾伯特愠怒地说："她正试图控制我。"治疗师回答说："好，保持这种感受并觉察，为了捍卫自己的自由，你的身体、大脑内在和外在都做了什么。"艾伯特说："我开始钻洞、躲避。"治疗师鼓励他钻进去，并让希拉追踪她对此举内心作何感受。她看着艾伯特："我只想让他做我想要他做的事。"这就是投射性认同的魔力！围绕这一点进一步对双方进行探索之后，这种关系动力如何以循环模式的方式起作用变得非常清楚了，反向系统被提出来了。治疗师提出："如果你同意的话，我将成为你队伍中的自由战士，你可以感受下，稍作屈服是什么感觉。"治疗师用诸如"永远不要屈服，她正试图控制你"之类的语句接管了争取自主权的战斗。艾伯特的态度开始缓和。他们追踪了这种改变对希拉的影响，她也开始变得放松。这成为他们之间的新型互动的参照点。

// 体验忍耐型模式

首先站起来，让自己感到放松和自在。现在开始感受肩膀承载的巨大的重量，在重压下，让肩膀弯曲向前。让你的头向前伸，你的腿筋、腹部肌肉和臀部绷紧。你可以战胜任何对手。你可以反抗到底。你感到沮丧，像背着重壳的乌龟一样缩进去。想象有人试图移动你，但你不让他们移动。你内心感受到了羞耻和沉重的、不可逃避的责任。你收紧任何冲动，按你应该的方式行事，而不是按你想要的方式行事。你的声音听起来像哀鸣，就像一个受害者发出的声音。你的眼神变得呆滞。你的生命不属于自己。当你有了这种感觉后，摆脱它，回到你的自然状态中。

/ 生产型

// 辨识这种模式

生产型（Producing）模式的人看起来僵直而拘谨。尽管他们背部挺立，但整个人看起来稍微向前倾，就像在风中倾斜。他们看起来像是保持着立正的姿势，全身肌肉轻微紧张，这使得他们看起来像是一旦有需要，便可以瞬间采取行动。他们有巨大的能量可支配，没办法停下来，忽略了自己可能已经精疲力尽的事实。他们的心脏周围有一种自我保护的紧绷感。

这类人往往感到被忽视和不被赏识，即使他们在一系列活动中发挥着主要作用。他们喜欢推动伴侣，如同他们推动自己一样，持续不断地朝着目标前进。他们对手头的任何任务都是认真而专注的。他们在不断的行动中得到了情感上的庇护，这掩盖了他们有关真我不被接纳的疼痛和受伤的感受。他们倾向于对他人表达愤怒和不耐烦的感受，并以要求自己的标准来要求别人——对目标和工作也同样要做到完美，具有奉献精神。这影响了他们的人际关系。他们会专注于想法和计划，避开感情。他们内心感到焦虑，容易受挫。这种来访者是热切、勤劳的人，但他们更感兴趣的是解决问题，而不是探索他们心灵深处或他们关系中的情感联结。

伴侣和治疗师可能会觉得自己是匆忙行进、无关紧要的。这类来访者的严肃态度让人几乎没有开玩笑或幽默的空间。一方面，他们的成就可能会使你因认识他们而自豪，他们的干劲可能会让你也精力充沛。你可能会钦佩他们；另一方面，他们孜孜不倦地朝着自己的目标前进，对生活质量、人际关系或感受缺乏关注，这却会让你筋疲力尽。他们生活的重点是外在的而不是内在的；与"存在"相比，他们对"行动"更感兴趣。与其参与同伴侣的沟通，他们更情愿参与工作项目，他们的伴侣可能也会感到被忽视、沮丧和不被欣赏。他们的伴侣抱怨他们总是在工作，没有时间进行情感的联结，并将其视为他们追求成就的障碍。反过来，这类来访者会抱怨其伴侣行动迟缓、效率低下，这让他们感到恼火。

// 病因

他们的基本策略是我必须表现得很好，才能获得爱。他们在很小的时候就明白：为了被接受和被爱，他们必须表现得最优秀。通常，如果他们带回家的成绩单上有五个 A 和一个 A-，他们就会被责罚。作为孩子，他们觉得在父母（很可能是父亲）眼中的自己是被嫌弃的、不够好的。他们发现，如果他们想从父母那里得到哪怕是一点点积极的反馈，他们就必须创造奇迹。他们的父亲可能一直在和孩子们竞争，可能有一种羞耻感和无价值感，他暗地里希望孩子们通过自身的成就来纠正这种感觉。在对待孩子的方式上，父母可能会表现得沉默寡言、苛求、完美主义倾向或挑剔。孩子们觉得，他们必须更加努力才能获得认可和爱。他们往往由父母养育大，并在很小的时候被赋予了太多的责任。他们的父母没有使孩子获得自身的价值感，孩子通过投身于各种活动来避免这种伤害和打击。活动是他们的精神避难所，但也是他们内在真我被爱的安慰剂。

除了家庭因素会使孩子形成这种性格模式，研究还表明，在生活中主要使用这种策略的人往往具有支持持续行动的交感支配的神经系统。

// 核心信念和感受

这种模式的人往往认为自己不够好，他们必须努力工作才能证明自己的价值。"我被爱是因为我做了什么，而不是因为我是谁"，其典型的信念是"我必须赢得爱和欣赏"。放松就等于放弃被重视的需求。因此，他们认为休息或放松是不可以的，他们认为正在做的任何事情都需要改进和提升。他们的内心深处有一颗感觉被背叛的心。

// 防御系统

他们在保护自己内心深处免遭不被爱和不被接纳的感受。他们通过专注于"行动"而非"存在"来保护自己脆弱的内心。这颗心隐藏在工作成就和奉献精神之下。他们僵硬的肌肉组织，尤其是在心脏周围的肌肉组织，帮助他们切断与脆弱的内心之间的联结。在追求成就的过程中，他们避开了与他人的联结，往往显得很疏远，尽管成就为人们所承认，但没有足够的人格魅力使人们对其产生好感。因此，原发性伤害在日常人际关系中反复发生。专注于活动可以保护他们免于因不被爱而内心受伤。

// 缺失的体验

这类人最想要的便是确信他们会因为自己真实的存在，而不是因为表现得很优秀而被爱和欣赏。他们被驱使着，直到获得了足够多的成就，感到自己受到了重视，才能停下来休息。然而，成就所产生的价值感是短暂的，且必须通过新的成就才能再次产生这种价值。他们需要确信休息和犯错是可以的，不会因此承受失去爱的后果。

// 性格优势

他们有高度发展的专注能力，在目标导向型活动中表现得非常执着，在完成任务的过程中表现得非常勤奋、责任感强。在美国文化中，此类特质会受到高度青睐，因此这种模式往往会得到强化。他们很有韧性，能比其他人更保质保量、更高效地完成工作。他们思维敏捷、行动迅速，表现出一种外在的自信。他们可以让人兴奋，并激励与之互动的人。

// 治疗方法

作为治疗师，确保你不会被和他们一起完成工作的想法迷住。避免被他们牵引而把注意力放在解决问题上，要更多地关注内在体验。创设实验来帮助这类个体意识到，休息和放松对他们来说有多困难。例如，当伴侣轻轻抚摸他（她）的头时，告诉来访者休息一下。在来访者放松的时候，让其伴侣接管他（她）对于完成所有事情的警惕性。努力从"行动"模式转向"存在"模式，因为这是从未被认可的部分。在不由自主地热衷于活动的表象之下，支持他们表达出内心深处的情感以及脆弱。像这种模式的来访者和伴侣，每当他们解决完一个问题之后，会立即提出另一个新问题。引导这对伴侣庆祝他们的成就，感受**完结**（completion）带来的满足感。记住，在无情的活动之下，隐藏着深深的伤害和悲伤的感受，这些感受源自内在的自我没有被接纳。在言语实验中，伴侣会说："我爱你是因为你本身""你不需要为我做任何事来获得我的爱"或者"你可以躺在我的怀里"，这些话语都是非常有效的。

// 临床案例

汉斯抱怨朗达不够专注。例如，她似乎没法完成打扫房子的工作。客厅周围放着成堆的文件和部分完成的项目。"为什么她就不能坚持到底，遵守承诺呢？"他问治疗师。他认可她是一个好母亲，但不知道为什么，当他们谈话时，她就跑偏了。他看起来身体僵直，每次约见都要遵循明确的议程。

他会确保治疗师和他的配偶都按照这个议程进行治疗，即使有重要的感受即将出现。他的驱动风格以及他的抱怨，透露出了关于他本人的一些信息，同时也展示了同样多的关于朗达的信息。他不能容忍不合逻辑，他高度的挫败感和追求完美主义等种种迹象，表明他是生产型性格模式的人。汉斯非常有条理地完成工作。他专注于目标，这掩盖了他们伴侣关系中情感和联结的部分。朗达也抱怨汉斯，她问："他为何如此挑剔细节？""为什么他不能放松一下，不要把所有的时间都花在项目上？"她钦佩他的能力，但希望他多停一会儿，做好4岁孩子的爸爸的角色，成为一个不是只有专业技术的爱人。他对她的态度就像他父亲对他的态度一样挑剔。和他在一起时，她觉得自己能力欠缺，与他挑剔的父亲形象相比，她觉得自己表现得像个小女孩。这种投射性认同会不可避免地升级为争吵。

　　一天晚上，当他们来接受治疗时，他问她为什么没有为即将到来的度假预订房间。朗达说："这不是我们在这里的原因，汉斯。你为什么就不能停下来一段时间，关注一下我或者女儿。要知道，她的童年只有一次，一去不复返。"治疗师建议他们暂停一会儿，并决定避开争吵的内容，于是说："我告诉你一句话，然后你对汉斯说这句话，让我们看看这句话对他有什么影响。这不会是刻薄的话。你们准备好了吗？"他们同意了。治疗师递给朗达一张纸，上面写着："你可以躺在我的怀里。"这种干预是基于治疗师对汉斯性格的评估，以及朗达渴望与他联结的意愿。这将为他们提供联结的机会或者研究阻止联结的因素是什么。治疗师问她："你想这样吗？"她笑着说："是的。"治疗师让汉斯闭上眼睛，保持全神贯注。这对他来说似乎很难。在他示意准备好了之后，朗达说了那句话。他苦笑了一下，挪到她跟前。她用双臂搂住了他，他们一起享受了片刻的平静。他很快坐直了身子，说："好吧，我们还有别的事情要谈。"治疗师问他在坐直之前发生了什么，他说感受到了一种继续前进的压力。他们一起反思这种感受是如何干扰他们的情感和性生活的。他们又试着休息了一会儿，这次的时间更久一点，他们更仔细地研究了驱使他推开她的怀抱的内心活动。

// 体验生产型模式

花点时间站起来，以中立的方式专注于内心，将目光投向远处，看着地平线。身体稍微向前弯曲，好像准备要行动一样。你已经准备好立马行动了，身体的重量放在前脚掌上。轻微收紧下巴和心脏周围的肌肉。让你的眼神聚焦、保持警惕。你准备好行动，变得不耐烦、蓄势待发、注意力集中。你感到自信，你的内心说："我能做到。"现在问问自己，如果有人向你走来，想要与你接触，你有何感受。过了一会儿，放松、休息，然后回归自我。

/ 吸引型

// 辨识这种模式

采用**吸引型**（Attracting）性格策略的个体表现得丰富多彩、精力充沛、充满热情。他们健谈、迷人，并倾向于夸大自己的感受。他们可能会表现出大量诱人的性能量，穿着颜色鲜艳的衣服，用各种各样的手势，说话声音很大。他们有许多夸张和有趣的问题，非常愿意与人讨论。他们感到被伴侣误解了。他们主要抱怨自己没有得到足够的关注。

伴侣和治疗师一开始可能会对其感兴趣，但后来会感到不知所措。这种模式的人最初是相当有趣和浪漫、引人注目的。他们很容易吸引，然后疏远他们的亲密伴侣。

// 病因

他们的基本策略是以获得关注的方式行事。这些人在生命早期就知道，除非他们强烈地表达情感，否则就会被忽视。他们不得不努力获得早期看护人的爱和关注，这些看护人没有把注意力放在他们身上，他们忙于其他事而抽不开身。这种夸张化和强烈的情绪表达策略在一定程度上确实对他们起了作用。吸引型策略者获得了关注，但后来失败了，因为听众感到不知所措，他们试图逃避，从而加强了这个人不被爱和不值得关注的信念。童年的创伤被集中在被抛弃、不被关注和分离。为了获得关注和情感联结，孩子学会了引人注目和夸张的表达和行为方式。他（她）也明白了如果没有做到上述行为，只做真实的自己是不足以被爱的，所以这类人被强悍的伴侣和同事不断伤害。

// 核心信念和感受

这种模式的人认为，他们不会因为真实的自己而被爱，必须通过强烈的情感表达和性感魅力来获得关注。在这种信念背后，他们坚信自己实际上是不讨人喜欢的，没有人愿意倾听或理解他们。他们认为每个人最终都会离开，他们的行为方式促成了这一点的发生。他们认为唯一获得关注的方式就是要聪明、有趣或说话响亮。

// 防御系统

这些个体是在保护自己免遭分离和被忽视。为了实现这一点，他们努力建立难以被忽视的紧密关系。

// 缺失的体验

他们最想要的是因自我本身而被爱，而不必为此刻意努力。他们想要无条件的爱和关注，他们想确认自己被听到、被看到和被理解。

// 性格优势

他们的优势包括与自身的感受和性征有很强的联结、善于吸引注意力和表现得有趣，并与他人以深度的、敏感的、富有同理心的方式建立关系，天真率直。他们富有创造力、精力充沛，渴望与他人联结。他们能讲出引人入胜的故事，也能成为好演员。

// 治疗方法

使用这种策略的人会抱怨其伴侣没有倾听或没有看到他们。创设实验来进入这种对关注度的需求中。在一个言语实验中，伴侣说："我看到你了，我听懂你了""我有时间给你""我的注意力都在你身上"或者"我不会把你推开"，这种言语实验往往会探测到深深的悲伤。

对于这类来访者而言，肢体实验，如向伴侣伸出手，或者看着伴侣慢慢地转过身去，可以很好地唤起其潜在的伤害，这些伤害源自因不被欣赏而产生的深深的伤痛和愤怒。

治疗的目标之一是让他们能够识别出受到关注和理解的时刻，然后接受它。另一个目标是使他们处在不必努力获得关注的关系之中。

他们倾向于把一个忙得抽不开身的、注意力在别处的人物形象转移到他们的伴侣身上，然后对自身缺乏关注而感到强烈的愤怒和伤害。当伴侣面对这种情况时，可能会疏远并离开他们。为了避免这种情况并增强伴侣的理解和同理心，当着伴侣的面对吸引型的个体进行治疗，揭开个体再次受到刺激的童年创伤，这是有帮助的。当过去的事情被投射到伴侣身上时，这往往使其伴侣更有同理心，并减少防御。

// 临床案例

乔希一直试图让他的女朋友萨曼莎保持冷静。在他友善的时候，他会说："别哭了，没有那么糟糕"；当他没那么仁慈的时候，他会说她太敏感了，对一切都夸大其词。他的努力安慰通常会导致她情感更加强烈，因为她觉得自己未被倾听。当她在治疗中开始变得情绪化时，乔希就会稍微转过脸，环顾四周，心里想着也许治疗师能治好她。在一次治疗中，乔希问萨曼莎为什么她不能理智一点。我的回应是触探乔希的困难。"倾听她的感受真的很难，对吗？"乔希说："是的。"我决定尝试两个实验：（1）系统地探索乔希试图抑制萨曼莎的感受的这种行为对她的影响；（2）除了乔希转过脸这种回应方式，探索更多在情感上造成更小伤害的回应方式。

首先，我让萨曼莎全神贯注，让乔希重复那句话："你为什么就不能理智一点呢？"我们很快可以看出，这句话加剧了她的情绪，唤起了她每次被要求冷静下来的强烈感受。然后我们开始探索，到底是什么让他很难听到她的声音。乔希和萨曼莎觉得他们之间的联结更紧密了，他们采取了新的方式来处理她的感受。乔希觉得没有那么害怕她的感受了，萨曼莎觉得自己更多地被听见，更少地被忽视了。然后，他试验了一种技术——吸气时，他吸入她的痛苦；在她哭泣时，他呼气呼出慈悲和关怀。

// 体验吸引型模式

想象你是一个孩子，美好的事情刚刚发生了。例如，你在学校的话剧演出中得到了你想要的角色。你跑回家想告诉妈妈或爸爸。你发现妈妈在厨房里。她正在打电话。你耐心地等她挂断电话。当她挂断了电话，你跑过去对她说："猜猜发生了什么？"她看起来有点心不在焉、一语不发，但你还是继续讲。说完之后，你满怀期望地看着她。而她盯着盘子，口中不自觉地说："嗯，嗯。"你仍然想让她听到你的声音。你精力充沛，还没有打算放弃。注意此时你的冲动、你的动作和能量发生了什么？你想让她怎么关注你？

/ 如何运用性格策略

既然你能识别出两种性格策略之间的相互作用，你还能做些什么呢？下面将阐述一般性的方法，用于探索在亲密关系中，个体性格策略形成的系统、这种策略形成的个人原因，以及性格策略对系统和个体的影响。

1.识别性格策略

首先，尤其要注意，这对伴侣之间的互动是他们性格策略的具体体现。这包括移情感受、客体表征和过去的创伤，以及伴随的、自发的、倒退的行为和信念等因素。例如，如果桑迪在儿童时期没有被关注，为了被倾听而形成了一种夸张和强烈表达情感的策略，当她的伴侣结束一天的工作，表现得心不在焉、身体疲累时，桑迪的性格策略可能就会被触发。她可能会认为沃克对她不感兴趣，并再次体验伴随这种信念而来的旧伤和愤怒的感受。然后她可能会升级她的情绪，试图引起沃克的注意。这种情绪的扩大触发了沃克的危险感，他缩进一个遗忘的频道，每间隔 3 秒就换个频道。当他们来接受治疗时，他们可能会讨论或抱怨这种现象，甚至会在治疗中现场演绎出来。治疗师应该能够识别伴侣之间的互动体现出的性格要素。

2.命名策略、信念和感受

治疗师或伴侣可以给互动命名。治疗师会说："你怎么称呼这种争吵？你们每个人的哪些部分现在被触发了？你如何描述你在这场斗争中的表现？你如何称呼你们各自扮演的角色？"这便是开始建立某种观察者自我——这是一种在伴侣争吵中消失很久的属性。伴侣可能会说"我内心极其渴望被听到的那一部分被触发了"或者"我内心感到不安全的那一部分此刻感到非常小心谨慎"。如果治疗师能走到这一步，就抢占了先机。这说明你现在在做治疗，而不是调解一场争吵！如果这对伴侣在这方面有困难，治疗师可以把观察到的反馈给他们，由治疗师来命名："似乎你感到不安全的部分和没有被听见的部分正在相互作用。"治疗师可以用类似的方式命名信念："你开始觉得他是故意忽视你的，对吧？"

3.设计实验来探索每个人的性格策略如何以循环的方式影响伴侣

现在双方的互动已经被命名，接下来是帮助这对伴侣在正念状态下探索彼此的性格策略如何同时作用，并以循环的方式使彼此的关系恶化。通常，一方的性格策略会唤起另一方的性格策略。从对这种系统的探索开始，往往可以减少责备，并增加伴侣的观察自我。对于一方使用克制型策略，另一方使用吸引型策略的伴侣，探索这两者是如何结合在一起的，治疗师采用了如下方式（高度浓缩的方式）："所以，当你开始拒绝时，她的情感更加强烈。让她情感表达更强烈一点，看看这能唤起你什么。你眯起眼睛，变得更严肃、更难接近，对吗？我们一起让她专注当下，如果可以的话，你就继续多做几次。让我们看看这唤起了她的什么感受。"这是伴侣在潜意识下不断重复陷入的僵局。现在他们有意识地重复着性格策略的互动。他们可以为自己无意识的信念和行为负责，这些信念和行为使他们愈发陷入困境。系统地探索这些动力并将其作为存在于每个人身上的内在要素是很重要的。系统是循环的，所以一定要探索每个人的作用。

4. 设计实验来研究每个人对正念互动的作用

构建一个实验，让每个人都能深入探索他（她）对关系动力的作用。如果我们继续前面的例子，你可以先征得这对伴侣的同意，然后让男方在女方说话的时候慢慢转过身去。请她仔细地追踪并报告由于他转身而引起的感受、知觉、记忆、画面、紧张和呼吸时的躯体变化、冲动等。另外，你可以在男方追踪和报告自己内在反应的同时，要求女方提高她的情绪强度。他不再仅仅是退缩，我们可以发现，他对她情绪强度的提高有何体验，他对自己说了什么，什么样的记忆和信念被触发了，以及他如何调用了他退缩的性格倾向。

只有洞察力是远远不够的。

5. 创造机会去尝试一些不同的东西

只有洞察力（insight）是远远不够的。虽然理解正在发生的事情很好，但改变通常需要新的体验。作为治疗师，你可以在治疗中创造机会，让新的体验发生。然后，这些体验可以成为治疗之外内部组织和行为新模式的参照点。例如，在此处的实例中，你可能想要创造这样的体验，在这种体验中，她可以感受到被听到而不必提升情感强度；他可以感受到安全感，对她更加敞开心扉，有更多的时间与她交流。

另一个例子是，一对伴侣因洗碗槽里的脏盘子发生了争执，之后他们探讨了彼此之间的疏离感，以及回应对方的反感情绪时彼此变得那么敌对的情况。我问他们，如果他们用更加柔和的眼神对视，会发生什么。我不得不建议他们做这个实验，让他们突然大笑起来。这个建议使系统暂时失衡。事实上，他们目前的挑战是探索他们彼此缓和态度有多难。为了盘子争论比温柔地对视更容易。与此同时，他们不仅需要理解自己的焦虑和不情愿，事实上还需要冒着进入亲密关系领域的风险。这一步探索往往会增加两人的焦虑感，尤其是在尝试一些不习惯的和陌生的心理活动的时候。

6. 整合

最后，帮助这对伴侣把新的信念、行为和感受在他们的生活中进行整合。在前面的例子中，你可以让女方真正感受到被丈夫听到是什么感觉。她的身体是如何体验这种感觉的？它如何影响她的呼吸、姿势、能量水平？当安全的时刻被创造出来时，让丈夫充分体验它。让他觉察这种体验是如何影响他的肌肉和心脏的。这种影响想要扩散到他身体的其他部位吗？他在这个地方怎样与她互动呢？询问这对伴侣，当他们在治疗之外互相交流时，他们是如何利用这些信息的。

---

❶ 感谢弗朗西丝·维里德提供的干预措施。

/ 小结

　　有效的伴侣心理治疗最关键的一点是探索每个人的性格组织是如何影响亲密关系，并强化伴侣的性格的。记得在治疗开始时评估每个人的性格，并在治疗过程中继续重新评估。在争吵或脱离互动的过程中，寻找关系动力是如何反映两种性格倾向的结合的。如果不先探索这一性格组件而直接创造机会、冒险做一些不同寻常的事情，你所做的一切就不是实践伴侣心理治疗，而这是无济于事的！

> **有效的伴侣心理治疗最关键的一点是探索每个人的性格组织是如何影响亲密关系，并强化伴侣的性格的。**

与传统的整合

第 17 章

为什么要整合，如何整合

/ 盲人摸象

有一个古老的故事：印度国王邀请三位盲人智者研究一头大象，并告诉他摸到的是什么。第一位智者摸了摸象牙，说："这一定是矛。"第二位智者摸了摸大象的尾巴，说："这一定是根绳子。"第三位智者摸了摸象腿，说："这一定是根柱子。"

还有一个更现代的故事，12 名盲目的心理治疗师被要求评估一对伴侣。第一位，同时也是最年长的智者抚摸着他的胡子说："探究正在发生的客体表征、投射、投射性认同和分裂是很重要的。"

一位 20 世纪 50 年代的更年轻的智者说："不，不，探究原因远不如诊察困境的循环属性重要。让我们探索伴侣之间是如何解决他们自己的问题的，我们就会了解他们是如何维持这个问题的。"这时，一位来自南方的智者直言不讳地大声宣称："伴侣之间已经融合在一起，治疗师需要致力于探索他们的分化水平。"一位来自澳大利亚自命不凡的年轻新手建议："伴侣们在讲述自身充满问题的故事时忽略了他们的资源，治疗的重点应该放在解构这些故事上。"

这种情况持续了数日，因为有如此多的智者，他们都很睿智，每个人都非常确定自己是对的，辩论一直持续到深夜。这时，一个年轻人站了起来，他几乎都谈不上是智者，尽管他的胡子因听别人说话和试图断定谁是对的而变得灰白。"可以看出，你们在各自的理论上投入了很多思考和关注，"他说，"也许你们就像来自印度的那三位摸大象的盲人智者。也许你们每个人都提到了伴侣互动时关系动力的一个重要方面，但是看到不同观点的有效性同样很重要。也许，通过这些不同的视角观察一对伴侣的能力，对治疗师来说意义非凡。"房间里沉默了一会儿，接着，每个人重复谈论起自己的观点。

／ 综合的评估模式

我想推荐一个综合的评估模式，它囊括了许多当前的伴侣心理治疗理论。接下来，我将讨论如何通过心理动力学、鲍恩系统家庭治疗理论、系统疗法、策略式疗法、叙事疗法、行为疗法、认知行为疗法和经验过滤器来观察一对伴侣。当然，还有更多的理论可以加入其中。基本的观点是，每一个评估地图都为治疗师提供了一些资源。试图把一对伴侣套进你偏爱的某个理论中，这对来访者和治疗师而言都没有帮助。相反，如果你评估一对伴侣的方式非常灵活，你就不会被一叶障目。仅仅一种理论或许无法解释一对伴侣关系动力中发生的所有事情。

我并非试图全面地讨论每种方法的评估地图，而是从每种方法中选择一些重要的构念，以及从各个视角讨论治疗的作用。在此深表歉意，因为我把每个复杂的理论过于简化了，以至于让致力于这个方向的实践者可能无法识别相关的概念。我也并非试图解释任何一种理论的错综复杂之处，而是仅仅说明当治疗师评估一对伴侣时，这些理论如何形成一个有机整体。

同时，我试图提出不同的方法，人们可以用体验的方式使用这些理论取向。例如，如果一个治疗师意识到来访者正在将过去的感受移情到现在的伴侣身上，那么体验式干预意味着什么？如果评估后发现伴侣之间存在一个循环的、自我强化的系统，这个信息如何本能地被使用，从而使伴侣突破认知层面、更深层次地参与进来？治疗师如何体验叙事疗法中的"独特结果"这一概念？如果注意到个体以惯用的、造成伤害和愤怒的方式来解读他（她）的伴侣，治疗师应该如何使用本书的第一部分描述的技能和原则来探索这一点？本书的第三部分旨在帮助你形成一种广泛、实用、综合的评估方法，从而促使你恰当地使用体验式干预。

第 **18** 章

精神分析取向

精神分析理论和实践有大量深刻和精妙的概念和干预措施，适用于伴侣治疗。我选取了一些在本领域影响深远、被我认为在真实的伴侣心理治疗实践中发挥了重大作用的理念，试图借此展示：（1）它们是如何在评估过程中发挥作用的；（2）它们如何被应用于体验式治疗。这些理念源自**客体关系**（object relations）、**自体心理学**（self psychology）和**控制掌握方法**（control mastery approaches），主要包括诸如客体关系、移情、投射性认同、投射、反移情、防御、分裂、强迫性重复和致病信念等概念。

/ 客体关系

客体关系理论的基本概念之一是客体关系。客体关系是对另一个人充满情感的**内在形象**（internal image），它就像一张地图，个体可以从中预测和期待人际关系中将要发生的事情。人们从他们的经历中学习。在重复体验一系列痛苦的互动之后，他们会开始用过去预测未来，这样就可以保护自己免遭更多痛苦，否则那将是愚蠢的。

这些预测虽然稳定了个体的世界，提供了令其感到安慰的确定性，但随着时间的推移，它们变得固化和泛化。例如，当爸爸醉醺醺地回到家中，他会击中任何移动的东西，你理所当然要认真对待这种危险，尽可能让自己隐形。这种隐身策略很快就变成了自发的行为和习惯。这就好比你开车从办公室回家，甚至都不用思考路线。儿童时期从与重要的人的互动中学到的一切，会被我们应用到其他人身上。一段时间过后，你就会非常擅长让自己隐身，然后开始将这种策略不加区分地应用到所有人身上。这种泛化帮助我们避免痛苦，并在人际互动中给予我们安慰和可预测的确定性，然而这些预测和形象往往成为**自我实现预言**（self-fulfilling prophesies）。在这种情况下，你表现得像个隐形人，人们则会对你置之不理。你的互动水平将会变得很低。人际互动产生的安全和温暖的信息，本可以推翻你对父亲喝醉酒打人的固化认识，但因为你的隐形，你将无法获得这类信息。

人们围绕客体关系的固有形象，策略性地形成他们的性格。例如，在这个例子中，你可能按照父亲的模式看待别人：他们是危险的、缺乏同情心的、不可理喻的。一旦抱持这种形象，你就学会了"在遇到困难时就隐身"的策略。退缩和试图不被注意是克制型性格策略的基石之一。

当你观察一对伴侣互动时，密切注意他们彼此之间抱持的形象。这些形象与你（治疗师）对这些个体的认识是否一致？或者你们似乎添加或减少、强化或否认了某些东西？伴侣中的一方在描述另一方时，是否使用了表示无意识永恒的术语？例如，"你总是沉浸在自我的世界里"或者"你从来不流露任何情绪"，这种话可能暗示着伴侣正无意识地把形象叠加到对方身上。

在伴侣治疗中，治疗师关注伴侣双方各自对彼此抱持的形象，以及每个个体如何组织形象。

举个例子：海伦认为杰克总是拒绝人、抽不出时间跟她交流。她因此感觉受到了伤害，于是她勃然大怒，这使他更加疏远。从治疗师的视角看，杰克看起来对海伦其实是感兴趣的，但他心理上在与自身的自主权和独立性作斗争，导致他与海伦疏远。我让她允许将被拒绝的感受存放于身体里，并觉察还出现了什么。出现了一段儿童时期的记忆：她从小就与邻里四周的女孩们格格不入，这形成了她的核心信念：为什么会有人对我感兴趣呢？每当杰克疏远她时，这种信念就会被触发。这种信念与他人对她不感兴趣的、拒绝性的客体表征一致。形象的一部分就是信念。我没有从哲学范畴讨论她的信念，而是让她在内心深处倾听它。我进行了一个实验，让她的丈夫反对这个信念，这不是试图说服她放弃它，而是为了让她能更深入地探索它。我让杰克对海伦说："我很高兴见到你"，这样她就能注意到自己是如何处理的。她知道自己正被这种信念控制，她通过拒绝任何反面的信息来主动阻止这种信念的改变。

在体验式治疗中，我们感兴趣的是发现一段关系中的两组客体关系是如何相互作用的，并帮助伴侣更清楚地意识到这些相互作用。我们在治疗中制造机会，在正念和当下临在状态下，探索基于客体表征的信念、性格策略和防御系统是如何以令人痛苦的方式结合在一起的。

／移情

移情（transference）是一种倾向，我们不得不把过去情感负载的形象叠加到现在的人身上，尤其是那些与我们关系亲密的人。在个体精神分析心理治疗中，来访者对治疗师的移情是一种发现和探索无意识素材的体验式方法。在伴侣治疗中，移情的焦点是非常规的，是在伴侣之间双向进行的。

来访者马蒂正在哭，突然她睁开眼睛，看到她的伴侣乔恩并没有看着她，她根据他们以往的关系模式解读为他没有在听，也不在乎她。她对乔恩的感觉就如同她对她家人的感觉，认为他们总是忽视她的感受。这是把过去的情感关系叠加到现在的人身上，这也是她童年的重大伤害在治疗中的重现。当马蒂对乔恩越来越生气时，他进一步退缩。有一点一定要记住：现在的性格组织往往有助于维持旧的信念和感受。为了处理这种移情，我让她研究乔恩避开她时的形象（因为这是他们之间正在发生的事情）。她立刻被带回到了童年的感受中。结果，她意识到她把过去的情感强度附加到了当下情境中，当乔恩摆脱了她的攻击之后，立即就变得富有同理心了。

客体关系，以及全部场景，可以被从过去转移到现在。一个机敏的治疗师总是在寻找这些事件。"这是过去的再现吗？"或者"过去的形象被叠加在现在的伴侣身上了吗？"当这些正在发生的时候，内在提问可以帮助治疗师"看见"这些现象。如果你怀疑现实情况就是如此，让移情的人在正念状态下研究伴侣的形象或出现的场景，并留意是否有什么熟悉的地方。这比直接指出来访者可能正在移情更加有效。你也可以有意要求来访者将过去的形象移情到现在的伴侣身上，以便更清楚地看到它。

／投射性认同

投射性认同（projective identification）是这样一个过程：你把过去某个人的形象投射到现在的某个人身上，然后你试图让这个人接受并认同它，并在与你的关系中将其表现出来。

例如，一个来访者认为她的丈夫就像她的继父一样异常残忍，她会为此报复自己的丈夫，长期以讽刺和刻薄的方式对待他。随着时间的推移，他的耐心和善意逐渐消失，表现得和投射相一致，并开始回击她。毫无疑问，这使她相信自己对他的看法是对的。我让她故意以投射的方式看待丈夫，并研究自己的内在感受。然后我问男方是否愿意接受这个形象（尽管他正是这么做的），并研究他是如何与之关联的。我只是让伴侣在正念中做他们无意识中正在做的事情。

观察人们是如何被伴侣牵引着卷入某些类型的相互作用中的。注意他们如何说服对方扮演某些熟悉的角色，然后与之争吵。作为一种干预，治疗师可以让他们在有意识的状态下做他们无意识中已经做过的事情，并以此为契机，研究每个投射形象的吸引力。

/ 投射

投射（projection）是一种倾向，即在别人身上看到我们不希望在自己身上看到的东西。当然，这只适用于来访者，而非治疗师，因为他们从来不投射。例如，如果你不想证实自己是一个爱发怒的人，你会倾向于把愤怒的知觉投射到伴侣身上，然后指责他（她）爱生气。

简单举例子说明这个概念如何被用于伴侣治疗。有一对伴侣，丈夫把他的低落情绪投射到妻子身上。治疗师可能会说："现在，你认为妻子看起来情绪低落，并为此谴责她。如果我对你说'你可以感到沮丧，没关系的'，花点时间注意内在发生了什么。"这会导致他拒绝表现出自己的沮丧，从而迫使这种感受必须投射到他的伴侣身上。投射通常是由一种信念维持的，即个体被投射的部分是不可接受的。因此，重要的是唤起个体对"被否定的部分无法被接纳"的认知。通过与丈夫进行一个言语实验（"你可以感到沮丧，没关系的"），他才意识到是他觉得妻子看起来情绪低落，而不是他自己的内在体验这种低落的情绪，觉知到这一点是多么重要。

/ 反移情

反移情（countertransference）有两个定义：（1）针对来访者的性格组织、感受、信念和行为，治疗师出现的针对个人的、尚未解决的素材；（2）治疗师具有的对特定性格组织的来访者的自然反应。

如果你正在经历第一种反移情，就这个问题寻求治疗或治疗是很重要的。这不是你专业技能的一个污点，而是一个持续的过程，它是为了确保你作为一个治疗师的有效性。在第二种反移情中，你的反应是诊断性的，可以被用来做很多有益的事情。通常，这两种反移情同时发生。

例如，当你与保存型策略的来访者互动时，你可能会感到像父亲一样；你会对忍耐型策略的来访者感到不耐烦；对吸引型策略的来访者感到不知所措；对生产型策略的来访者伴随的狂热行动感到筋疲力尽。这些内在的、体验式的反应为你提供了线索，让你知道，你遇到了什么性格策略的来访者。

在个体治疗中，反移情直接发生在你和来访者之间。在伴侣治疗中，它仍然发生在你和每个来访者之间，但也直接发生在伴侣彼此之间。你对伴侣中的每个个体的个人反应都可以被用来作为可能的暗示，暗示伴侣中的一方正在体验与另一方互动产生的感受。你的反移情为你指明了每个个体的性格策略的治疗方向，以及探索伴侣之间如何相互作用的方向。

/ 防御

防御（defenses）是个体有意识或无意识地保护自我免受伤害或威胁的方式，无论这种伤害或威胁是真实存在还是被感知到的。防御不仅可以从个体所说的话中被观察到，还可以从他（她）如何保持身体的紧张中被观察到。山姆在一次治疗中说，他不在乎这段关系中发生了什么，同时把肩膀向胸部收紧。他的言语表明了无论结果如何，他都不会受到伤害，但他的身体则表明他的内心需要保护。

> **人们自卫的方式被证明往往是鼓励伴侣攻击他们的主要因素。**

人们自卫的方式被证明往往是鼓励伴侣攻击他们的主要因素。在上面提到的案例中，山姆强硬的外表让他的妻子感到被冷落，她对他很生气，更有可能攻击他。

在体验式治疗中，来访者可以在正念中研究防御，治疗师甚至可以支持防御。不反对防御很关键，不然会失去来访者的配合。例如，汤姆报告说，在他和基蒂的关系中，他感觉自己周围有"一堵墙或一副盔甲"。我问他墙是不是在保护内在或对外在的某些东西。他在正念中研究它，说这堵墙保护了别人免遭他的怒火，保护了他的心灵，但也阻止了它翱翔。我问他的心灵对此有什么看法。它说："我想要自由。"然后我问他的墙想说什么，它说："不行，这对你来说太危险了。"然后我采用了支持防御（墙的声音），对他耳语："不行，这对你来说太危险了"，而基蒂则为他的心灵加油打气。最后他说："我再也不想和墙打架了"，并建立了——至少在目前看来——与她更深入、更多脆弱层面的接触。这里的基本原则是支持防御，而不是抵制它。

> **不反对防御很关键，不然会失去来访者的配合。**

分裂

分裂（splitting）是用非黑即白的方式看待自己、生活和他人的倾向。换句话说，当你对妻子生气时，你可能会觉得她是歇斯底里的泼妇，而忘记了你爱她的时候，那时你觉得她是周围最聪明、最有同情心、最性感、道德最高尚的人。一个正在分裂的人不能同时记住正面和负面的形象。这经常出现在伴侣的争吵中，一方视另一方是来自地狱的魔鬼，认为他（她）专门被派来，用他（她）的固执、卑劣和精神失常折磨伴侣。分裂不是边缘型人格和自恋型人格的专属，它会困扰任何人，因为他（她）以刻薄的眼光看待伴侣。

在伴侣治疗时，治疗师可能会对这种现象进行触探："现在你认为她不理智，故意曲解你。还记得有一次，你觉得她赞同你的情况是什么样的吗？当你在这些形象之间来回切换时，内在发生了什么？"这个实操练习是为了开始建立一个完整的伴侣形象，包括正面形象和阴影部分，并探索任何不情愿的将两者进行整合的感受。

/ 强迫性重复

弗洛伊德假定，人们被迫重现关系模式和情感伤害模式，努力想控制它们。对此我想补充一点，人们通过他人按照预期做出反应的方式形成自己的性格，而这种反应往往是对原始伤害关系的重复。例如，布拉德喜欢使用忍耐型性格策略，每当凯西想做一些新鲜的事情时，他就会抵制她。他性格上的阻抗促使她进一步推进（事情的发展），而这正是他的性格组织想要避免的事情（侵犯他的自主意识）。

在治疗中，我不是和他交谈内心深度防御的倾向问题，而是鼓励他积极抵制凯西，并让其研究围绕这一行动的内在感受和记忆，以及这一行动对凯西的系统性影响。这就如同骑着一匹马，朝着它本身要去的方向前进。我也会让他体验看看，如果他稍微减少抵抗会发生什么。这样，他就会对这种现象有一种发自内心的体验，而不仅仅是一个概念，比如，"这很可能是因为我妈妈总是推我前进，所以当妻子这么做的时候，我感到厌恶。"他也会体验到，他是如何唤起凯西长期施予的压力的。

另一个例子如下。海伦的父亲有完美主义倾向，而且总是抽不出时间陪她，父亲教导孩子们，无论如何都要完成工作，海伦就是在这样的环境下长大的。为了得到父亲的爱，她变得像父亲一样，无情地驱使自己和周围的人，同时感到越来越得不到支持，他们似乎都怨恨她。在与詹姆斯的关系中，她扮演了父亲的角色，而詹姆斯则试图获得难以得到的爱。这种重复被称为变被动为主动。个体不是扮演他（她）的童年角色，而是扮演加害者的角色。这是为了传达童年的痛苦，理解加害者，保护我们免遭再次伤害。进攻似乎是最好的防御，不幸的是，它也疏远了我们与伴侣。对此进行体验式探索的方法是给角色命名，并让伴侣互换角色，在正念中研究他们有什么感受。治疗师可以让伴侣中的每一方都观察对自身扮演的两个角色熟悉的部分是什么。也可以探讨扮演这两个角色的阻力。

我们从小就有掌控未解决事件的驱动力。可以说，詹姆斯进入这段关系是希望掌握如何在拥有亲密关系的同时，维护自己的自主权的问题。海伦试图掌控不被支持的感受，并通过表现得像父亲一样来理解他。同时，她也在努力避免受制于过去的挫败感、无助感和无法获得父爱的悲伤感。这对伴侣的关系反映了这些尚未解决的问题。

在探索这些基本问题时，很多体验式干预措施都能发挥作用。治疗师可以让心烦意乱的个体保持这种感受，并留意对哪一部分感到熟悉，或者将它作为一个窗口，通过它来观察他们遥远的过去。治疗师可以让来访者允许过去的记忆浮出水面，这种记忆与现在的心烦意乱有关。通过让来访者更深入地沉浸在退行状态中来处理这些记忆（请参见第 13 章）。其他的选择可能包括以正确的方式重现儿童时期的场景，并识别和处理这些体验所产生的信念。

/ 致病信念

在成长过程中，我们对世界、自己和他人的本质产生了信念。这些信念基于儿童时期获得的信息，以及我们对这些信息的解读。随后，它们变成了我们半觉知状态下持有的过度泛化、痛苦和有限的信念。海伦和詹姆斯的互动证实了詹姆斯的"人类是危险的"致病信念，以及海伦的"没有人支持我"的信念。重要的是要注意每个人对自己、生活和他人所持有的信念，这些信念限制了他（她）的自我表达和生命活力。评估这些信念是如何被伴侣证实的。寻找方法来命名这些信念，在正念中研究它们，深入地访问它们，支持它们的保护作用，并提供机会来体验非确定性的信息。

客体表征、移情、投射性认同、投射、反移情、防御、分裂、强迫性重复和致病信念会在伴侣之间表现出来，它们是构成伴侣互动的重要方面。传统疗法中，一旦治疗师注意到这些方面，会用很长的时间对每一个要素进行言语探索。从体验式治疗的角度来看，治疗师也可以基于当下的直接体验探索这些要素。

第 19 章

鲍恩系统家庭治疗理论

莫瑞·鲍恩对本书最重要的贡献包括家谱图、分化、三角化、坚固自我和假自我、情感隔离和代际传递的概念。当然，以上并不是为了展示鲍恩众多著作中的一部分，而是为了让读者了解其中的一些核心理念在评估和干预过程中是如何结合体验式进行治疗的。

/ 家谱图

家谱图（genograms）记录了关于家庭成员及几代人之间关系的信息。家谱图由连接线和描述性符号组成，它是一种为治疗师提供伴侣双方各自的家族史以及这两个家族史如何相互关联的简图。它使治疗师和来访者记住某些互动模式和跨代模式，以及可能对个体、伴侣或家庭产生反复影响的事件。它也帮助治疗师解毒、正常化，并为来访者重塑当前的情绪负担问题。

从体验式治疗的角度来看，治疗师可以让来访者运用感性思维创建一个家谱图，或者与此同时也创建一个常规的家谱图，而不是只创建一个常规的家谱图●。治疗师让来访者进入正念状态，想象与家人在一起，然后用颜色、图像、动作、人类雕塑、符号、照片、拼贴画、文字等制作他们的家谱图，他们认为这张图可以描绘他们家族的情感、关系和事件特征，追踪信念、性格组织和跨代模式。来访者可以选择任何心仪的颜色和形状来代表不同的家

● 我从德维·雷科兹那里了解到这种方法，他已经将许多原则和技术应用于伴侣治疗中。

庭成员，而不是使用圆形代表女性，正方形代表男性。这种技术不是线性展示代际关系，而是需要把每个家庭成员或对来访者有影响的人放在他们感觉合适的位置。例如，如果你是一个家庭中失落的老二，你可以把自己放在家谱图的边缘，而不是按时间顺序放在哥哥和妹妹中间。人物之间可能是通过颜色而不是线条联系在一起的。这种关系的情感特征往往会强烈地凸显出来，与更线性的家谱图方案相比，其影响往往更深。这一过程能够使伴侣对他们试图解决的问题和正在呈现的历史遗留问题体验到更多的躯体感受，无论是外在明显的还是内在隐藏的。让我们来试试看。

// 练习

闭上眼睛，想象自己在小时候的家里。你很小，而你周围的一切都很大。你可以闻到往日的气味，看到周围都是童年的元素。你花了几小时描摹地毯上的设计；当阳光穿过窗户时，灰尘颗粒在阳光下闪耀；你闻到了晚餐菜肴的香气；或者当你放学回家时，你听到了家中无人时寂静的声音。在房子里走走，留意有什么样的感觉，还有遇到和你一起住在那里的人。注意家里的情绪，当你遇到每个家庭成员时，你是如何变得放松或紧张的。让所有重要的家庭成员都在那里，即使他们已经逝世了。

当你对这一切都有完整的意识时，睁开眼睛，拿一大张纸，用许多彩色记号笔、蜡笔或钢笔，选择一种颜色来代表每个人。绘制你感觉像他们每个人的形状。这些不一定要看起来像真的一样，这完全是形象派的。这不需要艺术才能。画出你家庭中所有其他重要的成员，仔细地把他们放在页面上你感觉合适的地方。你可以用线条和形状来展示他们彼此之间的关系，这些线条和形状是他们联系方式的缩影。记得把自己放在家谱图里。

当你完成后，后退一步，看看你做了什么。使用柔和的焦点。留意从你的体验中唤起的这一切。对你来说，什么是突出的？当你看着你画的每个部分时，你有什么感觉？每个颜色和形状对你来说意味着什么？谁被放置在与其他家庭成员有关联的位置？关于你的成长经历对你个人的发展和性格的影响，这张图告诉了你什么？谁在场？谁失踪了？是什么把大家联系起来或切断了联系？支配这些互动的规则是什么？权力等级是什么？

/ 代际传递

我侄子在一个朋友家玩，出于 5 岁孩子的天性，他吊在毛巾挂杆上做反手引体向上。不可避免的事情发生了，毛巾挂杆掉落在了地板上，而他手里还抓着它，他的妈妈开始责骂："你怎么这么蠢！"作为一个关心孩子的聪明女人，她立即感到后悔了。他俩坐在一起，她告诉儿子，她 5 岁时也发生过类似的事情。她爬上浴室的洗手池洗脚。就像我侄子一样，不可避免的事情发生了，洗手池在地板上被摔得支离破碎，她父亲开始责备："你怎么这么蠢！"我 5 岁大的侄子智慧地回应道："一定也有人对爷爷说过这句话！"这就是行为的**代际传递**（multigenerational transmission）。每一代都重复前几代的模式。家族神话，对生活、对自己和对他人的信念，分化程度，作为伴侣、个体的组织，生命蓝图——一切都是通过模仿、忠诚和家庭压力代代相传的。每一代都有机会解决前几代人的难题和家庭关系问题。

通过象征性地将家人带到治疗室，可以探索原生家庭对一个人的作用和影响。在此举个例子。布莱恩觉得和妻子阿黛尔在一起时很舒服，实在是太舒服了。刚结束了一段混乱的关系，他开始和她约会。阿黛尔成了他心灵的避难所。他们有一段理想的关系。他的父母很喜欢她，他俩之间风平浪静。但是经过 3 年的风平浪静，他受够了。他想要一些活力、一些联结，但阿黛尔在这些方面很有限。他厌倦了做"正确的事"，所以他开始反抗。他违反了一条家规："把你的需求放在最后，以家人的需求为重。"有生以来，他第一次纯粹为了自己而行事。他被罪恶感吞噬了。在治疗中，我们聚集了他的家人——两个兄弟、一个姐妹、他的母亲和父亲，分别用三个枕头和两个纸巾盒作为象征。当他说："我这样做是为了我自己"时，我让他注意家人们的反应。很快，我们加入了他的祖父母和叔叔们，这些人也向他提出了要服从的压力。他清楚地意识到两代家庭对他的影响，让他保持自我牺牲的传统，在半死不活的情感状态中过一生。

/ 分化

分化（differentiation）是一种将本我与非我分离的能力，它是一种心理免疫系统。它是一种在与他人保持联结的同时，对自身的价值观、欲望、冲动、想法、感受和知觉进行观察并采取行动的能力。它是一种即使丧失联结也要自我表达的能力和意愿。它是忍受因做真实的自己、拥有非常亲密的关系而产生的焦虑感的能力，以及不惧面临难以避免的孤独感的能力。简言之，分化就是在与他人联结时体现出自身独特性的过程。根据鲍恩系统家庭治疗理论，婚姻异常是一种缺乏分化的症状。因此，治疗的焦点变成了帮助伴侣的双方在与伴侣联结的过程中更充分地体现他（她）的独特性。

> **分化就是在与他人联结时体现出自身独特性的过程。**

吉姆在与玛丽的关系中会忍住怒气，因为玛丽自身很容易大发雷霆。吉姆不愿意表达自己的需求，因为这些需求得到了对方十分强烈的负面回应。治疗师在伴侣治疗中追踪并触探了这种关系模式。有一次，治疗师说："吉姆，我注意到你刚刚正准备说什么，却停了下来。可以让我们看看你是如何做到的吗？"他们探讨了吉姆是如何告诉自己在玛丽面前保持平静，没必要挑起事端的。治疗师主动提出为吉姆接管这些内部指令。这有助于他更多地接触到为保持平静而抑制内心的痛苦，以及表达自己感受的渴望，而非不断地听从妻子的命令的部分。他愿意更充分地表达自己的真实感受，这使他能够进一步分化自我。分化总是涉及风险，即别人不喜欢真实的我们。通过探索这一边缘，从内心感受融合的后果，并以小步走的方式进行进一步的分化实验，吉姆变得更愿意冒这个风险。

从躯体上看，只要看看伴侣在治疗室内是如何相互组织他们的身体，治疗师就可以看出分化、**融合**（fusion）或**隔离**（cutoff）的程度。彼此纠缠的伴侣可能会非常融合，而坐在治疗室两端的伴侣可能会彼此切断，没有真正意义上实现分化。关于亲密感和距离感的实验可以揭示这一点。注意伴侣中哪一方分化更多，哪一方更少，以及当双方都开始分化更多时会发生什么。总是会有一种系统性的反应，它往往倾向于恢复之前的体内稳定状态。当伴侣中的一方分化更多时，其伴侣最初可能会感到恐惧。在这个过程后期，恐惧往往被他们受到鼓舞、分化更多的现状而取代。

分化的过程往往会引起来访者和治疗师的焦虑。问题来了："如果我表现出真实的自我，别人会喜欢我吗？他们还会想和我在一起吗？"当然，这是无法保证的。进入坚固自我世界以及伴随而来的在人与人之间建立真正亲密关系的可能性，这两者的代价就是愿意忍受焦虑。通过治疗干预，帮助人们敢于冒一些风险并学会控制焦虑是这种方法的核心。与他人的感受、信念和价值观融合，其生活代价也是相当高的。治疗师可以帮助来访者探索他们的决定、所选路线的成本以及考虑新的选择。要做到这一点，最好的方法不是谈论分化和融合，而是创造机会探索主体的内在。例如，如果一方在对伴侣说"不"和设定界限方面有困难，治疗师可以在治疗中建构一个实验，在实验中让这个人对伴侣说"不"，并在正念中体验这种行为对其本身以及伴侣关系产生的所有焦虑。这超出了**行为预演**（behavioral rehearsal）的范畴，因为它需要探索分化的障碍，以及建立对焦虑的实际容忍度。

/ 三角化

鲍恩提出的另一个概念是**三角化**（triangulation）。三角关系是一种常见的关系动力。在三角关系中，第三方的人、物或活动在伴侣关系中得以存在。为了平衡亲密感或距离感的程度，一方或另一方可能会拉入第三方实体来恢复平衡感。例如，如果泰德被妻子的亲密需求所吞噬，他可能会把工作视为三角关系的第三方，开始长时间工作。如果海伦觉得被泰德抛弃了，因为她经常看到泰德忙于工作，她可能会和同事建立亲密关系，从而抑制她对情感联结的需求。

为了体验式地治疗三角关系，治疗师可以使用一个物体，如枕头，并将其放在伴侣对面合适的位置。伴侣中的甲方被迫转向乙方，而乙方被迫转向象征性的枕头。治疗师可以问伴侣这个物体应该被放在哪里，以及他（她）是如何被迫转向与它的联系的。它可能象征着婚外情、工作、物质滥用、孩子或其他相关物，或者他们可能卷入的任何三角关系。他们可以探索第三方实体的吸引力：与之相关的希望和需求是什么？它有什么保护作用？通过这种方式，他们可以研究第三方实体对关系系统的影响，以及通过肢体操控治疗室内的物体进行实验：当它消失出局或重建伴侣双方与它的关系时，可能会是什么样子。

/ 假自我和坚固自我

在分化的过程中，一个人会从**假自我**（pseudoself）走向**坚固自我**（solid self）。假自我是一个人试图合群并被他人接纳而进行的伪装。它可以根据个体身边的人（人们）的信念和喜好而改变，假自我的座右铭是："不惜一切代价与他人联结"。相反，坚固自我体现了个人的价值、喜好、信念和坚定的立场。根据鲍恩学派的观点，治疗的主要目的之一是帮助个体增加他们对坚固自我的知觉和表达，从而提升其分化程度。注意在这个连续统一体中每个来访者所处的位置，并帮助其迈向下一步，体现他（她）的坚固自我。

假自我的座右铭是，不惜一切代价与他人联结。

一对接受治疗的伴侣，双方在 7 年前就在男方家同居了。当帕蒂搬进来时，她发现杰罗姆的床上挂着一个降落伞，这与她的审美相悖。毕竟，他们已经不再是嬉皮士了。她让他把降落伞拿下来，作为一个通情达理（某种程度上未分化）的人，他不情愿地照办了。尽管这似乎不是一个很大的让步，但在 7 年后，这个问题在治疗中再次出现，成为他们关系的分水岭。对他来说，降落伞象征着他的独特和古怪，他觉得在伴侣关系中他已经放弃了这些。为了和帕蒂在一起，杰罗姆把他的坚固自我隐藏了起来。他在很早的时候就学会了以这种方式把自己的需求放到一边。伴侣关系感觉更像是被迫拥有的，而非出于亲密融洽的目的。现在他想从这段关系中跳出来。这种完全脱离亲密伴侣的意愿被称为情感隔离，它是一种伪自我分化，而不是真实自我的显现。分化的严峻考验在于与亲密伴侣联结时依然保持真实自我的能力。杰罗姆面临的挑战在于，是否有可能在不放弃真实自我的同时与帕蒂进行联结。

/ 实现分化的体验式干预

那么治疗师可以采取什么方法来帮助来访者实现分化呢？鲍恩学派很少提到技术，该学派认为治疗师的分化存在才是治疗成功的关键。例如，一个分化程度不高的治疗师将很难采取伴侣不支持的立场，进而无法恰当地建立分化模式。

可以通过多种方式鼓励来访者分化。通过使用治疗师自己的权力和权威，即使是最不顺从的来访者也经常会因感到羞愧而分化——尽管他们只是看似在分化。我经常看到分化导向的治疗师这样做，我认为这是一种治疗暴力行为。还有哪些其他可能的方式呢？

治疗师可以帮助伴侣中的每一方进一步定义他（她）的喜好、感受和价值观，并寻找他（她）在关系中倾向于不能完全表达自己的方式。下文基于真实的治疗而改编的记录说明了这一点。

汤姆：每当海蒂想看电视时，我就让着她。她工作一天已经很累了，我不忍心跟她争取我自己想看的节目。她讨厌看《急诊室的故事》（*E.R.*）。

治疗师：你感觉这样可以吗？或者你觉得自己像被扭成卷饼一样难受？

汤姆：我感觉还行。

海蒂：是啊，那其他情况呢？昨晚我告诉你说想自己独处，你也说没关系，但整个晚上你都闷闷不乐。

治疗师：昨晚你也想要独处的空间吗，汤姆？

汤姆：是的，但不完全是。

治疗师：你想要什么？

汤姆：（低声地）我想和她在一起。

治疗师：好，让我们假装你就在昨晚那个地方。汤姆，我给你一句台词，你可以试试看合不合适，在那一刻更有力地、真实地表明你的立场，留意内心是什么感受。海蒂，你也留意当汤姆这么做，对你来说是什么感觉。

　　双方都同意了。在这里，治疗师正在创建一个实验，在这个实验中，当汤姆在关系中采取与以往不同的立场时，这对伴侣可以探索他们每个人内心的感受。这让汤姆在这个过程中有了一些实际的体验，而不仅仅是口头说说而已。这也给伴侣创造了机会，探索彼此身上到底是什么可能在反对分化。

　　治疗师：好，汤姆，你为什么不试试看这合不合适，你可以说："海蒂，我理解你想独处，但我还是想告诉你，我现在很想和你在一起。"

　　然后汤姆直接对海蒂说了这句话。

　　海蒂：（哭泣）这正是我想从你这儿得到的。我可能仍然会说"不"，但我能感受到你的存在，感受到你是谁。这是我最想要的。当真实的你不出现时，我无法忍受。

　　在这个小片段中，治疗师在治疗中创造了一个分化的机会。在这里，汤姆能够迎难而上，并从海蒂那里得到积极的反馈。在其他情况下，另一方可能会受到分化立场的威胁，并抵制它。这也可能成为治疗中需要探索的主题：伴侣到底在恐惧什么？他（她）如何积极地阻止已分化的立场？还有一种可能性便是汤姆很难表明立场。他可能会担心自己是在干涉别人，引发冲突，或者是自己的行为很自私。同样，首先可以探索这一点，然后平缓地扩展。这类实验是实时进行的，而不是对问题进行讨论。例如，如果汤姆觉得自己表明立场是自私的，他可以探索他内心哪一部分告诉他是自私的。当汤姆在正念中追踪内心是什么感受时，治疗师可以帮助他克制自己，不要自行其是。他还可以探索到底是哪一部分对过去的这种自我放弃感如此熟悉的。

　　有很多类似的实验。言语上或肢体上设定边界，练习对伴侣说"不"，倾听伴侣以主观的方式表达不满，而不挑战他（她）所描述事件的真实性，帮助人们将"什么是正确或必须的"和"什么是想要的"两者区分开来——所有这些都是体验式探索的例子，这些探索可以在正念中通向更高程度的分化。请注意，每个实验都有两个子类：（1）围绕分化探索当下的组织；

（2）探索当尝试分化程度更高的立场时，内心是什么感受。下面举最后一例。

　　詹妮喜欢参加派对。然而，派对在乔看来是活生生的噩梦。在周末，他们经常陷入激烈的争论。詹妮试图让乔陪她去参加一个聚会，他拒绝了，直到她指出他的性格有缺陷，并说服他参加聚会对他是有益的，以免成为一个离群索居的人。他们一起去了。詹妮在聚会中玩得很开心，乔却感到很痛苦，为此他责怪她。一个简单的干预就是要支持乔，首先是支持他的让步，其次是支持他自己的喜好。这将为他提供即时信息，关乎他如何围绕妻子来组织自己以及每种方法产生的影响。治疗师可以说："我用两种不同的方式支持你，你留意每一种方式使你内心发生了什么，你看可以吗？"（乔同意了。）治疗师说："乔，参加这些聚会是正确的。注意听到这句话时，你的内心是如何反应的。"（乔报告了听到这句话时内心的反应。）现在我会说："乔，你可以做你想做的任何事"，请留意内心的反应。通过这种方式，乔变得更加意识到他是如何偏向责任而不是与自己联结的。他注意到这对他的影响，然后开始了解到他除了过一种负责任和失去联结的生活之外，还有其他选择。同时，如果乔变得与詹妮不那么融合，她可以研究内在发生了什么。她害怕失去他吗？她会觉得自己不再那么有影响力吗？抑或她觉得松了口气，他终于在她面前表明立场了？

　　分化和鲍恩提出的其他理论概念对于伴侣治疗有重大影响。使用它们来评估以及开展体验式干预，是非常有帮助的。更传统的鲍恩学派将自己塑造成没有情感反应的教练，帮助伴侣更多地分化，形成坚固自我，探索他们困难的多代成分，并计划脱离三角化的行动。相比之下，体验式治疗师会利用这些理念为每个人创造机会，内在探索他（她）是如何围绕自我分化、三角化、原生家庭的影响而组织的，然后在治疗中创造机会，体验这些方面发生变化会是什么样子。

第20章

系统和结构导向

以系统为导向的治疗师认为，家庭和伴侣关系中的问题是由功能失调的互动结构维持的。结构是指一个家庭或伴侣组织其边界、层次和子系统的方式。结构包括支配伴侣之间互动的显性规则和隐性规则。循环的、重复的、自我强化的系统被视为伴侣动力学的结构性心脏。

在体验式治疗中，我们让伴侣或家庭成员在正念中研究他们的关系结构。例如，他们可以在功能性结构到功能失调性结构中来回穿梭，以获得对两者的良好体会，识别伴随每一种结构的体验，然后做出自己的选择，选择最滋养的部分。

/ 系统

我过去几乎每天都打网球，但我只拿球拍去球场，恨不得一到就立马上场，因为我知道无论我的搭档是谁，他（她）都会带球来。很长一段时间都没有人说什么。然而有一次，一位做治疗师的搭档质问我："为什么在我们一起打网球的两年里，你从来没有带过一次球？"我目瞪口呆。她说得对。我如同受指控般感到愧疚。我承诺改掉这个习惯。我要改过自新。毕竟，我的身体机能运转正常，带网球还没有超出我的能力范围。我可能又懒又抠门，但肯定没到节约买球的钱这个地步。两个星期后，我乖乖地买了新球，并打算带到球场。然后我又旧习复发，没带网球。我有点着急，但我知道盖尔肯定会带球的。她果然带球了！从那以后，她每周都会带球来，而我又恢复了以前老不带球的可鄙行为。现在的问题是：是什么导致了这个问题——我的懒惰和无心重视如此简单的程序，还是盖尔有责任心的倾向？毕竟，很少发生我到球场发现盖尔和我都没有带球的情况，导致我的意识没有重复受到刺激，让我知道要定期购买网球。盖尔显然每次都会带网球！我称她为**匿名网球提供者**（Tennis Ball Bringers Anonymous，TBBA）。我们一起创建了一个系统，在这个系统中，她功能过度，而我功能不足。这种系统在亲密的搭档之间相当普遍。它具有伴侣系统的所有特征：自我强化、循环、重复。它是一种关系组织方式，受特定的规则和预期反应支配。

/ 循环和线性因果关系

在一个系统中，应以循环的方式而不是线性的方式看待因果关系。例如，如果杰克是退缩型的性格，但安妮一心想追求他，杰克必然会进一步拉开与她的距离，这又促使安妮对他展开了更猛烈的追求。如果以线性的方式看待这对伴侣会出现如下情况：在童年时代，杰克因他人侵犯而遭受过情感创伤。他接受的教育告诉他：作为一个男人，不应该显露自己的情感和需求。当安妮走得太近时，触发了杰克过往受到的伤害和他秉持的信念。为了避免这些，他疏远了安妮。另外，在安妮的成长过程中，父母离异，她被父母抛弃了。母亲对她漠不关心，父亲与她相距甚远。她觉得情侣关系看起来似乎值得信赖，但事实是，人们总是选择离开。她存在被抛弃的创伤，杰克的疏远会触发这种伤害。为了填补内心的空虚，她选择追求杰克来寻求某种情感联结，即使这意味着争斗。这种强烈的情感也好过独自承受空虚。

如果我们同时进行系统和线性的评估，两种视角都要认真看待。每个人都为这段关系带来了一系列伤害、防御和性格策略，它们之间是相互作用的，并且触发了对方的伤害、策略和防御系统。前文的例子就说明了这一点。

仅仅从线性或因果循环的角度看待该领域的问题似乎都是片面和曲解的。因果循环关系很难找到问题的源头。任何关系问题通常都可以上溯七代人！是安妮先追求还是杰克先疏远？一旦这个循环被激活，真的会有什么差别吗？（当然，伴侣可能会致力于证明是对方先开始的。）就像试图判定旋转木马最先跑起来的是哪匹马一样，从循环、不指责的角度出发探索伴侣问题，有助于减少指责和羞耻感，凸显冲突自我强化的本质，但往往忽略了这样一个事实，即问题通常在个人的家族史中都有先例。每个人都会在伴侣面前表现出他（她）的个性和防御方法，且往往将过去的形象投射到伴侣身上，然后试图让伴侣按照这些形象行事。治疗师如果不认真对待这一点，在治疗中会错过很多东西。然而，如果我们只是探索这些先例，我们会错过伴侣关系动力自我强化的本质，以及当下互动的构成要素。杰克说得没错："安妮只是想要多一些接触。"当然，他这么说是因为他花了太多时间退缩。安妮说得也没错："杰克花了太多时间独处。"当然，她这么说是因为她花了太多时间追求他。对一个不断升级的、循环的、自我强化的系统，双方都作出了情有可原的反应。治疗师认为来访者只是产生了移情反应，这种假设是对他们真实情感的否定，这会疏远他们。来访者可能不会大声说出来，但他们会想："这个治疗师无法理解，当杰克把所有的时间都花在看电视上而不是和我说话，这对我而言是多么难啊。我打赌治疗师应该也不喜欢这样！"

这种解读对治疗的影响相当明显。有三种普遍的探索方式可以实施。依然使用前文的例子，这里有几种可能的选择。

// 第 1 种：探索问题的循环本质

杰克：她总是因什么缘故而追赶我。（对安妮说）你为什么就不能给我一点私人空间呢？（双臂交叉）

安妮：（身体前倾）杰克，我只是想和你多一点接触。这种要求不过分吧？

治疗师：安妮，当杰克交叉双臂时，你在座位上刚刚身体向前倾了。让我们试试看，你能不能让身体再前倾一点？杰克，你留意看看，当她这样做时，你内心是如何想的？（安妮向前坐，杰克在椅子上靠得更后了）

治疗师：杰克，你的身体又往后靠了一点吗？

杰克：嗯，当她身体前倾时，我感觉无法呼吸。

治疗师：好，杰克，继续往后靠一点，让我们看看这对安妮有什么影响。安妮，保持内心的状态，持续一会儿，这样你就能注意到发生的微妙变化。感受、知觉、想法、记忆、画面、冲动，任何你能注意到的东西。

安妮：我感到很孤独，我只想和他接触。

治疗师：（总结循环周期）所以杰克，你越是往后靠，安妮你就越往前倾。安妮越是往前倾，杰克你就越往后靠。

这对伴侣现在对循环周期如何发挥作用有了切身体会。接下来适合介绍下一个更线性的探究方式。

// 第 2 种和第 3 种：探索个体的促成作用

第 2 种和第 3 种探索方式涉及聚焦伴侣两人对眼前问题的个人促成作用。这包括历史事件、信念、性格策略和防御系统。

治疗师：（眼神盯着安妮）安妮，如果我们进一步探索当杰克离开你的时候，内心发生了什么，你看可以吗？

安妮：（听起来像个不情愿的小孩）应该可以吧。

治疗师：你听起来像个小女孩，不愿意做痛苦的事情。

安妮：真的很痛。（一滴眼泪顺着她的脸颊滑落下来）

治疗师：当你看着杰克，看着他是如何离开你的，注意出现的所有的感受和记忆。（治疗师现在让移情自发生成）你可以回忆他和其他人离你而去的时候的场景，看看这会把你带向哪里。

安妮：就像我爸爸一样，杰克从来没有时间陪我。（随着感情的深入，她的眼泪越发汹涌）

治疗师：这很让你痛苦，对吗？让我们保持对你爸爸的这种感觉。看着杰克，注意他是怎样总是太忙而没有时间关注你，看看你是否能说出你现在对他、对你自己和对生活有什么看法。（治疗师正在寻找有组织的信念）

安妮：我只是觉得我根本不重要。

治疗师：我在纸上写一些东西，然后给杰克看他是否认同。（纸上写着：安妮，你对我来说很重要）这是你认同的事实吗，杰克？

杰克：嗯，我知道虽然大部分时间我都避开她，但她对我而言真的很重要。

治疗师：好，安妮，我让杰克对你说一句话，你注意听到这句话时内心的感受。这句话不刻薄，所以不用担心。好吗？

（安妮同意了）

杰克：安妮，你对我很重要。

安妮：（哭得更厉害了）这就是我想从你那里知道的一切。如果我觉得这是真的，当你抽身离开的时候，我就不会对你这么生气了。

治疗师：他确实告诉我这是真的。我们让他再说一遍，好吗？你看看你能接受多少，还有哪些部分是很难接受的。

同样的探索方式也适用于杰克。尽管过程类似于个体治疗，但它确实非常有效和让人触动。沉默的一方对其伴侣的心理有了更新、更深刻的认识。如果不是非常愤怒的话，倾听的一方通常对其伴侣在儿童时期的经历非常同情。这有助于建立牢固的情感纽带。倾听者也可以应邀为伴侣提供当下的滋养，旨在探索其伴侣是如何接受或拒绝这种滋养的。他（她）也可以扮演过去的场景中的角色，这些场景可以用更积极的结果加以重现。这三种类型的研究还可以使用滋养、接管、与内在小孩一起工作以及各种实验。

╱ 循环自我强化模式

有一个概念在系统理论中以不同的名称频繁出现，这个概念就是**相互增强的互动敏感性**（mutually self-reinforcing interactive sensituites）。换句话说，每一方都带着基于过去的体验形成的**敏感性**（sensitivities）进入到一段关系中，这些敏感性往往由伴侣的行为触发，接着伴侣的敏感性又会被对方触发。换句话说，**神经症**（neurosis）是在对方一点点的帮助下得以维持的！

> **神经症是在对方一点点的帮助下得以维持的。**

例如，艾伦有一个脾气暴躁的父亲，因此她不能容忍自己的伴侣发脾气；哈利的母亲性格孤僻、喜欢独处，因此他很难容忍艾伦对个人空间的需求。这些就是基于他们过往伤痛而产生的敏感性。他们互动的方式会加剧彼此的敏感性。哈利越生气，艾伦就越躲开。她因此惹得哈利更生气，而哈利的行为导致艾伦躲得更远。这种模式是循环往复的，起源于每个个体的心理。

从体验式治疗来看，可以通过使用伴侣雕塑的方式研究这种模式，在伴侣雕塑中，伴侣的肢体语言相互作用。他们可以利用身体，在现实生活中雕刻出彼此之间的姿态，然后探索：（1）这些姿态是如何相互作用的；（2）姿势表达的个人经历。还有另一种研究方式，即伴侣中的一方增强或降低他们在互动中的作用，研究当一方这样做时，另一方会发生什么。例如，哈利变温和了，看看这能引发艾伦的什么反应。艾伦身体进一步前倾，看看这能引发哈利的什么反应。

/ 边界

　　边界（boundaries）是界定自己领土的界限。它可以界定自己与他人、家庭与外部世界、家庭的一个子系统与另一个子系统，甚至一个国家与另一个国家的范畴。边界存在于身体、情绪、智力和精神世界。它们有助于捍卫自主权，允许接触并提供免遭侵犯的安全感。它们在一段关系中以允许发生真正的接触和联结的方式来定义"自我"。边界存在于从过度渗透到过度严格的连续体上。评估伴侣互动的方法之一是观察他们围绕边界的组织——无论是亲密关系中彼此之间的边界，还是伴侣与外部世界之间的边界。

// 身体边界

　　身体边界（physical boundaries）定义了你的身体空间。不同文化对身体距离有不同的标准：有的文化中，个人周围需要更多的身体空间；有的文化中，则需要更少的身体空间。身体边界可以保护一个人免受人身伤害和侵犯。注意伴侣之间是如何进行身体互动的。他们是坐得远还是紧挨着坐在一起？他们经常还是很少进行眼神互动？他们进行肢体接触还是抑制接触？他们之间发生过家庭暴力吗？是否有一方曾经遭受过创伤性的边界侵犯？这影响了他们现在如何构建自己的边界。这些问题的答案将有助于你了解他们围绕边界的组织。问问自己，从过度渗透到过度严格的边界范围，他们属于哪个程度。你可以通过观察他们之间就座的方式、他们的身体是僵硬还是灵活，或者通过追踪他们对伴侣的抱怨内容来找到答案（比如，"她永远不会让我单独待着，哪怕只有 1 分钟"与"他永远不在我身边"之间的矛盾）。

我见过一对伴侣抱怨他们已经多年没有触摸彼此了。在收集了关于这种身体疏远的额外信息后，明显的干预就是探索如果他们真的触摸彼此会发生什么。触摸者和被触摸者会有什么样的体验？作为一对伴侣，他们是如何围绕身体边界进行组织的？治疗师的干预不仅给了他们通过体验探索触摸动力的机会，还开始在行为上形成一个新的参照点，将触摸重新添加到他们的生活中。

如果伴侣之间没有眼神交流，可以设计一个实验，让他们通过对视注意彼此联结的感觉。如果伴侣中的一方感受到被侵犯，也可以指导他们探索这种体验。然而，值得一提的是，在这种情况下，缓慢地推进治疗工作至关重要，并且一定要征得伴侣的允许。治疗师必须支持设定边界的需求，不要试图以伴侣联结的名义仓促行事，否则来访者会感觉在治疗过程中受到了侵犯。请记住，他（她）的边界很可能是因为个人的身体和心灵受到过侵犯而设置的，它们旨在保护个体免受生活中有害事件的影响。

// 情绪边界

情绪边界（emotional boundaries）定义了在你的情感世界中什么是可以接受的，什么是不可接受的。它们定义了你的情感领地。当你见到来访者时，不妨问问自己，他们在情感世界中有多大的权利？他们能在没有道歉的情况下宣泄一系列情绪吗？他们是否因为"好女孩不发脾气"或"坚强的男孩不哭"的观念而抑制某些感受？他们是否能在伴侣面前表明情绪立场？他们能否适当地保护自己免受情绪侵犯？他们是否缺乏情绪边界，以至于他们容易泄露自己的情绪？他们的情感世界是否支配着内心世界（和关系）？他们是否能以积极的方式表达愤怒？他们是否有能力与有毒情绪的人保持距离，还是欢迎每个人？他们能在不接管他人感受的情况下表现得富有同情心吗？他们如何印证了伴侣的投射？他们能清楚地表达自己的情感偏好吗？还是觉得自己在这方面没有资质？他们能说出自己想要什么吗？他们能在必要的时候说"不"吗？他们能说"是"吗？

我见过一位男士总是对任何请求说"不"。他的妻子沮丧地抱怨道："你不想做任何我要你做的事情。当我提议说'我们今晚吃中餐吧'，你说'不'；当我说'我们去散步吧'，你仍然回答'不'。为什么会这样？我到底做错了什么？"在触探了妻子的感受后，我建议她在治疗中提一些请求，这样我们就可以研究他的内在是如何围绕她的请求进行组织的，以及她是怎样提出请求的。我猜想可能是她提出请求的方式疏远了对方。当她在治疗中提出请求时，显而易见，无论她多么小心翼翼地组织语言，在他看来，这都感觉是一种命令。他通过说"不"来捍卫自己的自主权。通过进一步探索，我们发现这个情况不是新出现的。他一生都在保护自己免受母亲的入侵和控制。他儿童时期经历的边界受到侵犯的事情每天都在伴侣关系中重演。

有一对来接受治疗的伴侣关系非常疏远，妻子极不情愿表达自己的需求——因为在她的上一段婚姻中这导致了冲突，最后演变成了家庭暴力。于是她学会了以闭嘴来保护自己。如今在一段新的关系中，这种策略产生了一种和平但疏远的气氛。然而，她现在发现，她的情绪和性欲也开始关闭。她默默地变得忿忿不平，因为她的丈夫似乎总是得到了他想要的东西，而她只是他的仆人。我们让她想想在这段关系中她想要的东西，并仔细研究，她对丈夫表达自己的需求是什么感觉。一开始这对她来说很困难，但随着我们探索到她不情愿但又期望大胆地表达自己，事情慢慢变得容易了。这种方法不同于行为演练，因为重点是让她的围绕表达需求的组织意识化，而不是简单地练习一种新行为。虽然行为演练是非常有用的，但从长远来看，如果新行为的障碍仍未经证实，演练可能会失败。

// 性爱边界

性爱边界（sexual boundaries）是情绪边界和身体边界之间的交汇点。它们定义了可接受的性爱的方方面面：与谁、以什么方式、时间。但同样要注意，伴侣在享受性爱和性爱偏好方面被赋予了哪些权力。他们允许自己的性爱本性在伴侣面前展露无遗吗？抑或他们把自己性欲的某些方面限制在自己和伴侣都无法触及的边界之内吗？当他们的伴侣想要进行性行为时，他们会说"不"吗？还是会因害怕失去伴侣或出于婚姻义务而强迫自己打破边界？这种自我造成的"强奸"通常会导致个体设置更微妙的内在边界来保护心灵。随着性爱解离增加，性欲会随着时间的推移降低。心灵将拒绝栖息于被迫违背自己意愿而进行性行为的身体中，无论这种侵犯是由伴侣还是由自己造成的。

// 智力边界

智力边界（intellectual boundaries）定义了你的智力领域。它们帮助你将自己的想法和观点与他人的区分开来。伴侣中的每一方有多擅长讲自己的那一套道理？一方是否对另一方的想法和观点含糊其词，还是表现得像一个聪明的霸凌者？伴侣能否接受两个人有不同的信念、价值观和观点？这对于来自不同文化或亚文化的伴侣来说尤其重要。

// 边界连续体

围绕自我或伴侣关系的边界可能过度严格或过度模糊。应该评估每一对伴侣的关系，弄清楚每一方是如何围绕身体、情绪、性爱和智力边界组织起来的，以及伴侣关系与外在世界之间的边界是如何形成的。针对每次评估，治疗师都需要觉知每一种类型的边界处在连续体的哪个位置。

从严格到模糊的**边界连续体**（the continuum of boundaries）两端包含了某些优势和缺点。自主和独立是伴随严格的边界而产生的优势，而人际参与是伴随更具渗透性的边界而产生的有利条件。但是一定要记住，如果做得过于极端，这些美德很快就变成了恶行，自主变成了疏远，亲密变成了融合。伴侣关系处于边界连续体的任何一端都可能变得异常。在双方都有过度严格的边界关系中，我们可能会发现一对疏远的伴侣，各过各的生活；在过度渗透的边界关系中，我们可能会发现依赖共生关系的倾向和**独特自我**（unique self）的丧失。亲密变得不可能，因为双方的独特自我都没有真正参与其中。他们的智力、情绪和身体缺乏自我定义，皆由外部力量决定。一方对另一方负有责任或代表对方说话。情绪、身体、言语和性方面的虐待都可能会发生，因为被过度渗透边界的人很难说"不"。如果一方有过度严格的边界，而另一方有过度渗透的边界，我们发现这对伴侣之间是一种典型的追求者或疏远者关系。

// 围绕关系的边界

每个个体周围都有边界，每一段关系周围也都有边界。为了一段关系的生存和发展，需要设定适当的边界，允许外部影响和刺激进入关系，同时仍然保护它的神圣不可侵犯。如果在这段关系中有一个过度渗透的边界，那么伴侣中的任何一方都可能过度卷入第三方——可能是情人、亲戚、工作、爱好或物质滥用。探索三角化中对第三方的需求是很有必要的。如果有一个过度严格的边界，这对伴侣可能会变得疏离和厌倦，因为无法获得足够的刺激。这种严格和疏离也可能是家庭暴力、物质滥用和性虐待的先决条件。

我见过一对伴侣，男方的父母对他们的关系进行了非常严重的干涉。母亲不想因为儿媳妇的到来而失去儿子。这个例子说明了父母子系统和伴侣子系统之间边界划分不清晰。我让这对伴侣在他们周围画了一个圈，把父母排除在外。然后我让男方探索一下，有了这个边界之后他的内心是什么感觉。他特别担心，如果他把母亲排除在外，她会受到多大的伤害。然而，他的未婚妻喜欢围绕他们新组成的核心单元进行更清晰的边界划分。当未婚妻对他的愤怒减少时，他可以看到清晰的边界对她的影响。然后他能够拒绝回答母亲关于这段关系的问题，并要求她不要给任何建议，这不利于伴侣之间的联结。

不同的文化以不同的方式划定了这些边界。在将特定的关系归于病态化之前，应该始终记住这些文化差异。例如，中产阶级、白人、北美洲国家的人倾向于与原生家庭分开，而亚洲和拉丁美洲国家下的人则倾向跟长辈住在一起。有时，即使在一个家庭中，围绕边界的文化价值观也会发生冲突。例如，一名美国化的中国女士抱怨说，她不太美国化的丈夫与他的母亲过度卷入，婆婆与他们生活在一起，并以传统的方式主导着整个家庭。而他则觉得照顾母亲是自己的孝心使然。很明显，这里存在由于文化的转变引起的边界冲突。帮助这对伴侣将问题认定为价值观的差异，通常有助于从非敌对的状态继续探索这个问题，在这种状态中，双方的价值观和文化都得到了尊重。

// 对边界的体验式探索

许多体验式技能（有一些前面已经提到过）都可以被用来探索边界。治疗师可以帮助伴侣探索他们的边界，并尝试将自身的渗透性调整到一定的程度，既能保护他们的自主权又允许真正的亲密关系的产生。纠缠型的伴侣往往紧挨彼此坐着，而那些疏远型的伴侣往往分开坐两端，不怎么进行眼神交流。探索他们围绕边界的组织的方法之一是让他们彼此坐得更近或更远，进行或中断眼神交流。也可以夸大或抑制他们目前的边界风格，以产生更多的信息。一对伴侣紧挨着坐在治疗室的沙发上，我让他们坐得分开一点，看一下会发生什么。他移动了，而她待在原处不动。他伸展双臂，松了一口气，而她看起来像是成了新的孤儿。然后他的脸上掠过一丝沮丧的表情，他说："我感到内疚，她看起来太孤独了。我没有完成作为丈夫的使命。"这是一个突破口，通过它可以研究他是如何出于义务感而不是意愿与她保持联结的。不幸的是，这引起了妻子的怨恨，进而导致他用玩一整晚游戏的方式来疏远妻子，而妻子说她讨厌这种活动。这也是一个机会，可以研究妻子对他的依赖感和她让自己变得无能为力的倾向。

可以鼓励一个边界不牢固的人尝试设定边界，然后在正念中研究内在产生的什么减弱了他（她）的决心。可以让严格边界的伴侣在视觉、身体或情绪上进行更多的接触，并再次研究其效果。

可以使用口头陈述，比如，"你有发表意见的权利""你可以对性爱说'不'，没有关系的""你可以说你心里想说的"，或者"向你的伴侣敞开心扉，这是可以的"。为了更近距离地探索边界，可以对严格或渗透边界的伴侣给予支持。可以让疏远的伴侣彼此之间保持更远的距离，研究这对他们的影响。当伴侣在正念中觉察内在发生了什么时，可以在他们之间放一堆枕头作为边界，然后把枕头一个个地拿开。可以构建距离实验，让其中一方挪到离对方更近或更远的位置，也可以让双方进行或避免身体接触。可以通过制作伴侣雕塑的方式更直观地呈现伴侣关系动力，伴侣雕塑可以体现伴侣之间或者他们与世界的边界动力。

／ 症状

当从系统的角度评估一对伴侣时，症状被视为对功能失调系统的反射，而不是个体病理的结果。

在治疗一个症状时，一些有用的关于系统的问题如下：如果症状消除，系统会发生什么？症状的作用是什么？如果症状消除，这对伴侣将如何发挥作用？有必要改变症状吗？改变的代价会不会太高？治疗师要做的不是解决来访者提出的问题，而是创设实验探索困境，并发现困境存在的更深层次的意义。然后，如果伴侣希望做出改变，确保他们知情并同意。

一对伴侣抱怨他们的性生活缺乏激情和亲密感。他们双方都想要更多，并指责对方给的不够。我对他们说出滋养句："脆弱是没关系的。"这使她回想起自己做出的决定：再也不允许自己像与父亲在一起时那般脆弱了，他爱羞辱人且苛刻。对丈夫而言，脆弱意味着被看到。他在儿童时期就确信"被看到等于被批评"，因此最好躲起来。变得更脆弱尽管听起来很有吸引力，但这是每个人最抗拒和害怕的。带着这些支配伴侣关系的恐惧做爱是很困难的。解决办法就是让彼此带着对亲密关系的恐惧面对面交流。

系统通常会选择一个**指定患者**（identified patient）。一方或双方可能认为这个人就是问题所在。作为治疗师，不要太快地接受伴侣对问题的定义。它通常过于线性，容易低估系统的强大影响力，它可能会呼吁伴侣中的一方成为整个系统痛苦的体现和表达。

例如，一对伴侣可能会说问题出在妻子身上。她满腔怒火。然后，治疗师可以探索她的童年，看看这一腔愤怒的来源。可以构建一个愤怒家谱图来探索她童年时期是如何表达愤怒的。这种探索使治疗师和伴侣分散了对于某个事实的注意力，这个事实就是每当妻子生气时，丈夫会给她一个不赞同的眼神，然后离开家。真正的事实是，他生长在一个愤怒被完全抑制的家庭，妻子的情绪表达在他看来是非常激烈和可怕的，这会导致他撤离。因此，他围绕着她的愤怒进行的组织加剧了她的沮丧感。她知道他对愤怒很敏感，同时她觉得表达愤怒是不够女性化的，她一直忍着，直到内心的压力积累到一定的程度后突然爆发。这种爆发让他确信她失控了，她恶语谩骂，这加速了他的撤离。他的撤离反过来，又强化了她的愤怒。这是否意味着她没有满腔的怒火，生气时也没有分裂的倾向？当然不是！但重要的是，不能忽视系统对问题的影响。

如果我们对这对伴侣进行治疗，丈夫抱怨妻子的愤怒，我们会探索：（1）她愤怒的本质——无论是过去还是现在，这种愤怒源自哪里？它是如何表达的？（2）他是如何围绕它组织起来的？——他的内部和外部组织是如何加强或减少她的愤怒的？他过去在表达和接受愤怒方面有何体验？这可以通过 3 个步骤的切身体验来实现。

步骤 1

让她想一些令她生气的事情，并把它浓缩成一两句话。当她的丈夫准备好时，他可以让她表达愤怒，同时仔细研究自己的内心有何反应。让他自己决定什么时候准备开始是很重要的。然后治疗师转向她，让她注意内心对丈夫的回应又有何反应，这样伴侣就可以从个人和系统层面看待问题了。

步骤 2

让她坐在那里，带着愤怒，感受它在自己的身体里面，以及内在的知觉、冲动、画面和来自遥远的、过往的记忆。治疗师可以帮助她进一步进入围绕愤怒的个人问题，这种愤怒激化了当下的情景。

步骤 3

同样，另一方面也很重要，那就是帮助他更深入地觉察她的愤怒是如何影响他的：信念、躯体组织、冲动和那些他回到过去意识到的、与妻子愤怒互动的记忆，这样最终他就可以自由地做更多事情，而非通过不屑地撤离来加剧局势。

我见过一对伴侣，妻子艾比被认为是来访者，事实上，她去看过精神科医生，医生给她开了一些药，治疗由于抑郁和焦虑导致的情绪爆发。伴侣双方都认为她的激烈情绪是问题所在。从系统来看，她已经成了双方情绪世界的载体。丈夫戴维非常善于保持冷静。他学会了如何在面对母亲的夸张情绪时保持冷静。他的家人依赖他来安抚他的母亲。现在他在伴侣关系中担任着同样的角色。当有压力的情况发生时，他会冷静、理性地做出反应。艾比觉得只有她一个人能感觉到问题的严重性，于是她开始表达出沮丧和焦虑。戴维会忽视她的感受。艾比感到更加孤独，她更像是唯一感知到危险迫在眉睫的人。为了传达这一点，她会强化自己的感受。最开始是谁导致了这种模式？

是容易强化感受的艾比，还是容易轻视感受的戴维？治疗过程涉及前文概述的对相同类型的探索。

步骤 1

我努力克服他对流露情感的内在克制，这样她就不再是孤单的、留在竞技场上的唯一一人了。为此，我使用了各种技术。它们包括言语实验，比如，"展现出你的愤怒是完全可以的。"我让她帮助他支持身体对强烈情感的防御，她帮助他坐回沙发上，他的腿伸出来，双臂交叉。我让他身体向前倾，继续保持防御，看看他的能量发生了什么。我们让他在治疗中向她表达一点点愤怒，并探索阻止他表达愤怒的内部信号。我通过用言语重复这些信号来进行接管，这样他就可以从外部听到他的内在传递出的声音。随着时间的推移，他摆脱了冷静克制，开始让更多的情感活力显现出来。结果，她开始平静下来。

步骤 2

另外，我需要解决她强烈的情感需求。在一个言语实验中，我让他对她说："我听到了，我看到你了。"这勾起了她被父母忽视，以及决心竭尽所能让父母看到她的强烈感受。我们还积极研究是什么让她平静下来的，结果发现是他在情感上对她的理解，这种简单的反馈是有效果的，同时它也有助于他进行更多的情绪表达。

研究伴侣当下互动中的系统要素以及线性成分会使治疗变得丰富而完整，这种治疗方法推崇伴侣动力相互影响的内在本质。

∕ 角色和规则

大多数伴侣参与的相互影响、重复的系统模式是以伴侣关系或家庭中的操作角色和规则为基础的。系统模式定义了每个人在系统中的单独部分。规则定义了参与者如何以及何时进行互动。意识到这些关系要素是准确评估的另一个关键。

角色往往是互补的。一个角色会唤起另一个角色。因此，我们发现追求者和疏远者，给予者和接受者，功能过度者和功能不足者往往是一起出现的。下面是常见的角色互补列表。

常见的角色互补

1. 追求者 V.S. 疏远者

2. 给予者 V.S. 接受者

3. 功能过度者 V.S. 功能不足者

4. 倾听者 V.S. 谈话者

5. 感性者 V.S. 理性者

6. 支配者 V.S. 顺从者

7. 愤怒者 V.S. 沉默寡言者

8. 进攻者 V.S. 防守者

9. 乐观主义者 V.S. 悲观主义者

10. 冲动者 V.S. 保守者

在一个系统中，每一个角色都趋向召唤其互补角色。这是如何发生的？每个人都有自己倾向的角色。除此之外，系统往往会迫使人们代表系统，将其倾向的某个角色彻底占用。例如，如果妈妈和爸爸经常争斗，而蒂米性情冷静，他可能会被系统选为和事佬。

系统需要平衡。如果一个人对某个角色有偏好，系统就会生成一个互补的角色，保持其自身的平衡。每辆车都需要油门和刹车。没有油门，这辆车哪也去不了；没有刹车，乘客很快就会丧命。同样，每一段关系既需要以当下为导向、及时行乐的冲动性，也需要以未来为导向、谨慎评估行为后果的稳当性。在个体心理学中，这些功能被称为本我和超我。它们共同创造了一种功能平衡。如前所述，通常也需要在感性和理性、给予和接受、支配和顺从、乐观和悲观之间创造平衡。

个体喜欢的角色很大程度上取决于童年时期的他人教育他（她）的角色——要么是通过榜样、策略上的决定、性别培训，要么是被家庭系统强迫扮演的角色。成年后，我们担任的角色往往和童年时期被完善后的角色一模一样。我们是例行惯例的生物。

当你观察和聆听一对伴侣时，注意每个人的角色。探索这个角色是如何形成的，它有什么吸引力，以及它在系统中是如何被强化的。注意系统和个体是如何严格遵守各自的角色的。阅读下面的对话，看看你是否可以命名系统中的角色。

对话 1

史蒂夫：每天早上起床，都是我做咱俩的早餐——吐司面包。你有考虑过我的感受吗？

布鲁克：我只是需要花点时间起床。你为什么就不能让我一个人待会儿？

对话 2

杰克：我们去北卡罗来纳州度假吧。那里的山很美！

赖瑞：那里太潮湿了，而且还有很多蚊子。

对话 3

艾玛：我们没有预订到心仪的酒店。现在再也订不到其他合适的酒店了。我真的很想去那里。我不敢相信，这种事总是发生。我一定是被诅咒了。我们所做的一切都以失败告终！

弗兰克：不要这么激动，这只是一件小事。我们可以打电话给旅行社，看有没有其他选择。你太容易紧张过头了。生活还是会继续的。

对话 4

西尔维娅：你总是不愿意去我想去的地方度假。你真是个老顽固！

罗伯：你什么意思？去年 2 月，我们一起去了夏威夷。圣诞节假期我们一起去了纽约（我讨厌纽约）……

对话 5

简：布鲁克，你能为假期制订哪怕一次方案吗？

卫斯理：你说"哪怕一次"是什么意思？

简：嗯，方案一直都是我制订的。

卫斯理：那是因为你总是提前 9 个月就投入制订方案的过程中！

简：如果你不这么慢，我就不用……

答案

①追求者 / 疏远者

②乐观主义者 / 悲观主义者

③感性者 / 理性者

④进攻者 / 防守者

⑤功能过度者 / 功能不足者

请注意，有些角色似乎是重叠的。

/ 角色的体验式治疗

一旦治疗师能够判断出角色，该如何开始对他们进行治疗呢？首先，给系统和构成系统的角色命名是很重要的。你可以让来访者反思片刻，然后让他们自己给角色命名。如果他们很难做到，你可以帮助他们给命名角色。但一定要用仁慈的方式："你有强烈感受和表达自己的能力"比"你在夸大自己的感受"更仁慈。

你可以让他们展示每个人是如何承担这个角色的——他们就座的方式、他们在内部对自己说了什么、他们回想起的记忆、对焦点的选择。这些把这对伴侣引向自我研究、好奇和探索，而不是相互指责。当他们更充分地具身体现每一个角色时，你可以问他们对这个角色有什么熟悉的地方，这将通往病因。但他们是从自身的直接体验中，而不是从抽象的结论中获得信息。然后治疗师可以与伴侣中的每一方一起工作一段时间，了解他（她）是如何认识这些角色的，以及不承担这个特定的角色对他（她）的家庭会有什么后果。来访者可以选择治疗室中的物件来象征家庭成员，治疗师注意他（她）开始放弃角色时的反应。随着来访者脱离角色获得更多的自由，治疗师追踪无论是内在还是系统出现的任何阻力是很重要的，这些阻力阻止了他（她）改变。系统倾向于动力平衡，即如果模式变得不稳定或受到挑战，系统就会重新确立模式。这些影响必须被考虑在内。

这里有一个例子：凯尔觉得他必须负责建立与特鲁迪的关系，他不太亲切地称她为"大傻瓜"。特鲁迪是一位诗人和艺术家，她为凯尔"总是泼冷水令人扫兴"而感到生气。他们的角色两极分化，但彼此的角色对这段关系都很重要。归根到底，凯尔需要摆脱责任的重负，多一点幻想，而特鲁迪需要平衡她的梦想和现实。作为治疗的结果，她实际上开始了这个过程，但凯尔对她这种更接地气的角色感到不适应。他发现实际上他开始怀念她模糊的、梦幻的神秘感。她现在变得更富有挑战性，想知道银行存款账户里还剩多少钱。他不能像以前那样自由消费了。她在这段关系中发起的一些冒险的事项现在消失了。他意识到自己应该告诉她，让她把这个领域留给他，因为她对此一无所知。

你可以直接与个体扮演的角色交谈，问它想要这个人做什么。通常角色都有积极的意图，并充当结识已久的盟友和朋友。例如：

治疗师：我能直接和你情绪激烈的那部分谈谈吗？

玛丽：好的。

治疗师：我知道你有强烈而丰富的感情，你很愿意表达出来。当你开始放大时，你希望能为玛丽实现什么？

玛丽：我想确认人们听到她说的话。她已经被忽视太久了。

治疗师可以让一方变得专注，并让其留意对方的角色唤起了什么。这可以让伴侣认识到角色的循环。方法之一是运用伴侣雕塑，每一方都创造一个角色的**物理表征**（physical representation）。这给治疗增加了一种有趣的元素，有助于减弱有时让人难以承受的极度严肃性。

每一种关系都有固定的规则。有些是公开说明的，有些是隐秘的、未表达出来的。这些规则定义了在这段关系中的角色如何演绎，可以交流什么内容，以及每个人占据的情绪领地。典型的规则可能是：不要在我们做爱的时候说话；不要在吃早餐时讨论烦心事；当我早上醒来的时候，不要打扰我，直到我喝完咖啡；只要你喜欢我，我就会在经济上支持你；你可以要求你想要的，我会顺从；不能在家里大喊大叫等。这些规则有助于构建互动，但它们也具有约束性，会带来痛苦，使人感到公民权利被剥夺。在治疗中，对公开的或隐秘的规则进行命名很重要，这样伴侣双方就可以决定是否遵守这些规则。

结构和系统疗法重点关注关系的结构。结构包括互动的重复模式、角色、规则、层次、权力分配、边界和联盟。这种取向使治疗从线性地关注内容转向更全面地探索发生在治疗室里的互动过程。在结构疗法中，治疗师鼓励伴侣在治疗室内进行互动，而不仅仅是做口头报告。这些活现为治疗师提供了仅通过对话无法获得的额外信息。体验式治疗也支持上述原则，并加入了正念的元素，这样当伴侣互动时，观察者自我就出现在治疗室中。当治疗师使用当下体验而不是口头报告时，治疗可以进行得更加深入、更有效。

第 **21** 章

叙事疗法

叙事疗法（narrative therapy）侧重于伴侣的资源。这些资源往往在其他形式的疗法中被忽略了，其他形式的疗法注重探索伴侣互动的问题维度。叙事疗法认为伴侣执迷于生活中的困难和缺点，与可以用来摆脱问题的固有资源失去了联结。叙事疗法还超越了个体心理和家庭系统的范畴，呼吁人们多关注文化因素，比如社会性别培训以及它如何影响我们的关系。

/ 后现代主义

叙事疗法学派认为该疗法是**后现代主义**（postmodernism）的产物。在后现代主义看来，我们解释现实而不是感知现实。我们关注过去的具体事件，以此来解读我们现在的行为。我们给自己讲故事，然后按照故事生活，从而创造我们的生活。

迈克尔·怀特在一次演讲中❶讲述了一个故事，旧金山的一名空姐下班后通常会光顾一家咖啡馆。有一次，她像往常一样点了一杯咖啡和一根巧克力棒，然后拿着巧克力棒坐在桌子旁等咖啡。等咖啡煮好了，她去柜台取。当她回到刚才坐的桌子旁，一个男人正坐在那里吃着她的巧克力棒。她对此

---

❶ 1990 年，美国婚姻与家庭治疗协会（AAMFT）会议上，进行的名为"伴侣关系及性的再叙事"（The Re-Storying of Couple Relationships and Their Sexuality）的演讲。

感到惊讶和愤怒，她默默地坐在桌子对面，眼睛瞪着他看。最后，她把手伸向对面，夺下男人手里剩下的巧克力棒，把它掰成两半，递给他一份。他吃完巧克力棒然后起身，又点了一块胡萝卜蛋糕，拿到了咖啡馆另一边的桌子上。空姐离开咖啡馆之前，经过那个男人的桌子旁，她仍然对他们之前的互动感到愤怒，于是从他的手中夺下蛋糕，咬了一大口，然后离开了。当她在钱包里寻找车钥匙时，发现了自己买的那根未吃的巧克力棒。她跑回餐厅去道歉，但那个男人已经逃离了。她根据给自己讲的故事来解读现实，这个故事是人们都从她这里索取。然后她感到愤怒和自以为是，并按照故事行事，从而对这个不幸的男人表现得很不友好，并产生了憎恨。根据叙事疗法，治疗的目的是检查我们告诉自己的这些故事，并帮助来访者以突出他们的技能和资源的方式"重述他们的生活"。

"重述他们的生活"

充满问题的叙事

根据叙事疗法，人们按照这些故事生活。这些故事是在问题导向的迷幻状态下被创作、讲述和再讲述的。用叙事术语来说，这些是**"充满问题的叙事"**（problem-saturated stories）。他们只关注问题，忽略了有助于解决问题的资源。例如，一对伴侣可能会在追求和疏远的故事中接受治疗。例如，他们不关注关系更加平衡或者角色互换的时期。他们不关注彼此的优点，虽然这些优点有助于他们一起过上更加平衡的生活。照此情况看，解决问题是很困难的，绝望和敌意可能会压倒他们。叙事疗法关注他们故事的例外，这些

例外被称为"独特结果"。❶

／再叙事

　　治疗师的工作是帮助伴侣创作新的故事，以此证明他们的优点和资源。伴侣可以和治疗师一起寻找支持新故事的历史证据。治疗师可能会问："在过去，谁不会对你成功摆脱'退缩'的控制感到惊讶？"治疗师帮助伴侣重新获得被遗忘的资源。从体验式治疗的优势来看，治疗师可能会邀请伴侣讲述困难是如何压倒他们的，并注意这种压倒对他们的内在影响。然后他们可以创作另一个成功的替代性故事，注意当他们谈论自己的资源和能力时，发生了什么。

　　罗斯玛丽长期以来觉得她的丈夫不需要她。她沉浸在这个故事中。每当这个故事在她的脑海中重现时，她感到受伤和愤怒，并从他身边退出。这可能发生在他工作到很晚、不想做爱或者出差在外的时候。在治疗中，我让她一边和他接触，一边无声地对她自己讲这个故事，我让他思考这对他有何影响。他说这让他想冲出治疗室。然后我们让她切换，记住她被他爱的时候。我再次让他仔细追踪这对他内心的影响。他说这让他感觉妻子很温暖。她一句话也没说，只是改变了她对自己讲的故事，就改变了他们之间的关系！这一现象可以有多种解释，从精神分析的角度来看，这是一种极致的投射性认同。

／外化的对话

　　在叙述世界里，一种常见的干预是创造**"外化的对话"**（externalizing

---

❶ ZIMMERMAN J, DICKERSON V. Separating couples from restraining patterns and the relationship discourse that supports them[M]. *Journal of Marital and Family Therapy*, July 1993, pp. 403-413.

conversations）。**❶** 这有助于把人和问题区分开来，把问题描绘成一个迷人的、恶意的对手，以此把问题和自我分开。治疗师可能会问，问题是如何让人按照它的意愿来思考、感受和表现行为举止，不利于他（她）做出更好的判断的。问题（如疏远、追求或不倾听配偶）是如何欺骗和操纵这个人的？外化的、拟人化的问题是用什么策略影响他（她）的？

在叙事治疗中，治疗师把消极的意图归因于模式，而不是个人本身。例如，治疗师可能会说：*"可否告诉我有那么一次，你没有受到追求者／疏远者模式的影响，也没有接受它的邀请去追求他（或疏远她）的经历？"*

如果治疗师要体验式地应用这一方法，可以让来访者用治疗室中的某样物件（比如枕头）来象征问题。然后治疗师可以把它移近或移远，并让来访者注意它是如何影响他（她）的。来访者本人可以注意问题是如何调用和说服他（她）的。他（她）甚至可以与问题进行对话。

╱ 独特结果

独特结果（unique outcomes）是规则的例外。在一对伴侣的互动中，独特结果意味着他们没有陷入惯常重建的自我强化模式的时刻。在叙事语言中，这种时刻即*"他们没有受到它的影响"*，或者*"他们没有接受它的邀请"*。

强调和探索那些伴侣不受问题影响的时刻很重要。例如，玛莎通常会抱怨唐为他自己辩解。这会进一步导致彼此的矛盾升级，玛莎觉得没有被听见，唐觉得受到了攻击。然而有一次，唐走出了这种模式，他说：*"哦，那一定让你感觉很糟糕。"* 玛莎对模式的打破感到惊讶，但感觉如释重负，她终于有一次被听见了，所以她停止了抱怨。这是一个独特结果，根据这个理论，治疗师应该重点探索它。他这次为何能对她说这句话？他成长后学到了什么

❶ ZIMMERMAN J, DICKERSON V. Separating couples from restraining patterns and the relationship discourse that supports them[M]. *Journal of Marital and Family Therapy*, July 1993, pp. 403-413.

使他能够做到这一点？他在受到攻击时还表现得如此优雅，不被防御所引诱和利用，他的朋友中有谁对这一举动不会感到惊讶？

利用独特结果概念的一种体验式方法是在治疗中让这对伴侣在治疗师面前创造独特结果："假设你们俩回家，依然发生同样的争吵，但是这一次结果很好。为了得到更加令人满意的结果，你们双方会做什么与以往不同的事情？你们现在就将其表演出来如何？我们可以探索你们每个人的感受。" 这给了这对伴侣一个机会，体验式地充分展示他们的争吵过程，并探索任何可能会出现的阻抗。每个人都可以在他（她）认为合适的时候执导这部剧，为彼此提供新的角色，然后在正念中表演出来。

一项简单的技术（前面提到过）可以给创造独特结果提供机会，那就是让敌对的伴侣用更柔和的眼神体验式地看着对方，看看会发生什么。

给独特结果创造机会时，重要的是不对当前的组织形式实施暴力。这最好被设计成一个尝试不同事物的机会，就像穿上一件新外套，看看它有多合适。这也是一次探索伴侣是否愿意尝试新组织的机会，而不是试图向他们展示一个更好的方式。

/ 解构

解构（deconstruction）是针对某一特定事件、信念或"故事"，将其分解为各个组成部分进行仔细检查的过程。例如，一对伴侣可能会说他们受到了被称为抱怨者／被抱怨者的互补角色的影响。治疗师可以和伴侣一起，一步步地观察他们是如何陷入这种模式的。治疗师会让他们有意地体现这些角色，并在正念中研究当下的相互影响，而不是试图使他们记住早期是如何做到的。这样，他们就可以获得更多即时的信息。

/ 社会影响因素

　　叙事治疗师探索导致伴侣问题的社会影响因素。这些因素可能包括文化现象，比如在美国社会中，作为一个男人或女人、非裔美国人、犹太人或西班牙裔美国人意味着什么，再或者已婚、单身、成功、肥胖或瘦削意味着什么。许多人受到他们所处环境中的主流文化强加的价值观影响。作为男人情绪化程度如何，作为女人进取心程度如何，这些价值观是由文化控制的。这些文化限制对一段关系有很深的影响。许多问题源于主流的文化信仰、价值观和习俗。治疗师的部分工作是"揭露"这些社会影响因素。总的来说，心理治疗行业日益重视文化价值观和文化多样性的重要性。当然，这些价值观可以通过言语或体验式实验进行探索。一个英国男人和一个意大利女人就如何恰当地争吵展开了激烈的讨论。她认为他过于克制，害怕表露感情，而他认为她的情感表达水平像精神病人一样。通过讨论每个人是如何成为其成长过程中所处文化的产物的，他们不再那么频繁地把对方归于病态。类似的信息也可以通过让双方制作活体雕塑来获得，双方可以基于母国原始文化，用身体刻画如何"恰当"地争吵。或者，可以把对其有影响的文化象征物件带到治疗中，并赋予物件声音。例如，把一张男子抽烟的照片带到治疗中。来访者可以觉察到，照片上的人物形象告诉他作为男人的意义是什么。在他的允许下，治疗师可以大声说出这些指令，让他研究这些指令对他内在的影响。

心理治疗行业日益重视文化价值观和文化多样性的重要性。

/ 创造支持改变的仪式

叙事疗法认为，辅助技术对于支持已经开始的改变非常有帮助，它们可以帮助整合治疗中已经获得的收获。无论使用哪种理论方法，写信、教别人你觉得有用的东西、朋友们齐聚庆祝变化、重申结婚誓词、交换礼物，这些都可能有助于巩固收获。在体验式治疗中，这些都被认为是促进整合的技术。

/ 治疗师的角色

在叙事治疗中，治疗师和来访者以一种不分等级、协作的方式一起工作。治疗师不会把自己定位为凌驾于来访者之上的专家。这与前面讨论过的平等原则类似。平等原则描述了一种治疗师和来访者平等的关系，来访者是自己内在世界的专家，而治疗师致力于打开其内在世界。

叙事疗法描述的许多方法都可以结合体验式治疗。观察具有文化影响力的符号、在治疗中创造独特结果，并将充满问题的叙述带来的影响躯体化，可以使许多理念变为现实，这对于已经忘记建立资源和希望的伴侣而言是尤其有帮助的。

第 **22** 章

策略式家庭疗法

策略式家庭疗法（strategic therapy）是家庭取向疗法的一个支流，它将探索的范围从心灵内部扩展到更大的家庭环境中。它对精神分析的主导地位做出了反应，从解析转向策略指导，旨在干预人们在生活中维持问题的方式。

策略式家庭疗法认为，现有的家庭问题是通过与他人的持续互动来维持的，该疗法对问题的病因不是特别感兴趣。体验式治疗同样主要关注人们生活中维持问题的当下体验、影响和互动，但也在过去的影响出现时发挥作用。这两种取向的疗法认为解析所起的作用不大。在策略式家庭疗法中，指令是干预的主要和基本方法。与打开内在的当下体验一起工作是体验式治疗的特点。

以下是策略式家庭疗法中的一些核心概念，它们可以有效助力伴侣评估。同时还阐述了一些将策略式和体验式治疗结合起来进行干预的方法。

/ 维持问题的解决方法

在加利福尼亚州**心理研究所** ❶（Mental Research Institute, MRI）提出的策略式家庭治疗的方法中，有一种假设认为，人们解决问题的方法维持了他们的问题。吉宁·罗思（Geneen Roth）简明扼要地总结了这一点："每一

---

❶ 位于美国加利福尼亚州的帕洛阿托市（Palo Alto）。

次节食，都伴随着暴饮暴食。"节食是为了减肥（试图解决问题的方法），通过重新设置身体新陈代谢，节食者产生了极度的食物匮乏感，于是身体通过暴饮暴食进行补偿，最终实际上维持了问题（肥胖）。在伴侣治疗中，这一概念可以作为一种评估方法。治疗师可以问："这些人如何解决他们的问题？这个解决方法如何保持延续性？"对伴侣试图解决问题的方法进行评估，可以得出他们之间问题维持的可能原因。下面是一个例子。

在与丈夫艾伦的关系中，吉尔感到孤独，她试图通过主动与他接触来合理地解决问题。结果，他感到窒息，并试图通过撤退的方式应对妻子的主动接触。吉尔的孤独感不仅没有得到缓解，实际上还进一步加剧了，因为她解决问题的方式导致了丈夫的进一步撤退。同样，艾伦试图通过撤退来解决入侵问题，结果是，吉尔的入侵非但没有减少，反而持续不断地进行了更多入侵。

结合体验式治疗，在治疗过程中，当问题和试图解决问题的方法呈现出来时，治疗师可以给它们命名。体验式治疗师不会像策略式家庭治疗师那样试图中断解决方法，而是故意让伴侣参与试图解决问题的方法，同时让其留意结果。在某种程度上，这类似于给症状开药方，但在过程中添加了正念和切身体验。治疗师可以让吉尔卷入她惯常的问题当中，用惯常的方式解决问题（追求），并让其注意当她这样做时，艾伦有何变化。然后治疗师可以设计一个实验，在这个实验中，她试图解决问题的方案受到了阻抗，治疗师让她研究她是如何围绕保持接触进行组织的，以及当她更加孤独时产生的感受和信念是什么。治疗师也可以让艾伦把头部从吉尔身上移开一点，而她唯一需要做的就是研究这个动作对她产生了怎样的内在影响。然后，吉尔还可以探索，如果尝试其他可能更成功的方法来对待艾伦会发生什么。此外，治疗师也可以关注艾伦以及他试图解决的、他认为吉尔入侵的问题。吉尔的主动接触可以作为对艾伦的滋养，他可以从内部研究当吉尔接近他时发生了什么，他如何组织亲密关系，以及他的撤退策略有何影响。

或者，治疗师可以作为支持者接管来访者强烈坚持的无效解决方案。这是一种支持防御的行式，与治疗操纵完全不同，这种形式只有在来访者的理解、同意和正念下，才能在体验式治疗中使用。例如，一个男人觉得对他的妻子敞开心扉显得太阴柔了，因此妻子会抱怨丈夫不易亲近。治疗师可以创设一个实验，在这个实验中，妻子要求丈夫敞开心扉，治疗师用言语呈现出反抗的声音，丈夫便可以从外部听到这一声音，而不是在内心里认同它。

另一种试图解决问题却使问题强化的方式，是通过一方的防御证实指责方的感受。[1] 在这种情况下，我们不会像心理研究所运用的疗法那样简单地试图中断解决方法，而是去研究个体如何被卷入防御过程，即使很明显这会产生事与愿违的不良后果。通常，这些人会感到受伤，因为他们生活中珍视的人没有欣赏、了解或关心他们。为了避免再次遭受同样的精神伤害，他们的反应是捍卫自己的荣誉，相信（至少在情感上）争取比再次放弃好，再次放弃只会被忽视或中伤。依我之见，他们很难中断这种模式，因为它是由潜在的痛苦强烈驱动的。因此，开始探索这种驱动力的影响是有作用的，否则他们可能会觉得毫无防备地倾听是对自己的抛弃，很容易重新陷入维持问题的行为中。

/ 练习

想想你面临的一个问题。你如何解决它？会发生什么？它是如何使问题加剧的？180° 的转变是什么？

在伴侣治疗中，上述内容可以在治疗中实施，并由伴侣双方在正念中对其进行研究。例如，当钱德勒在珍妮丝的母亲面前对她大喊大叫时，她感到很丢脸。为了消除她的羞耻感，她转向他，用贬损的语气问他是否感到暴躁，

---

[1] SEGAL L. Brief therapy: The MRI approach[M].//GURMAN A S, KNISKERN D P. Handbook of family therapy[M]. New York: Routledge, 1991: 171-199.

并想回家小睡一会儿，从而将羞辱感回传给他。她事后感觉好些了，因为她不再感到被钱德勒支配，就像她曾经被她父亲支配一样。另一方面，钱德勒现在默默地生她的气。这是一个代价很高且经常重复的解决方法，导致他们彼此之间进一步疏远了。

珍妮丝在治疗中能做的是探索 180° 的转变可能是什么，并在治疗中进行实验、尝试。在实际的治疗中，她设计的转变是对他说："那感觉很糟糕，我真的很丢脸。"然而，她不想在治疗中说出来，因为这让她觉得自己太脆弱了，她害怕当她变得脆弱时，钱德勒会攻击她。他用实际行动证实了这确实是他的倾向。这是他唯一一次觉得她在真正地听他说话。因此，为了确保她改变问题的解决方法是安全的，我们首先要对他做更多工作。

／问题的作用

就像其他形式的系统导向疗法一样，策略式家庭疗法探索问题在个人生活的环境中是如何发挥作用的。因此，一个小男孩的父母正在争吵，为了引起他们的注意，他可能会纵火；或者一个感到无能为力的男人可能会通过沮丧来控制他的妻子。从策略式疗法来看，治疗师可以引导纵火小男孩的父亲帮助他在父母的指导下安全地点火；也可以引导沮丧的男人每天晚上花两小时坐在他最喜欢的椅子上表达沮丧，哀叹自己的命运；或者治疗师可以传授其他的方法，使他以更小的代价获得伴侣关系中的能量。在评估过程中，体验式治疗还需要治疗师意识到问题在家庭或伴侣关系中是如何发挥作用的。我们可能会特意让男人在妻子面前表现得沮丧，以便他能发觉他是如何令自己感到沮丧的，以及这会如何影响他的妻子。如果他似乎把它作为一种权力的形式，我们可能会探索他是如何围绕权力、以这种方式进行组织的，即使这种方式只能使他获得很有限且自我毁灭的权力。治疗师可以口头陈述："变得强大没关系"，以探索他与权力的关系。男人也可以尝试表达权力的身体姿势，伴侣双方都可以留意它唤起了什么。如果治疗师要教他在关系中获得权力的替代方法，可以引导这对伴侣在治疗室内亲身试验这些方法，同时在正念中观察它们在实践中是如何真正发挥作用的。

/ 基于策略式家庭疗法的体验式治疗

策略式家庭疗法中的许多技术可以被很容易地运用于体验式治疗中。示例如下。

// 仪式

治疗师可以引导一对伴侣建立一种仪式，作为新型的互动方式。例如，作为治愈婚外情影响的仪式，治疗师可以建议伴侣重申他们的结婚誓词。在体验式治疗中，这属于促进整合的干预类型，并建议将此作为一种巩固伴侣已经取得的成果的方式。

// 开症状处方与矛盾干预

开症状处方（prescribe the symptom）和**矛盾干预**（paradoxical intervention）是策略式家庭疗法中最引人注目、最常见的特点。这两种方法基于人们倾向于抵抗改变的理念。尽管来访者接受治疗是因为他们觉得在生活中需要做出改变，但事实上，他们非常强烈地抵制改变。治疗挑战了当前的性格结构和核心信念，这些结构和信念多年来一直作为个体或伴侣的盟友而存在。个体觉得有义务捍卫这些性格结构，并抵抗对现状提出的任何挑战。

认识到这一点，在体验式治疗中，我们找到了支持抵抗和防御的方法，而不是试图消除它们。治疗提供直接、有意识的、在正念中进行的支持。开症状处方和矛盾干预都认识到心理防御系统的持久性和力量，所以没有将治疗师与防御系统对立起来。而策略式家庭疗法倾向于进行更隐蔽的操作，在这些操作中，治疗师的工作是操纵发生的改变。在体验式治疗中，治疗师帮助人们研究他们当前的组织并支持防御，这些方式允许他们做出更多有意识的选择，并对自己的选择有更清晰的觉察。

// 探索改进的危险

在策略式家庭疗法中，治疗师可以让来访者探索改进的危险并放慢这个过程。治疗师因此与来访者防御和抵抗中的保守和保护因素结盟。在体验式治疗中，我们可能会让个体尝试在一段关系中做一些不同的事情，并研究什么抵抗了这种变化。如果一个男人从妻子身边撤离，我们可能会要求他试着接触她，并注意自己抵抗的部分。然后我们会在抵抗的过程中帮助他，这样他就能够感受到抵抗之下隐藏的东西。用这种方式来处理本能的阻抗有助于人们掌控自己的阻抗，也让他们知觉到，还可以有其他的选择。在策略式和体验式治疗中，治疗师都会小心翼翼地避免打破来访者自我平衡的结构。

/ 小结

总之，策略式家庭治疗的一些规则对于将伴侣问题概念化，理解解决方法如何进一步加剧问题或问题如何在伴侣系统中发挥作用是非常有效的。这种评估可以得出有效的干预措施。在体验式治疗中，对阻抗和防御的理解也是如此。策略取向和体验取向疗法的不同之处在于它们如何定义治疗师的角色。策略式家庭治疗使用指令作为主要的干预工具，治疗师负责制订改变计划，而体验式治疗帮助来访者在正念中研究他们潜藏的内在和系统的组织，以便他们能够探索自己的选择。

第23章

认知行为疗法

认知行为疗法（cognitive behavioral therapy，CBT）基于一个假设，即认知过程影响感受和行为。通过重组这些认知过程，可以改变个人或伴侣的情感和行为世界。伴侣中的双方如何看待对方和他们自己，以及他们对彼此行为的解析，这些是评估他们关系动力的关键因素。注意在关系中发生的解析、核心信念和自动化思维，这可以为治疗师提供伴侣互动模式中问题的重要部件。在接下来的内容中，我们将阐述认知行为理论在评估伴侣关系问题、体验式干预方面发挥作用的一些重要概念。

/ABC 排序法

认知行为领域有个特别有用的概念——**ABC 排序法**（ABC sequence），它将伴侣的互动理解为：一个**激发事件**（"A"：activating event）发生了，它按照个体的**信念**（"B"：belief）进行解析。这个解析随后产生一种反应或**结果**（"C"：consequence），比如一种感受或行为。解析是该序列的关键催化因素。反应不是简单地跟随行动，而是被核心信念的解析引向特定的方向。以下例子展示了解析如何影响伴侣的感受和行为。

当山姆下班回家时，他很劳累，就没有向他的伴侣罗杰问候"你好"（"A"：激发事件）。罗杰将此解读为山姆对他不感兴趣（"B"：信念），然后按照他的解析行事，整个晚上嘬起嘴，一言不发（"C"：结果）。

可以将多种方式运用于体验式伴侣治疗。寻找这些解析可以为治疗师提供关于核心信念的信息。这些信息可以通过各种实验进行探索。例如，伴侣可以提供与核心信念相反的潜在滋养体验。在前面的例子中，罗杰有一个核心信念，即人们并没有真正关心他。他倾向于为这一信念寻找确凿的证据，而忽视任何来自对立面的证据。治疗师可以让罗杰集中注意力，然后让山姆说："我在乎你。"当罗杰对此产生阻抗情绪时，治疗师可以帮忙支持阻抗。例如，罗杰可能会听到里面有个声音说："不要相信他。"治疗师此时可以进行接管，同时让山姆继续说："我在乎你。"一旦罗杰做出解析，治疗师也可以寻找发生了什么：解析的人生气了、退缩了、崩溃了吗？他深入挖掘、采取行动了吗？他是从哪里学到这种方法的？身体是如何参与其中的？他是如何围绕解析组织起来的？他的伴侣是如何围绕解析组织起来的？在接下来的例子中，我们将探索，当罗杰变得沉默和退缩时，山姆是如何反应的。我们可以特意让罗杰把沉默和退缩表现出来，让山姆留意这唤起了他身上的什么。然后我们可以探索他在这种情况下被触发的自身的信念。

体验式治疗和认知行为治疗都聚焦于这些核心信念。两种取向都认识到，信念对伴侣的互动有重大的影响。对于有效的治疗而言，治疗师能够注意到当下的局限性信念及其产生的情感和行为后果是至关重要的。然而，在治疗师如何处理信念和解析方面，体验式治疗和认知行为治疗之间存在差异，这取决于治疗师的理论取向。认知行为治疗包括**思考中断**（thought stopping）、**重新归因**（reattribution）、**去灾难化**（decatastrophizing）、**自我监控**（self-monitoring）、**用日志记录自动思维**（keeping a journal of automatic thoughts）、**认知扭曲**（distortion）、理性反应（rational responses）、**应激接种训练**（stress inoculation training）、**自我指导训练**（self-instructional training）和**刺激控制**（stimulus control）等技术。因为那些自发的、非理性的想法会导致功能失调的行为，上述措施试图识别、改变、中断或替代这些想法和行为。在体验式伴侣治疗中，我们还将帮助伴侣识别有效的信念及其后果。一旦这些变得清晰，我们就可以探索它们的功能；我们可以通过接管信念并将其外化，以减少个体对它的认同，从而更容易地研究它的影响。我们可以仔细观察身体是如何参与信念的。我们可以尝试提出一套不同的信念，然后探索表现出这些信念的风险以及它们如何影响伴侣关系。体验式治疗利用治疗中的即时体验来创造机会，探索内在信念的构建和影响。同时努力创造机会，让人们尝试从限制他们个人生活和关系的信念保护层后面走出来。

信念对伴侣的互动有重大的影响。

第**24**章

行为理论

行为疗法（behavioral theory）聚焦行为及其前因和后果。人们通过先前和持续强化的行为学会了行为反应。例如，如果你想增加伴侣中一方对另一方友善行为的发生率，你需要尝试找到一种方法来强化慷慨行为，消除或减少敌对行为。治疗的目标是矫正行为，而不是探索感受以及心理动力的深层世界。行为疗法治疗师会寻找积极行为的增加和不受欢迎行为的减少。这种受欢迎行为的增加旨在改善关系。干预措施利用经典性条件反射和操作性条件反射来影响特定行为。基于这些模式的许多理论和技术被用来解决这一问题。这些理论和技术包括经典性消退、厌恶条件反射、决断力训练、冲击疗法、对抗条件反射作用和系统脱敏疗法，以及相倚合约、模仿、负强化和正强化、关爱日、行为塑造、变薄、消退、代币法和行为理论中应用的许多其他方法。

/ 操作性条件反射

操作性条件反射（operant conditioning）是一种学习理论，它认为行为是由其结果维持的。如果结果是合意的，该行为更有可能被重复。如果结果是不愉快的（如惩罚），该行为不太可能被重复。当治疗师从这个角度评估一对伴侣时，可以对伴侣的行为和这些行为的结果进行分析。下面是一个典型的例子，它展示了伴侣如何无意识地使用操作性条件反射。

艾丽卡和杰西是一对恋人。艾丽卡最大的愿望是杰西变得更温柔、更脆弱。当杰西真的这么做时，艾丽卡觉得伴侣的温柔和增加的同情心给她提供了一个很好的机会，可以向她传达自己在前几天和前几周经历的艰难和刀枪不入时积累的所有痛苦和不满。因此，杰西一旦变温柔，就会迎来艾丽卡的愤怒和指责，这种形式的惩罚打消了她今后试图变得温柔的念头。杰西变温柔的后果强化了她的冷酷。体验式治疗师在注意到这种行为模式后，可能会特意要求杰西温柔一些，并让艾丽卡注意内在发生了什么。如果结果是愤怒，艾丽卡可以用一两句话表达出来，让杰西在正念中觉知这对她有什么影响。因此，这个系统开始显露出来，艾丽卡也可以探索她在这些时刻表达愤怒的需求，如何破坏了她在这段关系中对温柔的需求。当她的爱人杰西变得更脆弱时，艾丽卡可以通过追踪自己的体验来探索这种温柔可能会对自己造成什么威胁。

/ 经典条件反射

经典条件反射（classical conditioning）产生了诸如决断力训练、厌恶条件反射和系统脱敏疗法等技术，这些技术将不相容的行为与不受欢迎的反应进行配对，如放松和焦虑。例如，如果一个男人很难在一段关系中提出他的需求，他可以通过训练变得更加果断。治疗师不仅可以示范果断行为，这个男人也可以在治疗中与他的伴侣实践新的行为。他可以尝试提出他的需求，并设定界限。这既是一种行为干预，也是一种体验式干预。这给他在关系中的存在感提供了不同方式的真实体验。不幸的是，如果他对果断存在潜在的信念和感受（例如，"如果我很果断，其他人会受苦"），行为干预的效果可能不会持续太久。他仍将违背自己的意愿行事。因此，从体验式治疗来看，继续对过去的行为进行干预，发现和解决影响问题行为的主导信念是很重要的。

/ 具体技术

在伴侣治疗的行为疗法中，一些特别有用的概念是：（1）注意厌恶条件反射的过度使用；（2）沟通训练；（3）关爱日。这些概念和技术可以用来增加伴侣的安全感，这是深入研究的先决条件，也有助于减少问题行为。通过在这些技术中加入正念探索的要素，其效果可以得到增强。作为示例的它们展示了行为疗法中的技术如何与体验式治疗结合起来以及如何被用于评估。显然，还有许多其他有趣、有效的行为干预在此没有讨论到。

// 厌恶条件反射

厌恶条件反射（aversive conditioning）是一种通过对讨厌的行为使用不合意的后果来塑造行为的方法。

在伴侣身上，厌恶条件反射通常（也是无意识地）的典型方式是这样的：当道恩对杰克不感兴趣时，杰克会说她"性冷淡"。这个无情的标签是为了让她相信自身有缺陷，一旦她被说服了，她会立即改变这种令人厌恶的方式！然而，她非但没有减少不受欢迎的行为（拒绝他的性求爱），相反，他的厌恶性条件反射法进一步导致更难获得性爱，因为：（1）道恩不喜欢她的性欲受到批评；（2）她对杰克不感兴趣的原因没有被讨论（杰克与西尔维亚的婚外情）。

根据行为疗法治疗师的说法，伴侣互动中有一个问题是过度使用厌恶条件反射。由于这种情况在伴侣中经常发生，治疗师可以寻找这种情况，并帮助他们找到更有效的方法来接近对方。当伴侣中有一方使用厌恶条件反射，而不是指责他（她）令人厌恶的行为（这是厌恶条件反射的另一个例子）时，治疗师可以让伴侣在正念中进行研究：（1）这对其伴侣有什么影响；（2）使用这种方法的人，其厌恶态度源自哪里。例如，它可能来自沟通的挫败感，可能是试图表达需求而不显得脆弱，可能是源于观察父母的榜样而产生的习惯，也可能是试图降低亲密程度。这些潜在的诱因都应该被探索。

// 沟通训练

对人们进行沟通方法的训练一直很受欢迎，尽管来访者似乎能在心理治疗中或在家中实际上并不烦恼时使用这些技术。**沟通训练**（communication training）包括教会伴侣以下技术：第一人称"我"的陈述句进行表达；不使用"总是"和"从不"等词；谈论自己的感受而不是伴侣的性格缺陷；提及明显的、可观察的事件而不是做出评价或判断；在不打断对方的情况下进行反思性倾听；向对方核实设想；一次解决一个问题。不幸的是，当人们感到愤怒和不被理解时，他们的第一反应是在尽可能短的时间内尽可能多地违反这些规则！

体验式治疗师可能会建议伴侣先根据他们的冲动尝试交流，然后根据"规则"进行交流，同时追踪每一方对每种方法的内在反应。伴侣双方也可以研究内在出现了什么促使他们违反"规则"。一旦这些问题得到充分解决，将这些行为疗法的技术纳入他们的关系常态可能会变得更容易。在传授伴侣沟通技巧时，有一点很重要，那就是治疗师不要因为伴侣在治疗中和治疗之外不可避免的失败而使其产生羞耻感，而是把这些事件视为机会，探索沟通困难的潜在原因。

// 关爱日

关爱日（caring days）是一项行为疗法家庭作业，在这项作业中，伴侣双方写出清单，列出哪些事情会让自己感到被关心、被爱或被支持，伴侣事先协商一致，然后定期交换一些关爱行为。

在建议这样的作业时，让来访者内在追踪内在是什么在反对，又是什么

---

❶ STUART R B. Helping couples change: A social learning theory approach to marital therapy[J]. New York: Guilford, 1980.

在支持向对方给予这些关爱行为，以及当一方从伴侣那里获得滋养时，内在发生了什么，上述这些都是有帮助的。交换这些关爱行为通常是非常有效的，因为它趋向于开始自我强化的善意循环。关爱日可以帮助建立一种联结感和安全感，使更多的探索性治疗成为可能。

／小结

即使被应用于心理动力学或体验式环境中，行为理论和技术也是有效的，这些技术可以用于在关系和治疗中建立善意和安全感。治疗师也可以规定伴侣的行为，不仅希望伴侣能够实施，而且把它作为一种手段去研究干扰这种行为实施的因素，鉴于简单的行为矫正的效果通常是短暂的，这一步很重要，因为潜在的需求还没有得到解决。例如，杰克可以教妻子吉尔时间管理技巧，直到他精疲力竭，但只要她有分秒必争的需求，每当她休息时就会感到内疚，于是她就会继续填满她的预约簿。有时，通过持续地参与一种新行为，亲密伴侣对该行为进行强化，内在对参与这种行为的反对会逐渐消失。例如，如果来访者不愿意作出决断，在治疗中他（她）可以与伴侣一起，治疗师对其进行训练，使其变得更加果断。如果伴侣支持，阻止决断力的历史原因可能逐渐会被当下支持的体验所取代。矫正伴侣关系中一方的行为会影响伴侣互动的系统。改变后的行为如果被持续下去，这将会改变系统和系统中其他的参与者。例如，通过增加一方的善意表现，另一方受到影响也愿意滋养对方。行为疗法中的方法可以帮助建立一个新的、更有效的关系系统，以及探索厌恶条件反射的不良影响。它们也可以被用于在正念中研究新的、更有效的行为对内在和系统的影响。

第 **25** 章

运用与整合

我们回顾了许多重要的心理治疗流派提出的概念，以及展示了在结合体验式治疗的原则和技术的情况下，如何在伴侣心理治疗的评估和干预阶段运用和整合这些概念。它们提供了伴侣互动领域的有用地图。通过运用正念技术和创造当下互动，几乎任何干预在体验式治疗中都会变得有效。

/ 一对伴侣，多种取向

简而言之，让我们通过每一种理论取向简要地跟踪同一对伴侣：所有这些方法都可以用来评估伴侣的关系动力，并产生体验式干预。尽管这些理论存在明显的差异，但你会注意到这些方法之间有许多相似之处。

海伦大步流星走进我的办公室，詹姆斯紧随其后，他步履缓慢，耷拉着肩膀。她喋喋不休地抱怨，这似乎让他陷入越来越深的沉默中。他越安静，她就越激动，嗓门越大。

// 心理动力学取向

如果你以**心理动力学**（psychodynamic）取向来评估一对伴侣，你会用到下列概念。

/// 不同性格风格的相互作用

伴侣关系中的每个人在进入当前的这段关系之前很早就形成了某种自发的性格策略。这些策略经常以彼此加剧的方式产生冲突。在这种情况下，詹姆斯形成了一种基于反抗的性格风格，以维持他的自由和自主感；而海伦则形成了一种基于活动、成就感和不懈追求完美的性格风格。当詹姆士以沉重的、封锁心门的方式与海伦互动时，她基于活动的性格倾向变得更加强烈。

/// 客体表征

客体表征（object representation）是对早期的互动和人产生的情感负载的内在形象，这些形象往往会在以后的生活中被转移到其他人身上。在詹姆斯成长的过程中，他的母亲"专横跋扈"——这是他对母亲形成的情感负载的内在形象。詹姆斯捍卫自主权的唯一方式是反抗她。如果母亲想让他做什么，他会慢吞吞地做，因为这是他在关系中维护权力或表达愤怒的唯一方式。这种内化的关系地图影响了他对海伦的看法和关系。

/// 伴侣之间的移情

移情是将过去情感负载的形象**叠加**（superimpose）到现在的重要人物身上。当海伦试图让詹姆斯做某事时，她通常看起来好像詹姆斯母亲的翻版。詹姆斯对海伦的需求缺乏支持和关注，这让她想起了她与父亲的关系，并产生了强烈的孤独、受伤和愤怒的感受。

/// 投射

投射是一种倾向，即在别人身上看到我们不希望在自己身上看到的东西。例如，相较之承认自己的行为很残忍，发现伴侣的残忍行为更容易。詹姆斯认为海伦执着于自己的意愿不能自拔，却没有注意到他自己有多顽固。

/// 投射性认同

投射性认同是指将内在的形象投射到另一个人身上，然后以某种方式让这个人认同这个形象。通常，詹姆斯发现自己认为海伦和他母亲一样苛刻和爱干涉别人（"内在形象的投射"）。然后他开始表现出反抗。这似乎诱使海伦变得越来越咄咄逼人。因为她自己对这个角色的兴趣，她认同了这个角色，并开始产生相应的行为。

/// 防御

人们用各种各样的方式进行自我防御，从传统的弗洛伊德方法，如**置换**（displacement）、**合理化**（rationalization）、**抵消**（undoing）、**反应形成**（reaction formation）等到更加普遍的性格防御，如用愤怒代替伤害，用自我依赖来抵御需求，用责备来消除失望。海伦通过活动进行自我庇护，以避免因无法使父亲爱她而体验到的深深的失落感。詹姆斯用反抗来捍卫自己脆弱的自主意识。当海伦抱怨时，他撤退以保护自己。通常，就如同上述案例所示，每一方的防御实际上会招致对方进一步的攻击。

/// 分裂

伴侣关系中有个重要的防御方式是分裂。分裂是以非黑即白的方式看待他人、事件和自己的一种倾向，而忘记了好与坏总是错综交织在一起的。当一个人在一段关系中分裂时，他（她）往往变得愤怒或疏远。当发生冲突时，海伦忘记了她爱詹姆斯，并对他恨之入骨，而她完全无法对自己的父亲这样做，因为她依赖父亲（"压抑攻击性冲动"）。

/// 治疗

传统的治疗包括通过解析帮助伴侣意识到这些动力，探索当下互动和原生家庭的每一个要素，并帮助其找到将洞察力融入更有益的互动模式中的方法。这包括减少防御以及在伴侣之间发挥作用的自发的性格策略。也可以讨论和观察他们彼此之间的投射和移情的力量。

如果要添加体验式要素，治疗师会在探索上述方法的同时，使用正念和小实验，帮助来访者通过现场的即时体验来探索围绕彼此的内部组织。

// 系统和结构取向

对伴侣进行系统化评估时，除了上述方法，治疗师还将观察以下几点。

/// 角色

角色是行为和互动连续重复的结果。*海伦的角色是推动者，詹姆斯的角色是反抗者。*

/// 规则

规则支配着谁与谁互动，以及互动的方式和时间。*关系中的规则之一是詹姆斯不能直接表达愤怒，海伦不能表现出软弱或脆弱的情绪。*

/// 边界

边界是对每个人的身体、情绪、智力、精神空间和独特性的定义。它们是每个人所占据的独特领域。*詹姆斯没有针对自己想要如何被海伦对待设定界限。因此，当她生气时，他的情绪边界屡次被侵犯了。*

/// 自我强化的循环互动

系统化评估的本质认为互动是循环的、自我强化的。行为 A 是由行为 B 引起的，接着行为 A 又导致了行为 B，以此类推。*海伦越是推进，詹姆斯就越反抗；海伦进一步推进，如此循环。*一个角色可预见性地诱发和维持另一个角色。虽然每个人都可以责怪对方造成了这个问题，但通过循环观察，很明显他们都对双方的互动负有责任。

/// 问题的作用

治疗师还可以寻找特定模式的作用。*在案例中，治疗师可以推测伴侣使用这种模式是为了保持一定的距离，而不是冒着为亲密关系负责的风险。*

/// 治疗

治疗可能包括以循环的方式命名规则、角色和模式；探索它们的作用；

从积极的角度重新定义症状；探索角色的局限性；并帮助它们形成更加令人满意的、新的叙述方式。

如果要添加体验式要素，治疗师可以使用雕塑在正念中探索上述方法，减缓它们的相互作用，夸大或抑制每个角色，以探索在角色周围的伴侣和自我有什么被唤起了，并在治疗中创造机会，将其分别叙述出来。

// 鲍恩理论取向

从鲍恩学派的观点来评估这对伴侣时，治疗师会着眼于以下一些问题。

/// 融合或分化

融合是（1）无法将情绪与认知分离；（2）往往在伴侣面前迷失自我。分化是将情绪与认知分离的能力，面对伴侣间发生的事情，不会做出反应性行为，而是保持一种独立的自我意识。分化是充分体现自己的意愿。

当海伦试图推动詹姆斯做一些事情，如洗碗时，詹姆斯会产生一种反应性体验，在这种体验中，他的情绪世界和理性世界融合在一起。尽管他知道后果，他还是会做出反应性行为，海伦因此情绪升级。詹姆斯目睹了他的母亲坚持不懈地推动父亲在一个他完全不感兴趣的事业上获得成功。他的父亲和母亲融合在一起，为了不激怒母亲，父亲听命于她，同时打心底里恨她。父亲的行为出于他的假自我，而不是坚固自我，坚固自我模式会表达自己的需求、期望、原则和独特性。他五十多岁就去世了。詹姆斯发誓他永远不会像父亲这般受女人摆布（他反抗的性格倾向几乎确保了这一点）。这是代际传承在起作用。

/// 构建和审视家谱图

在这个系统中，可以看出，症状发生在几代人之间。因此，治疗师与来访者一起创建家谱图，弄清楚已经建立并通过几代人传承的模式。海伦的母亲出身于这样一个家庭，父母认为人在任何时候都不能变得软弱。你必须自力更生，不要指望别人来帮助你。这种信念世代相传。海伦是这种代际传承的信念的当前接受者。

/// 治疗

治疗师会协助伴侣从原生家庭中分化出来，将融合的情绪和认知进行分离，并帮助伴侣中的每一方在与另一方的关系中形成一个坚固自我，这样双方就可以像两个分化的个体一样，为了做真实的自我，愿意在关系中冒险。只有这样做，他们才能通过两个真实的、充分表达的个体之间的联结，形成真正的亲密关系。

如果要加入体验式要素，治疗师会在治疗中设计并提出做实验，在治疗中，每个人都可以冒一些小风险，体验分化程度更高的自我。治疗师可以让伴侣分开隔远坐，在自己周围画边界圈，练习说出他们想要什么，或者练习给彼此设定界限。与之相反，他们也可以有意尝试，看看更加融合是什么感觉，这样他们就可以说出来是如何做到这一点的，以及这对他们的身体和心理有什么影响。

策略式家庭疗法取向

在策略式家庭疗法中，除了其他要素，治疗师会评估试图解决问题的方法通常是如何维持问题的。

试图解决问题的方法

人们试图解决问题的方法往往会制造、维持或加剧问题。在案例中，海伦对詹姆斯表现出的反抗采用的解决办法是更加使劲推动。面对海伦的压力，詹姆斯的解决办法是更努力地反抗。每一个试图解决问题的方法都使事情变得更糟。

治疗

策略式疗法治疗师会帮助伴侣提出新的方法来解决问题，比如海伦鼓励詹姆斯什么都不做，而詹姆斯故意通过在特定的时间内拒绝海伦提出的任何要求来激怒她。这种自相矛盾的指令是为了中断问题、维持行为，以及使个体意识到自己当下做了什么。

如果要加入体验式要素，治疗师可以让伴侣双方在治疗中实践每一个试图解决问题的方法，评估其效果，并找出是什么驱使伴侣走向了那个特定的方向。如果某个特定有效的解决方法存在阻抗，治疗师可以支持这种阻抗，从而使个体体验阻抗之下的东西。

叙事疗法取向

从叙事取向来评估一对伴侣，治疗师会着眼于以下几个方面。

充满问题的叙事

充满问题的叙事是一种受限的叙事，人们通过叙事讲述自己的生活以及生活中无法解决的问题。这些叙事忽略了他们的内在资源和充满问题的叙事出现的例外。海伦说："他就那样闲坐在家中。"杰克说："她从来都不会让我一个人待会儿。"他们都说："我对此无能为力！"

独特结果

独特结果是伴侣参与模式的例外。在案例中，例外是詹姆斯积极主动的时候，以及海伦不咄咄逼人的时候。他们往往都忽视或不理会这些例外。

文化决定的性别脚本

我们都受到文化规定的性别角色的影响。尽管伴侣双方都有全职工作，但海伦受到家庭主妇角色的影响，负责家里的清洁和井然有序。詹姆斯继承了他父亲的角色，这使得他努力工作，继而觉得有权在家放松。

治疗

叙事疗法取向的治疗师可以帮助伴侣将问题外化。外化是将憎恶和不信任手段的特质归因于问题的人格化描述。在案例中，海伦受到"执意强求"的影响，詹姆斯受到"反抗"的影响，这两者都给他们的生活施加了压力，不利于他们做出更好的判断。治疗师还会帮助这对伴侣寻找独特结果，并开始觉察他们在这件事上隐藏的资源，同时质疑他们对自己讲述的、仍然深陷其中的现有叙事（"解构"）。

如果要加入体验式要素，治疗师可以让这对伴侣就在治疗中创造一个独特结果。治疗师可以问他们希望这段关系是什么样的，然后让其演示出来，并注意他们支持这种新叙事方式的内在资源。治疗师还可以安排伴侣与外化的部分交谈，以弄清它需要什么才能退出，并对系统施加更小的影响力。治疗师可以接管外化的部分，而伴侣则对这部分进行反抗，并研究如何避免受到它的影响。

// 认知行为取向

从认知和行为的角度来看，治疗师会着眼于以下几点。

/// 认知扭曲

认知扭曲是一个人对生活、自我和他人不准确但符合个人核心信念的解析。

///ABC 公式

当詹姆斯在饭后没有按照他说的那样把碗碟洗了（可观察到的动作，"A"）时，海伦将其解析为这意味着詹姆斯把她当成一个苦工，不尊重她，他想"搭便车"，不做家务（信念、解析或认知扭曲，"B"）。相信了这一点后，她随后变得愤怒（一种感受，"C"）。詹姆斯将海伦持续的愤怒解析为这表明她没有把他当成一个自由、自主的人，他认为自己受她的控制，对他努力工作支持家庭没有任何感激。相信了这一点，他变得怒火中烧并进行了无声地撤退，以此表明自己的态度。

/// 治疗

面对这种模式，治疗师可以指出，伴侣中的每一方对对方的行为作出的解析是如何导致不适的感受的，以及他们如何在相信这些解析并产生随之而来的愤怒和伤害感之前，检视这些解析。治疗师可以建议他们用日志记录自动思维，并让来访者记录／留意其他可能的运转正常的信念模式。

如果要加入体验式要素，治疗师也会以类似的方式给影响这段关系的信念命名。一旦被命名，这些信念可以在正念中或躯体方面被探索，它们由治疗师接管，通过使用言语实验或其他方法在体验中被唤起。

// 行为取向

行为疗法关注的是外显的行为，而不是潜在的感受和认知。根据行为疗法治疗师的说法，伴侣互动主要有如下两个问题。

/// 过度使用厌恶条件反射

伴侣们试图通过惩罚而不是奖励行为来促使对方改变。这通常会导致对方更加抗拒改变，并产生积怨和敌意。为了让詹姆斯更加顺从，海伦告诉他，作为丈夫他是多么不称职，"他能做的就是闲坐在那里，让我一个人打扫房子。"他转而使用了厌恶性条件反射，试图通过称她为"唠叨的泼妇"让她停止这一行为。

/// 缺乏沟通技巧

行为主义治疗师认为，伴侣缺乏沟通技巧，比如他们不会使用第一人称"我"来传达信息，爱指责对方，拒绝倾听或拒绝对沟通进行反思，不能自我揭示等。治疗师会从缺乏沟通技巧的角度来评估伴侣关系。

/// 治疗

基于这种方法，治疗师需要教伴侣使用产生更好结果的积极条件反射技术以及新的沟通技巧，使他们能够直接表达自己的需求，而不是以疏远伴侣的方式一味地抱怨。治疗师可能会使用模仿、相倚合约和决断力训练来帮助他们。基于行为主义视角的体验式治疗包括让伴侣在治疗中练习新行为，并探索这唤起了什么，以及使用行为干预，如"关爱日"，重建伴侣之间的安全感和善意。

// 体验式取向

除了前文所述的很多评估标准外，体验式视角还要求治疗师做到以下方面：（1）仔细观察治疗室中伴侣双方当下、即时的内在体验；（2）能够发现机会去研究当下每一方的内在组织和伴侣系统组织。评估聚焦于：（1）治疗室内的即时互动；（2）伴侣之间的躯体信号；（3）一方在与另一方的关系中组织自己的方式；（4）性格风格的互动。评估倾向于整合前文提到的多种取向中的要素，但不同之处在于干预是通过体验进行的。

/// 注意伴侣之间的躯体信号

治疗师需要即刻注意到海伦和詹姆斯走路、说话以及进行一般陈述的方式的差异。可以构建实验，让每个人注意到自己的节奏是如何影响对方的。例如，治疗师让海伦加快一点语速，让詹姆斯留意内在的反应，然后让詹姆斯放慢速度，让海伦留意内在的反应。节奏是他们性格组织的外在表现。海伦倾向于速度和活动，詹姆斯倾向于撤退，这些倾向都是基于个体抱持的核心信念和感受。他们的节奏——她的身体高度拉紧，而他的身体缺乏紧绷感——是探索这些性格问题的突破口。

/// 审视他们如何组织彼此之间的体验

这种取向的治疗师会注意到治疗室中伴侣之间产生的互动，并将这些互动作为访问更深层次素材的途径。例如，治疗师可以让海伦用一两句话抱怨詹姆斯，而詹姆斯则研究这种情况发生时他内在体验到的感受、画面、记忆、冲动和知觉。治疗师也可以让海伦在当下研究当詹姆斯回避她的愤怒时，她的内心发生了什么。这种方法要求治疗师寻找合适的时机进行这种探索，而不必事先知道它会走向何方。

/// 伴侣性格风格的相互作用

伴侣可以在正念中以鲜活且真实的方式探索他们内心的创伤和移情，以及探索当这些事件在治疗中呈现时，伴侣互动时循环的、自我强化的系统方面。

/// 治疗

这种取向的治疗师会注意内在的心灵和系统组织在当下的躯体指征。治疗师会追踪信念、感受、知觉、画面、记忆、姿势、手势、节奏、能量和内在体验产生的其他迹象。然后，治疗师创设时机，以体验的方式探索和矫正互动的动力。这些干预基于所有理论取向的智慧于一体，还融合了治疗师的创造力。

/ 总结

哪位治疗师是正确的？你是否有这样的感觉，也许就像三个盲人描述一头大象一样，他们只是从不同的角度看待同一对伴侣？你在评估和干预伴侣时的取向最好与你面前的信息（毕竟，大象不是猫），以及你自己的性格和文化相符。除此之外，我认为完全认同某种取向的全部原理可能有些疏忽大意，而且肯定会有局限性。基于上述内容，以下是一个简短的、可能会用到的问题列表，它借用了许多理论取向会问的问题，当你评估一对伴侣时，你可以问自己。

①每个人的性格风格是什么？

②它对伴侣有什么影响？

③有哪些客体表征被转移到另一方身上了？

④哪些旧伤复发了？

⑤每个人如何进行自我防御，它们产生了什么影响？分裂正在发生吗？

⑥每个人都想掌控什么？

⑦这个人对生活、自我和他人的核心信念是什么？

⑧每个人在这段关系中的角色是什么？

⑨问题是如何被循环性地维持的？

⑩问题的作用是什么？

⑪每个人如何尝试解决问题，这个解决方法的效果如何？

⑫每个人是如何分化或融合的？每个人的哪些重要部分正在努力显现出来？

⑬问题有哪些例外？

⑭这段关系的优势是什么？

⑮每个人如何解析对方的行为？这对情绪有什么影响？

⑯缺少哪些沟通技巧？

⑰是否有人过度使用了厌恶性条件反射？

⑱你注意到伴侣之间的姿势、手势和身体空间是什么？在你的治疗室里，伴侣的互动风格是什么？

　　这份清单并不是为了涵盖所有问题，而是为了展示结合评估方法的可能性。通过从多种角度对伴侣的互动进行广泛的概述，治疗师在理解和干预方面会更加灵活。正如展示的那样，这些方法中有许多可以通过利用当下体验、正念和创造机会的方式从内在探索两种性格策略之间的互动，并让双方对彼此尝试新方法，结合体验的方式，有效地使用它们。